上海六院骨质疏松和骨病科病例精选

遗传性骨病病例精析

GENETIC SKELETAL DISORDER CASE REVIEW SERIES

（第1辑）

主　编　章振林

副主编　岳　华

上海科学技术出版社

图书在版编目（CIP）数据

遗传性骨病病例精析. 第1辑 / 章振林主编 ; 岳华副主编. -- 上海 : 上海科学技术出版社，2025. 1.
（上海六院骨质疏松和骨病科病例精选）. -- ISBN 978-7-5478-6861-4

Ⅰ. R681

中国国家版本馆CIP数据核字第20245SD802号

遗传性骨病病例精析（第 1 辑）
（上海六院骨质疏松和骨病科病例精选）

主　编　章振林

副主编　岳　华

上海世纪出版（集团）有限公司
上 海 科 学 技 术 出 版 社　出版、发行
（上海市闵行区号景路159弄A座9F-10F）
邮政编码201101　　www.sstp.cn
山东韵杰文化科技有限公司印刷
开本 787×1092　1/16　印张 14.5
字数 293千字
2025年1月第1版　2025年1月第1次印刷
ISBN 978-7-5478-6861-4 / R·3126
定价：98.00元

_____

内容提要

　　上海交通大学医学院附属第六人民医院骨质疏松和骨病科创建于1993年，是我国骨代谢疾病临床和科研的前沿基地，于2019年成立上海市骨疾病临床研究中心，是国内知名的疑难骨病诊疗中心、遗传性骨病诊疗中心，接诊了大量来自全国各地的疑难、罕见骨病患者，其中有许多是具有重要学术价值的珍贵病例。

　　本书精心挑选38个具有代表性、能启发临床医师、提供临床诊疗思路的遗传性骨病病例，着重从病因、关键临床表现、特征性实验室检查与影像学检查等方面进行剖析，为临床医师提供了临床思路和诊疗方法。

　　本书内容经典、图文并茂，可为内分泌代谢专业、骨代谢专业和骨科专业，以及其他相关专业临床医师和研究人员提供参考。

编者名单

主　　编　章振林

副主编　岳　华

学术秘书　魏　哲

编　　者（按姓氏笔画排序）

王　婕　王梓媛　卢　琪　刘　丽　李　想　李珊珊

汪　纯　张　浩　陈　曦　范逸儿　林小云　岳　华

单　慈　胡伟伟　姜运怡　顾洁梅　徐　杨　徐　甜

翁　柔　高　超　高利红　陶晓卉　梅亚墅　章振林

蔡诗雅　魏　哲

主编简介

章振林　主任医师，教授，博士研究生导师，医学博士。上海交通大学医学院附属第六人民医院骨质疏松和骨病科主任，上海市骨疾病临床研究中心主任，上海交通大学医学院附属第六人民医院临床研究中心执行主任。中华医学会骨质疏松和骨矿盐疾病分会主任委员，上海市医学会骨质疏松专科分会主任委员，上海市医师协会骨质疏松和骨矿盐疾病分会会长。2008年、2011年获上海市优秀学科带头人，2012年获上海市领军人才，2021年获上海市"五一劳动奖章"，2017年获国务院政府特殊津贴，2018年获国家名医称号。主持国家自然科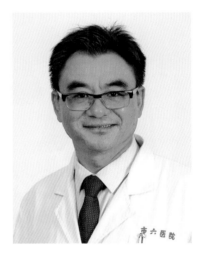学基金项目8项，以第一作者或通讯作者发表SCI论文150多篇。以第一完成人获上海市科学技术进步奖一等奖（2012年、2023年）和上海医学科技奖一等奖（2023年）。

副主编简介

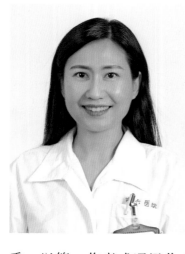

岳华 主任医师,博士研究生导师,美国纽约州立大学博士后。上海交通大学医学院附属第六人民医院骨质疏松和骨病科行政副主任。中华医学会骨质疏松和骨矿盐疾病分会委员兼副秘书长,上海市医师协会骨质疏松和骨矿盐疾病分会副会长,上海市医学会骨质疏松专科分会副主任委员。获上海市科学技术委员会青年科技启明星、第三届国之名医青年新锐、国家及上海市科技专家库专家、卫生系统医学科技评审专家、上海最美女医师奖及上海市巾帼建功标兵称号。担任《中华骨质疏松和骨矿盐疾病杂志》编委,《中华全科医学杂志》通讯编委。以第一作者或通讯作者发表SCI收录论文30余篇。主持国家自然科学基金项目4项、上海市卫生健康委员会及上海市科学技术委员会等科研项目4项;作为项目骨干参与2项国家重点研发计划。2023年以第三完成人获上海市科学技术进步奖一等奖和上海医学科技一等奖,2012年以第四完成人获得上海市科学技术进步奖一等奖。

序

　　近年来,遗传病和先天畸形的发病率逐年上升,遗传性骨病总体发病率为16/10万～20/10万(占出生缺陷的5%)。由于我国人口基数庞大,遗传性骨病在临床上并不少见。遗传性骨病严重影响骨－软骨与关节功能,导致生长发育迟缓、四肢关节功能受限、骨骼畸形或骨折等,致残率和致死率高。遗传性骨病属于疑难杂症,其临床表现极其复杂,异质性高,漏诊率和误诊率高,早期诊断和有效干预是医师的职责所在。临床医师需要通过对具体临床病例进行深入学习与剖析,加深对疾病的理解,方能对疾病诊断、治疗及遗传咨询等做出正确判断。

　　上海交通大学医学院附属第六人民医院骨质疏松和骨病科是我国骨代谢疾病临床和科研基地,在骨质疏松和遗传性骨病诊治方面积累了丰富的临床诊疗经验,于2019年成立上海市骨疾病临床研究中心。之后,该中心作为发起单位成立长三角疑难骨病防治联盟,开展了大量疑难骨病诊疗和发病机制的研究,是国内知名的疑难骨病诊疗中心、罕见骨病诊疗中心,接诊大量来自全国各地的疑难罕见骨病患者,其中有许多具有重要医学价值的珍贵病例。为提高临床医师对遗传性骨病的认识和诊疗水平,上海交通大学医学院附属第六人民医院骨质疏松和骨病科利用自身的学科资源,从多年来收治的疑难、罕见遗传性骨病病例中精心挑选典型病例38例,编写了这本《遗传性骨病病例精析(第1辑)》。

　　本书着重于临床病例的分析和实践,通过剖析疾病关键性的临床表现、实验室检查及影像学检查要点、基因测序结果及解读,对目前诊疗中的困惑与局限以及诊疗实践中应注意的问题进行了探讨,并提供了清晰的诊疗思路。此外,本书邀请专家对每一病例进行述评，结合具体病例，介绍相关疾病最新研究进展等前沿知识，注重拓展读者的视野，从而使读者对疾病有立体、清晰、深入的认识。

　　本书将为广大医务工作者，尤其是内分泌代谢病、骨代谢病及骨科领域的临床医师、学生和研究人员，提供丰富的、可借鉴的临床病例资料，定能起到指点迷津、开阔思路的作用。本书的出版对进一步提高我国遗传性骨病诊疗水平具有重要推动作用。

2024年8月于长沙

前　言

　　遗传性骨病是一组主要涉及骨骼发育、生长与衰老，严重影响骨与关节功能的遗传性疾病。《遗传性骨病分类学：2023版》收录41组别、共771种疾病，大约占罕见病的10%，种类繁多。遗传性骨病异质性高，确诊率低，漏诊率和误诊率高。

　　在《遗传性骨病分类学：2023版》修订前，遗传性骨病被称为骨发育不良（skeletal dysplasia），多数以身材矮小、活动受限、骨脆性增加为主要临床特征，部分伴骨外表型。其实，遗传性骨病不只表现为如上所述的身材矮小等特征，还具有更复杂的表型，包括脊柱、关节畸形或者短肢（指、趾），以及骨密度增高或过度生长等。遗传性骨病多数在婴幼儿或儿童时期发病，常导致生长迟缓、骨痛、骨折、骨与关节畸形和活动障碍，而且可能伴有其他系统障碍，包括神经系统、血液系统、消化系统、免疫系统等，除骨或关节致残外，还可能引起失明、耳聋等，部分病例具有很高的致死率。

　　目前，国内外尚未报道遗传性骨病的确切患病率，我国有14亿人口，遗传性骨病总数预估在数百万。根据我们于2023年对中国985例疑似诊断为遗传性骨病家系的分析，常染色体显性、隐性和X连锁显性遗传分别占52.9%、28.4%和18.4%，由此可见常染色体显性遗传为遗传性骨病最主要的遗传方式。

　　上海交通大学医学院附属第六人民医院骨质疏松和骨病科三十多年来致力于遗传性骨病的临床诊断和干预，在罕见和疑难遗传性骨病方面积累了丰富的诊疗经验。为了提高对遗传性骨病的早期诊断能力，笔者组织全科医师和研究生撰写了《遗传性骨病病例精析》，本书（第1辑）总结了38例疑难骨病，均通过致病基因突变筛查，发现突变而确诊，有些病例并不是家系遗传，为散发病例，因此诊断难度大，早期诊断尤其具有挑战性。尽管目前可以通过致病基因突变进行筛查，但要锁定分子病因，需要我们具有了解每一类骨病特征性表型的能力，也就是了解致病基因与临床表型，才有可能及早做出正确的诊断。本书每一个病例均是我们临床所遇到的，是通过详细的病史询问、体格检查、实验室检测和影像学检查等，在获得初步诊断的基础上，利用外周血或组织DNA进行致病基因突变筛查和分析而确诊的。

感谢上海交通大学医学院附属第六人民医院骨质疏松和骨病科所有医师、技师、研究生和进修医师在前期收集病例中的辛勤劳动，以及他们认真、严谨的态度。

我相信，本书出版将提高临床医师对遗传性骨病的认识和诊疗水平，尤其能为从事内分泌代谢病学、骨科学、遗传病及有关专业的人员提供重要参考。

章振林

2024年8月于上海

目　录

第三章　破骨细胞相关骨硬化症 065

第四章　成骨不全症 097

第五章　畸形性骨炎 158

第六章　包含骨骼异常的遗传综合征　173

第一章
骨-软骨发育不良

病例1　*ACAN*基因突变致脊柱骨骺发育不良（Kimberly型）

患者48岁，男性。

【主诉】

四肢畸形伴活动受限40余年。

【病史摘要】

（1）现病史：患者出生时即表现为短指及短趾畸形，并伴有"足内翻"（足底朝上，足背朝下）。牙齿萌出及换牙时间同同龄人。2～3岁学步。自幼即有轻度膝外翻，身高较同龄人矮小，自诉足踝部易扭伤，行走不便，12岁左右自觉弯腰困难。40岁后上述症状进行性加重，并出现膝关节及髋关节酸痛，近一年来上楼梯困难，髋关节疼痛加重。曾就诊外院查双侧股骨正侧位X线摄片提示双侧股骨头无菌性坏死。现为求进一步诊治，来我院就诊。患者自发病以来，食欲可，大小便正常，体重无明显变化。

（2）既往史：否认脆性骨折史，否认高血压、糖尿病等慢性病史，否认肝炎、结核等传染病史，否认外伤史，否认药物及食物过敏史。

（3）个人史：无异地及疫区久居史、毒物接触史，否认吸烟、嗜酒史。

（4）婚育史：离异，育有1女。

（5）家族史：父母非近亲结婚，有一个姐姐，其中父亲已故，死因不详，母亲与姐姐体健。其女儿（22岁）有类似疾病表现：身高矮小（147.0 cm），短指/趾。

【入院查体】

身高148.0 cm（−4SD），体重52.0 kg，头围54.0 cm，臂展132.0 cm，上部量/下部量=1.1，头颅无畸形，无鼻塌，脊柱后凸畸形，无明显侧弯，胸廓无畸形，双手、双足短指/趾畸形，无"三叉戟"手，双肘关节与双膝关节伸直受限，双膝内翻畸形。余系统查体均未见异常（图1-1）。

【辅助检查】

1. 实验室检查

（1）血常规：WBC 4.5×10^9/L，RBC 4.32×10^9/L，PLT 215×10^9/L，Hb 121 g/L。

（2）血生化：ALP 52 U/L，Ca 2.32 mmol/L，P 1.10 mmol/L，TP、ALB、ALT、AST、Cr、Urea、UA、血脂、K、Na、Glu均在正常参考值范围内。

（3）骨代谢：β-CTX 436.5 ng/L，OC 18.12 ng/mL，PTH 42.32 pg/mL，25OHD 16.20 ng/mL。

（4）CRP和ESR均正常。

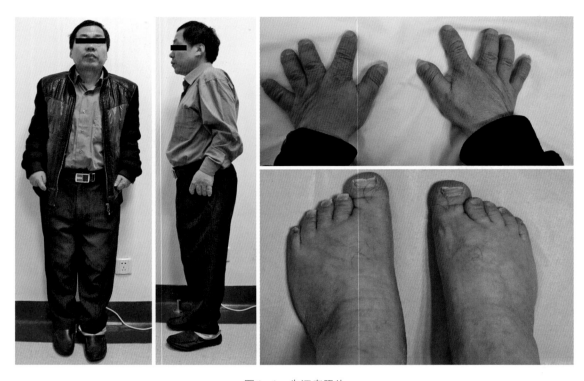

图1-1　先证者照片

2. 影像学检查

X线摄片示椎体轻度扁平，形状不规则，L4～L5滑脱。骨盆平片表现为髋臼扁平，髋关节半脱位，双侧股骨头坏死，股骨颈缩短（图1-2）。

3. 双能X线吸收仪（DXA）骨密度检查

L1～L4 0.927 g/cm²，Z值为-0.5；股骨颈0.854 g/cm²，Z值为-0.2；全髋部0.657 g/cm²，Z值为-2.3。

4. 基因突变检测

患者及其女儿均检测到ACAN基因（NM_001135.3）外显子8发生杂合错义突变，c.1508C>A（p.T503K）（图1-3）。

【初步诊断】

（1）脊柱骨骺干骺端发育不良。

（2）双髋骨性关节炎、股骨头坏死。

（3）维生素D缺乏。

（4）低骨量。

【治疗及转归】

明确诊断后，给予非甾体类抗炎药止痛对症，普通维生素D制剂改善维生素D缺乏状态，转入骨科择期予以股骨头置换手术治疗，术后适度康复锻炼。

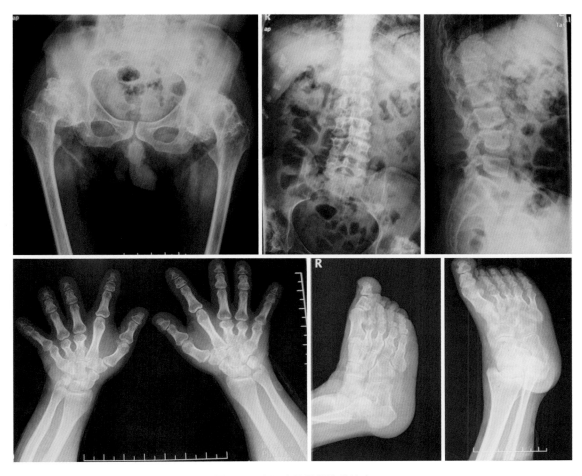

图1-2 先证者骨骼影像学检查

230   240   250
C T G C C T G C G C A M G G G G G C G G T C A T T

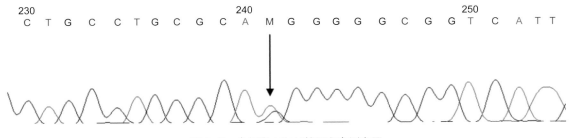

图1-3 先证者ACAN基因突变测序图

【讨论与分析】

脊柱骨骺干骺端发育不良是一类病变累及脊柱、骨骺、干骺端的遗传性骨病的总称,遗传异质性较高,致病基因众多,一般根据临床表型、放射学表现做出临床初步诊断,但要明确诊断仍需要进行致病基因检测。该类疾病主要的临床特征为不同程度的不成比例身材矮小、骨骼畸形、活动受限、早发性骨关节炎等,可伴有骨外系统的异常[1]。根据放射学提示受累部位的不同，该类疾病又可细分为脊柱骨骺发育不良（spondyloepiphyseal dysplasia，SED）、脊柱干骺端发育不良（spondylometaphyseal dysplasia，SMD）、脊柱骨骺干骺端发育不良（spondyloepimetaphyseal dysplasia，SEMD）、干骺端发育不良（metaphyseal dysplasia，MD）以及骨骺发育不良（epiphyseal dysplasia，ED）[2，3]。迄今为止，已经发现了50多个相关致病基因，这些基因参与编码的蛋白功能各异，很难将其归纳到某一种信号通路或某一类型的基因中[2]。在这类临床及遗传异质性较大的疾病中，繁多的致病基因，重叠的表型使得诊断与鉴别诊断变得复杂。本病例患者自幼起病，以不成比例身材矮小、短指/趾以及因负重关节疼痛所致活动受限为主要临床表现，父母非近亲婚配，存在阳性家族史，影像学检查明确提示脊柱及长骨骨端受累，但因患者及其女儿均已成年，骨骺闭合，根据现有影像学检查结果无法明确骨骺、干骺端或者两者同时受累，故初步诊断为脊柱骨骺干骺端发育不良，常染色体显性遗传。

　　基于该类疾病临床及遗传异质性，为明确致病基因突变，经开展分子诊断，我们收集该患者全血标本分离基因组DNA后进行全外显子组测序，通过结合相关生物信息学资料，同时经Sanger测序验证及家族内共分离分析，确定ACAN基因（NM_001135.3）外显子8上发生的杂合错义突变，c.1508C>A（p.T503K）为该疾病致病基因突变位点。根据2019年修订的《遗传性骨骼疾病的病因学和分类》指南，ACAN基因所致脊柱骨骺干骺端发育不良涉及3种不同疾病，包括Kimberley型-脊柱骨骺发育不良（常显）、特发性身材矮小伴骨龄延迟（常显）以及aggrecan型-脊柱骨骺干骺端发育不良（常隐）[4-7]。结合患者临床表型及家族内表型遗传模式，分子诊断该病为Kimberley型-脊柱骨骺发育不良。

　　ACAN基因位于常染色体15q26.1，包含19个外显子，其编码的聚集蛋白聚糖（aggrecan）是生长板和关节软骨细胞外基质中的重要组成成分，参与生长板发育和关节软骨及椎间盘稳态维持过程[4]。目前研究发现，ACAN基因第1～10号外显子区域的基因变异主要影响生长板发育过程，多引起身材矮小；第11～18号外显子区域的基因变异则主要与关节软骨及生长板相关，故除引起身材矮小外，尚可影响关节发育与稳态维持[8，9]。然而本研究家系中鉴定到的ACAN基因突变位点位于外显子8，患者同时有身材矮小及关节受累，提示该疾病基因型-表型关联复杂性，且尚需进一步探索。

　　对于该类疾病患者的临床干预目前以对症为主。对于身材矮小患者，根据国内外散在病例研究提示，重组人生长激素治疗可有效改善ACAN基因变异致矮小患者的身高[10，11]。其中一项单臂、前瞻性临床研究对10例ACAN基因突变所致身材矮小的青春期前的患者进行50 mg/（kg·d）的重组人生长激素干预1年，研究结果显示这些患者身高得到显著改善[11]。但重组人生长激素是否能有效改善该类患者终身高仍需大样本前瞻性队列研究证实。对于出现早发性骨关节炎导致骨关节疼痛及活动受限患者，或对骨骼畸形部位有矫形需求的患者，必要时可采取骨科手术干预治疗。

【最终诊断】

（1）脊柱骨骺发育不良，Kimberly型（ACAN基因突变）。

（2）双髋骨性关节炎、股骨头坏死。

（3）维生素D缺乏。

专家点评

目前，脊柱骨骺干骺端发育不良是一类很大程度上需要依靠基因检查结果确诊的骨病，除少数几种具有特征性临床和（或）影像学表现的疾病外（如 *WIPS3* 基因所致进行性假性类风湿关节炎等），该类骨病多数存在临床表型交叉重叠，仅仅依赖患者临床表型难以得出具体诊断，特别是成年患者骨骺闭合之后，骨骺及干骺端相关疾病特征缺失，临床诊断更为困难。不仅如此，该类疾病显著的遗传异质性亦使得Sanger测序方法在该疾病致病基因鉴定方面"难施拳脚"。对于该类疾病的致病鉴定，目前更为推荐采用靶向外显子组测序或全外显子组测序方法。就本病例而言，我们通过对先证者采用全外显子组测序锁定候选致病基因，进而利用Sanger测序进行位点验证及家系内共分离分析，最终明确致病基因。

脊柱骨骺干骺端发育不良类疾病的主要临床表现之一系身材矮小，多数研究希望通过重组人生长激素干预能够改善患者终身高，但相关结果不尽如人意。而根据现有研究结果显示 *ACAN* 基因相关特发性身材矮小是目前为数不多的认为通过重组人生长激素干预可以短期改善患者身高的骨发育不良疾病，但由于相关研究数据有限，目前尚不能明确其对患者终身高的作用，仍需大样本前瞻性队列研究证实。

整理：李珊珊

述评：章振林

参考文献

[1] Spranger J. Radiologic nosology of bone dysplasias[J]. Am J Med Genet. 1989, 34(1): 96－104.

[2] Mortier GR, Cohn DH, Cormier-Daire V, et al. Nosology and classification of genetic skeletal disorders: 2019 revision[J]. Am J Med Genet A. 2019, 179(12): 2393－2419.

[3] Alanay Y, Lachman RS. A review of the principles of radiological assessment of skeletal dysplasias[J]. J Clin Res Pediatr Endocrinol. 2011, 3(4): 163－178.

[4] Tompson SW, Merriman B, Funari VA, et al. A recessive skeletal dysplasia, SEMD aggrecan type, results from a missense mutation affecting the C-type lectin domain of aggrecan[J]. Am J Hum Genet. 2009, 84(1): 72－79.

[5] Gleghorn L, Ramesar R, Beighton P, et al. A mutation in the variable repeat region of the aggrecan gene (AGC1) causes a form of spondyloepiphyseal dysplasia associated with severe, premature osteoarthritis[J]. Am J Hum Genet. 2005, 77(3): 484－490.

[6] Stattin EL, Wiklund F, Lindblom K, et al. A missense mutation in the aggrecan C-type lectin domain disrupts extracellular matrix interactions and causes dominant familial osteochondritis dissecans[J]. Am J Hum Genet, 2010, 86(2): 126－137.

[7] Nilsson O, Guo MH, Dunbar N, et al. Short stature, accelerated bone maturation, and early growth cessation due to heterozygous aggrecan mutations[J]. J Clin Endocrinol Metab. 2014, 99(8): E1510－E1518.

[8] Hu X, Gui B, Su J, et al. Novel pathogenic *ACAN* variants in non-syndromic short stature patients[J]. Clin Chim Acta. 2017, 469: 126－129.

[9] Nilsson O, Guo MH, Dunbar N, et al. Short stature, accelerated bone maturation, and early growth cessation

due to heterozygous aggrecan mutations[J]. J Clin Endocrinol Metab. 2014, 99(8): E1510－E1518.

[10] Liang H, Miao H, Pan H, et al. Growth-promoting therapies may be useful in short stature patients with nonspecific skeletal abnormalities caused by *ACAN* heterozygous mutations: six chinese cases and literature review[J]. Endocr Pract. 2020, 26(11): 1255－1268.

[11] Muthuvel G, Dauber A, Alexandrou E, et al. Treatment of short stature in aggrecan-deficient patients with recombinant human growth hormone: 1-year response[J]. J Clin Endocrinol Metab. 2022, 107(5): e2103－e2109.

病例2　　*COL2A1* 基因突变致骨关节炎伴轻度软骨发育不良

患者25岁，女性。

【主诉】

多关节膨大伴活动受限17年，髋部疼痛1年。

【病史摘要】

（1）现病史：患者自8岁起双侧膝关节、肘关节、腕关节、踝关节、多个掌指关节和指间关节膨大，随增龄，膨大关节活动受限伴疼痛，无法下蹲、屈肘，双手不能握拳，步态不稳，同时伴有轻度脊柱侧弯。24岁起，患者腰部和髋部疼痛加重，无法负重（图2-1）。患者听力、视力和智力发育正常。追问病史，患者出生身长正常，出生后生长发育较同年龄同性别儿童迟缓，目前身高151.4 cm，低于我国同年龄健康女性平均身高2个标准差（<-2SD）。现患者为求进一步诊治，来我科就诊。

（2）既往史：否认心肺系统先天性疾病史，否认乙肝、结核等传染病史，否认发病前有相关手术史，否认发病前有相关输血史，否认相关食物过敏史，否认药物过敏史，否认骨折史，预防接种史不详。

（3）个人史：患者足月，顺产，G2P2，出生时身长正常，四肢手足均无异常。无异地及疫区久居史、毒物接触史，无吸烟饮酒史。

（4）月经史及生育史：初潮12岁，月经规律，月经量正常，末次月经2016年9月1日。已婚，育有1女，体健。

（5）家族史：患者父母非近亲婚配。患者父亲，54岁，身高145 cm，低于我国同年龄健康男性平均身高3个标准差（<-3SD），与患者具有相似表现，即多关节膨大及活动受限。患者姐姐，27岁，身高134.5 cm，低于我国同年龄健康女性平均身高3个标准差（<-3SD），与患者具有相似表现。先证者的外甥女，4岁，身高85 cm，低于我国同年龄健康女性儿童平均身高3个标准差（<-3SD），除生长迟缓外，目前无其他症状或体征。

【入院查体】

T 36.9℃，P 78次/分，R 14次/分，BP 118/66 mmHg。

神清，鸭步入病房，无贫血貌，皮肤黏膜未见黄染及瘀点、瘀斑，浅表淋巴结未触及肿大。颈软，气管居中，胸骨无压痛，双肺呼吸音清，未及干、湿啰音，心率78次/分，律齐，未及病理性杂音。腹平软无压痛，肝脾肋下未及。神经系统检查正常。患者身高151.4 cm，体重43 kg。

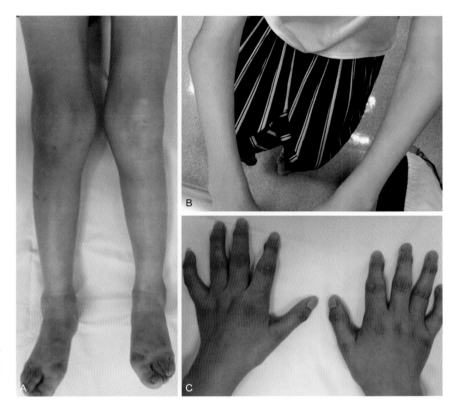

图2-1　患者大体表现
A. 膝踝关节肿大。B. 肘关节肿大,无法屈肘。C. 多个掌指关节和指间关节膨大

上部量71 cm,下部量80.5 cm,臂展153.5 cm。双侧膝关节、肘关节、腕关节、踝关节、多个掌指关节和指间关节膨大,活动受限,轻度脊柱侧弯。

【辅助检查】

1. 实验室检查

(1) 血常规

2016年9月19日　Hb 130 g/L,PLT 231 × 10^9/L,WBC 8.82 × 10^9/L,N 70%,L 43.5%。

(2) 血生化

2016年9月19日　Ca 2.33 mmol/L,P 1.16 mmol/L,ALP 93 U/L,ALT 20 U/L,AST 31 U/L,UA与肾功能正常。

(3) 骨代谢

2016年9月19日　β-CTX 658 ng/L,OC 37.78 ng/mL,25OHD 25.64 ng/mL,PTH 36.77 pg/mL。

2. 骨密度检查

2016年9月19日　L1~L4 0.856 g/cm^2,Z值为-1.3;股骨颈 0.759 g/cm^2,Z值为-0.8;全髋部 0.595 g/cm^2,Z值为-2.3。

3. 影像学检查

X线摄片

2016年9月19日　骨盆正位X线摄片显示双侧髋关节骨关节炎,包括髋臼边缘硬化、关节间隙狭窄、股骨头形状不规则和股骨颈缩短。

2016年9月19日　脊柱正侧位X线摄片显示轻度脊柱侧弯、扁平椎和椎间隙狭窄。

2016年9月19日　双手正位X线摄片显示掌骨及指骨干骺端膨大及关节间隙狭窄。

2016年9月19日　膝关节正侧位X线摄片可见关节间隙狭窄（图2-2）。

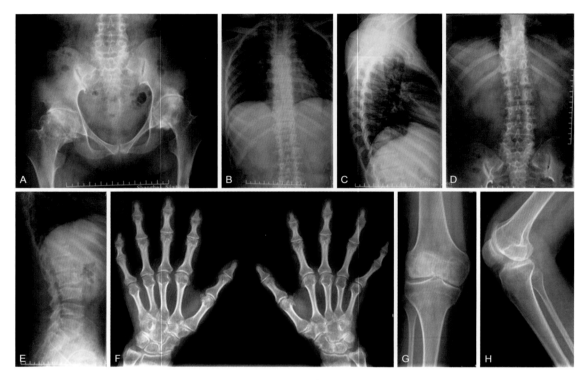

图2-2　X线摄片

A. 骨盆正位X线摄片显示双侧髋关节骨关节炎，包括髋臼边缘硬化、关节间隙狭窄、股骨头形状不规则和股骨颈缩短。B～E. 脊柱正侧位X线摄片显示轻度脊柱侧弯、扁平椎和椎间隙狭窄。F. 双手正位X线摄片显示掌骨及指骨干骺端膨大及关节间隙狭窄。G,H. 膝关节正侧位X线摄片可见关节间隙狭窄

【初步诊断】

多发性骨关节炎？

【治疗及转归】

本例患者出生时正常，在儿童期开始出现双侧膝关节、肘关节、腕关节、踝关节、多个掌指关节和指间关节依次膨大，随着年龄增长，膨大关节活动范围受限，伴疼痛，无法下蹲、屈肘，双手不能握拳，步态不稳，同时伴有轻度脊柱侧弯。患者来我科就诊时，其身高与我国同龄健康青少年的平均身高相比，至少低2个标准差（<-2SD）。患者视力、听力及智力均正常。骨盆正位X线摄片显示双侧髋关节骨关节炎，包括髋臼边缘硬化、关节间隙狭窄、股骨头形状不规则和股骨颈缩短。脊柱正侧位X线摄片显示轻度脊柱侧弯、扁平椎和椎间隙狭窄。其余X线摄片均显示多个关节间隙狭窄。根据上述症状、体征及X线摄片可明确诊断为多发性

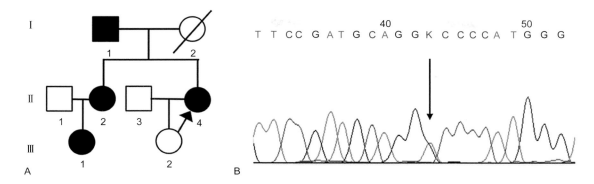

图2-3　家系图及 *COL2A1* 基因突变 Sanger 测序图

A. 患者家系图。B. 患者及其父亲、姐姐、外甥女外周血基因组 DNA 检出 *COL2A1* 杂合错义突变,为 c.611G>T,导致 p.G204V

骨关节炎,根据家系图(图2-3)显示该病为常显遗传模式。2016年9月19日于我科抽取患者、其父亲、姐姐、外甥女及女儿的外周血样本2 mL,提取 DNA 样本,进行 Sanger 测序。测序结果显示患者及其父亲、姐姐、外甥女均在 *COL2A1* 基因第9号外显子上发生杂合错义突变,为 c.611G>T,p.G204V(NM_001844.5),其女儿未检出该突变,经验证该突变为文献中已报道过的突变。2017年10月21日患者孕20周再次就诊于我科,通过羊膜穿刺术完成了第二胎的产前诊断和遗传咨询。由妇产科医生在超声引导下进行羊膜穿刺术并取羊水20 mL,提取 DNA,进行 Sanger 测序。结果显示胎儿携带与母体相同的突变,提示胎儿将发病。

【讨论与分析】

骨关节炎伴轻度软骨发育不良(osteoarthritis with mild chondrodysplasia, OSCDP;OMIM#604864)是由 *COL2A1* 基因突变导致的一类常染色体显性遗传疾病,即由于软骨缺损而导致的早发性和进行性假性类风湿关节炎。关节肿胀、僵硬和疼痛依次发生在多个关节,包括掌指关节、指间关节、肩关节、肘关节、髋关节、膝关节和踝关节等[1-3]。OSCDP 显著特征多表现为脊柱畸形和骨盆发育不全,典型影像学表现与原发性骨关节炎的 X 线摄片特征一致,均为关节间隙狭窄、软骨下硬化和关节边缘骨赘生成[4]。

由于 OSCDP 患者表现出骨关节炎的表型,因此还需要与进行性假性类风湿样骨发育不良(progressive pseudorheumatoid dysplasia, PPD)和黏多糖症进行鉴别。PPD 为 Wnt 诱导信号肽通路蛋白3(wnt-inducible signaling pathway protein 3, WISP3)基因突变导致的常染色体隐性遗传性疾病,表现为包括双手近端指间关节在内的外周大小关节进行性肿胀,偶有短躯干畸形,3岁前常无症状,4~8岁发病,随年龄增长病情加重。影像学特征为广泛性扁平椎、骨骺膨大、继发性退行性改变及关节周围骨质疏松[5]。黏多糖症为常染色体隐性遗传或 X 染色体连锁遗传,分为多种类型,每种类型由不同基因突变所致(IDUA/IDS/SGSH/NAGLU/GNS/GALNS/GLB1/ARSB/GUSB/VPS33A)。黏多糖症患者表现为关节僵硬、畸形和疼痛,脊柱侧弯、爪状手和面容丑陋等,出生时表型正常,婴幼儿时期发病,X 线摄片特征为椎体扁平,椎体前缘鱼嘴样变,肋骨飘带样变等[6]。

至今,已有多个与 OSCDP 相关的 *COL2A1* 基因突变位点被鉴定,包括 p.G204V、

p.R650C 和 p.R719C 等[7]。精氨酸突变为半胱氨酸通常影响胶原纤维的超分子结构和分子运输分泌，并多由此导致以早发性骨关节炎为特征的中度表型，但没有严重的围产期致死情况报道[8,9]。发生在不同位置的相同突变可导致相似的表现，但不同家系身高差异明显，这也进一步表明了 OSCDP 表型的异质性。在甘氨酸-X-Y 重复序列的 X 位置发生精氨酸突变通常会导致眼部受累，而发生在 Y 位置的突变一般不会造成眼部异常[8]。

【最终诊断】

COL2A1 基因杂合突变导致骨关节炎伴轻度软骨发育不良。

专家点评

OSCDP 是 *COL2A1* 基因突变导致的常染色体显性遗传疾病的一种，出生情况多正常，儿童期开始出现多发关节膨大疼痛，随着年龄增长，关节活动范围受限，通常骨外表现不明显。OSCDP 的诊断主要依靠骨关节炎和软骨发育不良等放射学特征，基因诊断是金标准。通常抽取患者外周血，提取 DNA 样本，并进行 Sanger 测序可明确 OSCDP 患者是否存在 *COL2A1* 基因突变，有助于患者家系的遗传咨询，并帮助患者家系进行产前诊断等。由于 OSCDP 患者表现出骨关节炎的表型，因此还需要与进行性假性类风湿样骨发育不良和黏多糖症进行鉴别。

整理：徐　杨
述评：章振林

参考文献

[1] Marik I, Marikova O, Zemkova D, et al. Dominantly inherited progressive pseudorheumatoid dysplasia with hypoplastic toes[J]. Skeletal Radiol, 2004, 33(3): 157-164.

[2] Kozlowski K, Marik I, Marikova O, et al. Czech dysplasia metatarsal type[J]. Am J Med Genet A, 2004, 129A(1): 87-91.

[3] Jakkula E, Melkoniemi M, Kiviranta I, et al. The role of sequence variations within the genes encoding collagen Ⅱ, Ⅸ and Ⅺ in non-syndromic, early-onset osteoarthritis[J]. Osteoarthritis Cartilage, 2005, 13(6): 497-507.

[4] Newman B, Wallis GA. Is osteoarthritis a genetic disease?[J]. Clin Invest Med, 2002, 25(4): 139-149.

[5] Delague V, Chouery E, Corbani S, et al. Molecular study of WISP3 in nine families originating from the Middle-East and presenting with progressive pseudorheumatoid dysplasia: identification of two novel mutations, and description of a founder effect[J]. Am J Med Genet A, 2005, 138A(2): 118-126.

[6] Michaud M, Belmatoug N, Catros F, et al. Mucopolysaccharidosis: A review[J]. Rev Med Interne, 2020, 41(3): 180-188.

[7] Xu Y, Li L, Wang C, et al. Clinical and molecular characterization and discovery of novel genetic mutations of chinese patients with *COL2A1*-related Dysplasia[J]. Int J Biol Sci, 2020, 16(5): 859-868.

[8] Hoornaert KP, Dewinter C, Vereecke I, et al. The phenotypic spectrum in patients with arginine to cysteine mutations in the *COL2A1* gene[J]. J Med Genet, 2006, 43(5): 406-413.

[9] Steplewski A, Ito H, Rucker E, et al. Position of single amino acid substitutions in the collagen triple helix determines their effect on structure of collagen fibrils[J]. J Struct Biol, 2004, 148(3): 326-337.

病例3　*COL2A1*基因突变致先天性脊柱骨骺发育不良

患者10岁,男孩。

【主诉】

身材矮小10年,步态异常6年。

【病史摘要】

(1)现病史:患者出生身长为48 cm,出生后生长发育较同年龄同性别儿童迟缓,10岁时身高120.8 cm,低于我国同年龄健康男性儿童平均身高3个标准差(<−3SD)。4岁起,患者诉双侧腹股沟疼痛,双侧髋关节活动范围受限,无法下蹲,同时出现异常步态,呈鸭步,行走不稳,脊柱前凸明显,并随年龄增长而加重。患者双眼近视,膝关节膨大,但其他关节如肘、踝及指间关节、听力及智力发育未见异常。患者9岁时曾于外院进行生长激素治疗8月余,身高增高5 cm左右。现患者为求进一步诊治,来我科就诊。

(2)既往史:否认心肺系统先天性疾病史,否认乙肝、结核等传染病史,否认发病前有相关手术史,否认发病前有相关输血史,否认相关食物过敏史,否认药物过敏史,否认骨折史,预防接种史不详。

(3)个人史:患者足月,顺产,G2P2,出生时身长较同龄儿小,四肢手足均无异常。无异地及疫区久居史、毒物接触史,无吸烟饮酒史。

(4)家族史:患者父母非近亲婚配。患者母亲,46岁,身高141.4 cm,低于我国同年龄健康女性平均身高3个标准差(<−3SD)。20岁起,双侧髋关节和膝关节疼痛,下蹲困难。双眼近视伴白内障,已进行手术治疗白内障。听力及智力正常,其他关节未见异常(图3-1)。患者父亲和哥哥均无类似症状或体征。

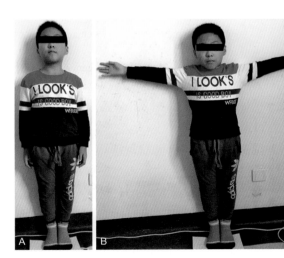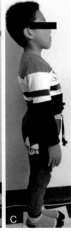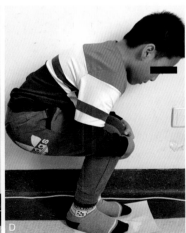

图3-1　患者大体表现

A.身材矮小。B.臂展与身高一致。C.脊柱前凸显著。D.无法完全下蹲

【入院查体】

T 36.7℃，P 80次／分，R 16次／分，BP 120/68 mmHg。

神清，鸭步入病房，无贫血貌，皮肤黏膜未见黄染及瘀点、瘀斑，浅表淋巴结未触及肿大。颈软，气管居中，胸骨无压痛，双肺呼吸音清，未及干、湿啰音，心率80次／分，律齐，未及病理性杂音。腹平软无压痛，肝脾肋下未及。神经系统检查正常。患者身高120.8 cm，体重30 kg。上部量59 cm，下部量61.8 cm，臂展121 cm。双侧肢体对称，双侧膝关节稍膨大，脊柱前凸明显，下蹲受限。

【辅助检查】

1. 实验室检查

（1）血常规

2017年10月19日　Hb 139 g/L，PLT 297×10⁹/L，WBC 7.2×10⁹/L，N 50.4%，L 42.9%。

（2）血生化

2017年10月19日　Ca 2.51 mmol/L，P 1.51 mmol/L，ALP 172 U/L，ALT 18 U/L，AST 26 U/L，UA与肾功能正常。

（3）骨代谢

2017年10月19日　β-CTX 1 404 ng/L，OC 97.39 ng/mL，25OHD 36.48 ng/mL，PTH 55.40 pg/mL。

2. 影像学检查

X线摄片

2017年10月17日　双下肢全长X线摄片显示髋臼顶部扁平，股骨头压缩，股骨颈及髂骨基部缩短，股骨远端干骺端明显膨胀。

2017年10月17日　脊柱正侧位X线摄片显示椎间隙正常，部分椎体压缩呈楔形变，部分椎体上下前缘圆钝，呈鱼唇样变（图3-2）。

【初步诊断】

先天性脊柱骨骺发育不良。

【治疗及转归】

本例患者自出生即起病，在儿童期均表现出腹股沟疼痛、髋关节活动受限和步态异常，且这些症状随着年龄的增长而加重。患者来我科就诊时，其身高与我国同龄健康青少年的平均身高相比，至少低2个标准差（<-2SD）。患者双眼近视，膝关节膨大，其他关节，包括肘关节、踝关节和指间关节，均未见异常。双下肢或骨盆正位X线摄片显示髋臼顶部扁平，股骨骨骺较小或双侧股骨头部分塌陷，股骨颈和髂骨基部缩短，股骨远端干骺端膨大。脊柱正侧位X线摄片显示椎体压缩变形。根据上述症状、体征及X线摄片可明确诊断为先天性脊柱骨骺发育不良。由于患者长期身材矮小，其9岁时曾于外院进行生长激素治疗8月余，身高长高5 cm左右。目前患者尚未度过青春期，骨科医师综合考虑后，建议患者青春期后再根据情况行髋关节手术治疗。2017年10月17日我科抽取患者、其父母及其哥哥外周血样本2 mL，提取DNA样本，进行COL2A1基因Sanger测序。测序结果显示患者及其母亲存在COL2A1基因第54号外显子发生杂合错义突变c.4462T>C，p.Ter1488Q（NM_001844.5），其父亲和哥哥未检出该突

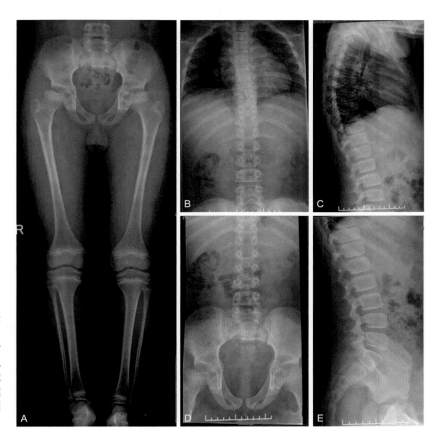

图3-2 X线摄片

A. 双下肢全长X线摄片显示髋臼顶部扁平,股骨头压缩,股骨颈及髂骨基部缩短,股骨远端干骺端明显膨胀。B～E. 脊柱正侧位X线摄片显示椎间隙正常,部分椎体压缩呈楔形变,部分椎体上下前缘圆钝,呈鱼唇样变

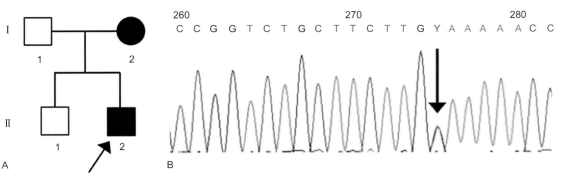

图3-3 家系图及*COL2A1*基因Sanger测序图

A. 患者家系图。B. 患者及其母亲外周血基因组DNA存在*COL2A1*杂合错义突变,突变为c.4462T>C,导致p.Ter1488Q

变,经验证该突变为新突变(图3-3)。由于患者暂不行手术治疗,嘱其半年随访一次。

【讨论与分析】

先天性脊柱骨骺发育不良(spondyloepiphyseal dysplasia congenita, SEDC; OMIM#183900)是由*COL2A1*基因突变导致的一类常染色体显性遗传疾病。SEDC主要特征是不成比例的矮身材,尤其是短躯干,骨骺异常,椎体扁平和齿状突发育不全。骨骼特征在出生时就有所表现,并随着生长发育逐步发展加重。骨外受累则主要包括近视、视网膜变性伴视网膜脱离和腭裂等[1-3]。SEDC的放射学表现主要是椎体、骨盆和下肢的骨化延迟[3]。本研究中的SEDC患者与文献报道相似，身材矮小，但骨外受累表现不明显，且多在儿童期发现症状，其母亲有双眼白内障。

COL2A1 基因编码Ⅱ型前胶原α-1链，且三条链以三螺旋结构折叠在一起即形成前胶原同源三聚体。同源三聚体分泌到细胞外基质，裂解掉原胶原的NH2前肽和COOH前肽后，形成成熟的Ⅱ型胶原分子，随后在细胞外基质中形成共价交联的纤维网，为结缔组织提供牵拉强度[4-6]。Ⅱ型胶原的三螺旋结构域，具有300个左右的甘氨酸-X-Y重复序列，缠绕成杆状，具有自结合或与其他受体结合的能力，对胶原的稳定性起着至关重要的作用[7,8]。当*COL2A1*基因突变造成结构异常的Ⅱ型胶原时，软骨内骨化和线性骨生长受影响[9]。

至今，已有多个与SEDC相关的*COL2A1*基因突变被鉴定，包括G393S、G483S、G504S、G513S、G522V、G537S、G624D、G672S、G822S、G846E、G1188A、G1197S、G238S、G277V、G504S、P786L、G862A、G973R、T1370M、G594E、G759D、G405D、R789C和G921R等[10-15]。在这些突变中，大部分是甘氨酸-X-Y重复序列的甘氨酸上的替换，少部分是在Y位置替换。而我们在上述病例中检出的Ter1488Q，则是终止密码子突变为谷氨酰胺。这些突变会给蛋白质组装造成严重破坏，不利于维持蛋白稳定性[16]，且不同突变导致的SEDC临床表现严重程度不同。

SEDC患者基因型-表型具有一定相关性。Nishimura等[10]发现，甘氨酸到丝氨酸的替换会导致产生严重表型的交替区域，而甘氨酸到非丝氨酸残基的替换则会产生更严重的表型。Chung等[17]提出，SEDC的分子机制可能不仅由细胞外胶原基质结构的变化驱动，而且还由突变体Ⅱ型胶原分子激活的细胞内过程驱动。目前SEDC的基因型-表型相关性仍不清楚，还需进行更深入的研究，以进一步明确基因型和表型之间的相关性。

【最终诊断】
*COL2A1*基因杂合突变导致的先天性脊柱骨骺发育不良。

专家点评

SEDC是*COL2A1*基因突变导致的常染色体显性遗传疾病的一种，出生即起病，表现为不成比例的矮身材，尤其是短躯干，骨骺发育异常，骨外表现主要包括近视、视网膜变性伴视网膜脱离和腭裂等。SEDC的诊断主要依靠放射学表现，即不同程度的椎体压缩变形，长骨骨骺发育不全和骨化延迟等。基因诊断是金标准。通常抽取患者外周血，提取基因组DNA，并进行Sanger测序，可明确SEDC患者是否存在*COL2A1*基因突变，而且有助于患者家系的遗传咨询，并帮助患者家系进行产前诊断等。由于大部分SEDC患者表现出身材矮小，需注意与*FGFR3*基因突变导致的软骨发育不全（achodeoplasia，ACH）和*COMP*基因突变导致的假性软骨发育不良（pseudoachondroplasia，PSACH）的鉴别。

整理：徐　杨
述评：章振林

参考文献

[1] Terhal PA, Nievelstein RJ, Verver EJ, et al. A study of the clinical and radiological features in a cohort of 93 patients with a *COL2A1* mutation causing spondyloepiphyseal dysplasia congenita or a related phenotype[J]. Am J Med Genet A, 2015, 167A(3): 461－475.

[2] Al Kaissi A, Ryabykh S, Pavlova OM, et al. The managment of cervical spine abnormalities in children with spondyloepiphyseal dysplasia congenita: observational study[J]. Medicine (Baltimore), 2019, 98(1): e13780.

[3] Liu L, Pang Q, Jiang Y, et al. Novel *COL2A1* mutations causing spondyloepiphyseal dysplasia congenita in three unrelated chinese families[J]. Eur Spine J, 2016, 25(9): 2967－2974.

[4] McAlinden A. Alternative splicing of type II procollagen: IIB or not IIB?[J]. Connect Tissue Res, 2014, 55(3): 165－176.

[5] Canty EG, Kadler KE. Procollagen trafficking, processing and fibrillogenesis[J]. J Cell Sci, 2005, 118(Pt 7): 1341－1353.

[6] Fidler AL, Boudko SP, Rokas A, et al. The triple helix of collagens — an ancient protein structure that enabled animal multicellularity and tissue evolution[J]. J Cell Sci, 2018, 131(7).

[7] Brodsky B, Persikov AV. Molecular structure of the collagen triple helix[J]. Adv Protein Chem, 2005, 70: 301－339.

[8] Brodsky B, Thiagarajan G, Madhan B, et al. Triple-helical peptides: an approach to collagen conformation, stability, and self-association[J]. Biopolymers, 2008, 89(5): 345－353.

[9] Li SW, Prockop DJ, Helminen H, et al. Transgenic mice with targeted inactivation of the Col2 alpha 1 gene for collagen II develop a skeleton with membranous and periosteal bone but no endochondral bone[J]. Genes Dev, 1995, 9(22): 2821－2830.

[10] Nishimura G, Haga N, Kitoh H, et al. The phenotypic spectrum of *COL2A1* mutations[J]. Hum Mutat, 2005, 26(1): 36－43.

[11] Xia X, Cui Y, Huang Y, et al. A first familial G504S mutation of *COL2A1* gene results in distinctive spondyloepiphyseal dysplasia congenita[J]. Clin Chim Acta, 2007, 382(1－2): 148－150.

[12] Meredith SP, Richards AJ, Bearcroft P, et al. Significant ocular findings are a feature of heritable bone dysplasias resulting from defects in type II collagen[J]. Br J Ophthalmol, 2007, 91(9): 1148－1151.

[13] Jung SC, Mathew S, Li QW, et al. Spondyloepiphyseal dysplasia congenita with absent femoral head[J]. J Pediatr Orthop B, 2004, 13(2): 63－69.

[14] Mark PR, Torres-Martinez W, Lachman RS, et al. Association of a p.Pro786Leu variant in *COL2A1* with mild spondyloepiphyseal dysplasia congenita in a three-generation family[J]. Am J Med Genet A, 2011, 155A(1): 174－179.

[15] Unger S, Korkko J, Krakow D, et al. Double heterozygosity for pseudoachondroplasia and spondyloepiphyseal dysplasia congenita[J]. Am J Med Genet, 2001, 104(2): 140－146.

[16] Barat-Houari M, Sarrabay G, Gatinois V, et al. Mutation update for *COL2A1* gene variants associated with type II collagenopathies[J]. Hum Mutat, 2016, 37(1): 7－15.

[17] Chung HJ, Jensen DA, Gawron K, et al. R992C (p.R1192C) Substitution in collagen II alters the structure of mutant molecules and induces the unfolded protein response[J]. J Mol Biol, 2009, 390(2): 306－318.

病例4　*COL10A1*基因突变致Schmid干骺端软骨发育不良

患者13岁，女孩。

【主诉】

双膝关节内翻畸形4年。

【病史摘要】

（1）现病史：患者9岁起发现双膝关节内翻，左腿较右腿严重，双下肢明显偏短，且不对称（图4-1）。11岁时于我院行双侧胫腓骨截骨矫正术，术后身高增加10 cm。患者视力、听力及智力正常，无枕秃、囟门不闭、烦躁、手足镯、鸡胸、漏斗胸等。追问病史，患者出生时四肢手足无异常，无窒息等异常情况，母乳喂养，及时添加辅食，3个月抬头，6个月能坐，发育与正常儿童相同。目前患者身高146.3 cm，低于我国同年龄健康女童平均身高2个标准差（<-2SD）。现患者为求进一步诊治，来我科就诊。

（2）既往史：否认心肺系统先天性疾病史，否认乙肝、结核等传染病史，否认发病前有相关输血史，否认相关食物过敏史，否认药物过敏史，否认骨折史，预防接种史不详。

（3）个人史：患者足月，顺产，G1P1，出生时身长正常，四肢手足均无异常。无异地及疫区久居史、毒物接触史，无吸烟饮酒史。

（4）月经史及生育史：初潮12岁，月经规律，月经量正常，末次月经2016年6月23日。未婚未育。

（5）家族史：患者父母非近亲婚配。患者父亲，38岁，身高148.7 cm，低于我国同年龄健

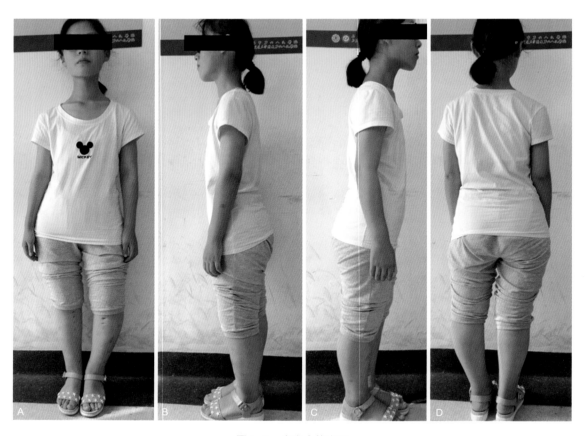

图4-1　患者大体表现

A～D. 双膝关节内翻，左腿较右腿严重，双下肢明显偏短，且不对称

康男性平均身高2个标准差（<−2SD），2～3岁时出现双膝内翻，4岁时以石膏固定6个月无效，现双膝内翻严重。患者奶奶，61岁，身高140 cm，低于我国同年龄健康女性平均身高3个标准差（<−3SD），先天性双膝内翻。

【入院查体】

T 37.0℃，P 72次/分，R 16次/分，BP 122/70 mmHg。

神清，摇摆步入病房，无贫血貌，皮肤黏膜未见黄染及瘀点、瘀斑，浅表淋巴结未触及肿大。颈软，气管居中，胸骨无压痛，双肺呼吸音清，未及干、湿啰音，心率72次/分，律齐，未及病理性杂音。腹平软无压痛，肝脾肋下未及。神经系统检查正常。患者身高146.3 cm，体重37 kg。上部量81 cm，下部量65.3 cm，臂展154 cm。双侧胫腓骨截骨矫正术后，右膝内翻减轻，左膝内翻仍存在，双下肢不对称，骨盆轻度倾斜。

【辅助检查】

1. 实验室检查

（1）血常规

2016年6月30日 Hb 128 g/L，PLT 221×10⁹/L，WBC 7.42×10⁹/L，N 56%，L 35.5%。

（2）血生化

2016年6月30日 Ca 2.42 mmol/L，P 1.185 mmol/L，ALP 150 U/L，ALT 22 U/L，AST 27 U/L，UA和肾功能正常。

（3）骨代谢

2016年6月30日 β−CTX 746 ng/L，OC 30.66 ng/mL，25OHD 26.30 ng/mL，PTH 61.69 pg/mL。

2. 影像学检查

X线摄片

2016年6月30日 双下肢全长X线摄片显示双股骨、胫腓骨矫形术后，双下肢欠对称，骨盆轻度倾斜。

2016年6月30日 双胫腓骨正侧位X线摄片显示双胫腓骨矫形术后，位线可，关节在位。

2016年6月30日 胸腰椎正侧位X线片显示胸椎曲度直，腰椎侧弯（图4−2）。

【初步诊断】

骨发育不良。

【治疗及转归】

本例患者出生时正常，儿童期起病，双膝关节严重内翻。患者来我科就诊时，其身高在双下肢矫正术后增长10 cm的基础上，与我国同龄健康青少年的平均身高相比，仍至少低2个标准差（<−2SD）。患者视力、听力及智力均正常。双下肢全长X线摄片显示双股骨、胫腓骨矫形术后，双下肢欠对称，骨盆轻度倾斜，双胫腓骨矫形术后，位线可，关节在位，胸腰椎正侧位X线摄片显示胸椎曲度直，腰椎侧弯。2016年6月30日我科抽取患者、其父母、爷爷及奶奶外周血2 mL（图4−3），提取DNA，进行全外显子组测序。选取患者、其父亲及奶奶共有的致病突变，进行家系内验证，结果显示患者及其父亲、奶奶均在COL10A1基因第3号外显子上发生杂合碱基插入突变，即c.1798dupT，p.S600FfsX17（NM−000493.3），经查阅文献该突变为新发现

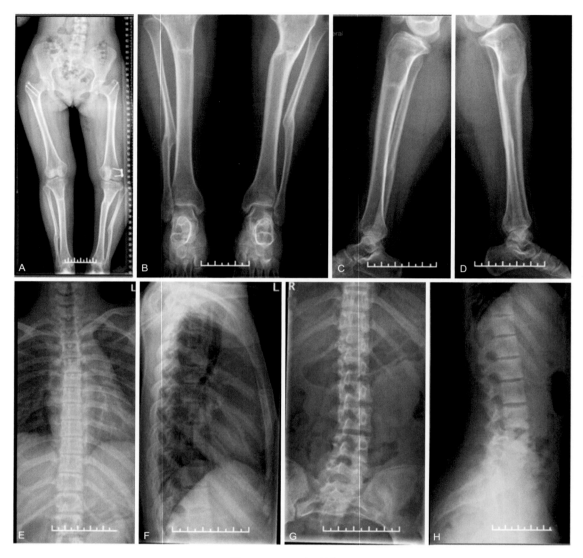

图4-2　双下肢X线摄片

A. 双下肢全长X线摄片显示双股骨、胫腓骨矫形术后,双下肢欠对称,骨盆轻度倾斜。B～D. 双胫腓骨正侧位X线摄片显示双胫腓骨矫形术后,位线可,关节在位。E～H. 胸腰椎正侧位X线摄片显示胸椎曲度直,腰椎侧弯

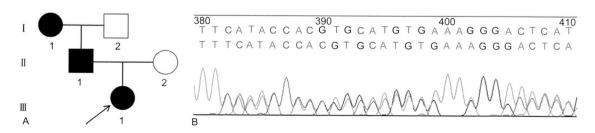

图4-3　家系图及Sanger测序图

A. 患者家系图。B. 患者及其父亲、奶奶外周血 *COL10A1* 杂合错义突变,为 c.1798dupT,导致 p.S600FfsX17

突变。嘱患者半年随访一次，必要时根据骨科评估后再次进行矫形手术。

【讨论与分析】

COL10A1 基因位于6q22.1，包含7211 bp，含2个内含子和3个外显子。1号外显子不具有编码功能，2号和3号外显子编码主要的转录产物：信号肽序列、N-端非胶原区、三倍体螺旋区和C-端非胶原区。*COL10A1* 基因编码X型胶原，即软骨中一种含量较少的短链胶原，包含3条完全相同链的同源三聚体，其三倍体螺旋区只有Ⅰ、Ⅱ、Ⅲ型胶原的一半，主要由肥大的软骨细胞合成，在软骨内成骨中起作用。

1993年Warman等证实 *COL10A1* 突变导致Schmid干骺端软骨发育不良（Schmid metaphyseal chondrodysplasia，MCDS；OMIM#156500）[1]。随后，*COL10A1* 突变被陆续发现，每种突变均位于C-端非胶原区，表明突变的多肽不稳定，无法参与三倍体的形成[2]。随后发现，*COL10A1* 突变也可定位于N-端球状区，并也可导致脊柱干骺端发育不良（spondylometaphyseal dysplasia，SMD）[3]。Marks等发现许多导致MCDS的突变定位于折叠的单体C-端非胶原区的两个特殊位置，即Y598和S600，它们仍可保持形成三倍体的能力，但热量不稳定[4]。Wilson等发现携带Y598D突变或移码突变的 *COL10A1* 会导致蛋白质完全降解，使患者生长板中功能性的X型胶原丧失50%[5]。Mäkitie等发现X型胶原在股骨颈发育中起关键作用，对股骨颈的长度、宽度和颈干角角度有重要影响[6]。

MCDS以四肢性矮身高、长骨弯曲、髋内翻、膝内翻和鸭步为特征，X线摄片特征包括：干骺端增宽，生长板宽大和不规则，尤其是远端和近端股骨。少数MCDS椎体受累，包括轻度扁平椎、椎体异常，终板不规则。脊柱改变在MCDS中少见而且变异性大。部分年轻的MCDS患者中，可见近端指骨和掌骨的干骺端呈杯状。随年龄增长缓解的轻度手部表现是MCDS的常见特征，不能排除年轻患者的MCDS诊断[7, 8]。MCDS需与SMD相鉴别，SMD也是由 *COL10A1* 突变导致的遗传性骨骼发育不良疾病，以椎体和管状骨干骺端形态改变为特征。临床表现主要包括躯干短造成的短身高，偶尔伴有四肢短小和畸形，如髋内翻、膝内翻，常见类型包括Kozlowski型、corner fracture型和Japanese type型。MCDS与SMD的长骨干骺端表现相似，临床表现有重叠，两者的鉴别要点在于MCDS只累及长骨干骺端，不涉及脊柱。

【最终诊断】

COL10A1 基因杂合突变导致Schmid干骺端软骨发育不良。

专家点评

MCDS是 *COL10A1* 基因突变导致的常染色体显性遗传疾病的一种，以四肢性矮身高、长骨弯曲、髋内翻、膝内翻和鸭步为特征，X线摄片特征包括：干骺端增宽，生长板宽大和不规则，尤其是远端和近端股骨。MCDS的诊断主要依靠干骺端软骨发育不良等放射学特征，基因诊断是金标准。通常抽取患者外周血，提取DNA样本，并进行Sanger测序可明确MCDS患者是否存在 *COL10A1* 基因突变，有助于患者家系的遗传咨询，并帮助患者家系进行产前诊断等。

由于*COL10A1*突变同时可导致SMD、MCDS与SMD临床表现有重叠，因此还需要对两者进行仔细鉴别。

整理：徐　杨
述评：章振林

参考文献

[1] Warman ML, Abbott M, Apte SS, et al. A type X collagen mutation causes Schmid metaphyseal chondrodysplasia[J]. Nat Genet, 1993, 5(1): 79−82.

[2] McIntosh I, Abbott MH, Warman ML, et al. Additional mutations of type X collagen confirm *COL10A1* as the Schmid metaphyseal chondrodysplasia locus[J]. Hum Mol Genet, 1994, 3(2): 303−307.

[3] McIntosh I, Abbott MH, Francomano CA. Concentration of mutations causing Schmid metaphyseal chondrodysplasia in the C-terminal noncollagenous domain of type X collagen[J]. Hum Mutat, 1995, 5(2): 121−125.

[4] Marks DS, Gregory CA, Wallis GA, et al. Metaphyseal chondrodysplasia type Schmid mutations are predicted to occur in two distinct three-dimensional clusters within type X collagen NC1 domains that retain the ability to trimerize[J]. J Biol Chem, 1999, 274(6): 3632−3641.

[5] Wilson R, Freddi S, Bateman JF. Collagen X chains harboring Schmid metaphyseal chondrodysplasia NC1 domain mutations are selectively retained and degraded in stably transfected cells[J]. J Biol Chem, 2002, 277(15): 12516−12524.

[6] Mäkitie O, Susic M, Ward L, et al. Schmid type of metaphyseal chondrodysplasia and *COL10A1* mutations — findings in 10 patients[J]. Am J Med Genet A, 2005, 137A(3): 241−248.

[7] Elliott AM, Field FM, Rimoin DL, et al. Hand involvement in Schmid metaphyseal chondrodysplasia[J]. Am J Med Genet A, 2005, 132A(2): 191−193.

[8] Higuchi S, Takagi M, Shimomura S, et al. A Japanese familial case of Schmid metaphyseal chondrodysplasia with a novel mutation in *COL10A1*[J]. Clin Pediatr Endocrinol, 2016, 25(3): 107−110.

病例5　*TGFB1*基因突变致进行性骨干发育不良（1）

患者50岁，男性。

【主诉】

双髋关节疼痛10年，进行性加重1年余。

【病史摘要】

（1）现病史：患者14个月会走路，3岁时父母发现其走路不稳，呈鸭步，当地医院诊断为"双侧髋臼发育不良"，未治疗。2008年无明显诱因情况下出现双侧髋关节疼痛，不剧，呈间歇性，休息后缓解。2013年出现双侧听力进行性下降（左耳尤甚），不伴头晕、头痛。之后逐渐出现双眼突出症状，但视力未受影响。2016年双髋关节疼痛加重，右侧为甚，活动后加重，伴活动受限、双下肢无力，偶有间歇性抽筋。2017年底辗转至上级医院，诊断为"骨纤维结构异常增殖症"，未予治疗。2018年1月摔倒后出现双髋及骶尾部疼痛、活动受限（疼痛难忍、不能站立），至当地医院就诊，核素骨扫描示："颅骨及双侧股骨近端见多发异常放射性浓聚"，诊断为"畸形性骨炎？肿瘤骨转移？"，建议转至上级医院。2018年3月患者转至我科就诊。

（2）既往史：患者自诉10年前曾因外伤导致右肘关节陈旧性骨折，后当地医院住院行手术治疗（具体不详）。乙肝病史10余年，未正规治疗，自诉定期体检乙型病毒性肝炎指标，目前较稳定。双下肢动脉硬化病史1年，未治疗。否认糖尿病、高血压、心脏病等疾病史，否认结核等传染病，否认输血史，否认相关食物过敏史，否认药物过敏史。

（3）个人史：无疫区久居史、毒物接触史，无饮酒吸烟史。

（4）婚育史：已婚，妻子体健，育有一子。

（5）家族史：患者儿子目前23岁，足月顺产，出生时体重3.4 kg，身长50 cm。3岁开始出现步态异常，呈典型鸭步，余无明显不适。查体示：身高167 cm，体重44 kg。四肢骨骼增粗，皮温稍高；双下肢肌肉菲薄，膝外翻畸形，呈"X"形腿；听力、视力正常。

家族其他人员无类似病史（图5-1）。

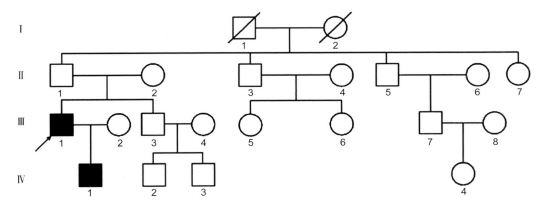

图5-1 先证者家系图

【入院查体】

T 36.7℃，P 98次/分，R 20次/分，BP 135/76 mmHg。

神清，挂拐进入。患者四肢骨骼增粗、增厚，局部皮温稍高，肌肉菲薄无力；双膝外翻，呈"X"形，双下肢有压痛，活动度明显减小。双眼突出，右眼较重，视力可。双侧听力明显下降，左耳佩戴助听器。神经系统检查正常，智力正常。

【先证者（Ⅲ1）辅助检查】

1. 实验室检查

（1）血生化

2018年3月20日 ALP 229 U/L，Ca 2.49 mmol/L，P 1.04 mmol/L。

（2）骨代谢

2018年3月20日 β-CTX 973.80 ng/L，OC 37.52 ng/mL，25OHD 14.76 ng/mL，PTH 48.09 pg/mL。

2. 骨密度检查

2018年3月20日　DXA检查：L1～L4 1.858 g/cm^2，Z值为6.9；股骨颈2.058 g/cm^2，Z值为8.9；全髋2.116 g/cm^2，Z值为8.8。

3. 影像学检查

（1）X线摄片

2017年12月4日　骨盆平片，显示双侧骶髂关节对应可，髋关节间隙明显变窄，关节面下可见囊性改变，双侧髂骨及坐耻骨及股骨中上段骨质密度不均匀增高，双侧股骨干增粗，皮质毛糙增厚，髓腔密度不均匀。双侧股骨上段纤维性病变可能，双侧髋关节骨性关节炎，请结合临床必要时进一步检查诊断。

2017年12月4日　股骨正侧位X线摄片，显示双侧股骨密度不均匀增高，骨干增粗，皮质增厚不均匀，边缘毛糙，周围未见软组织肿胀。双侧股骨纤维性病变可能，请结合临床进一步检查诊断。

2018年3月20日　头颅正侧位，显示头颅诸骨髓腔密度增高，各颅缝增宽，蝶鞍未见明显扩大，鞍背清晰（图5-2）。

2018年3月20日　骨盆正位X线摄片，显示骨盆部分骨质密度增高，部分可见混杂密度影，双股骨骨皮质增厚，骨干增粗，内可见高低不均密度影，双侧髋关节间隙变窄（图5-2）。

2018年3月20日　双下肢拼接，显示双膝轻度外翻，关节在位，双下肢基本对称，诸骨骨干增粗，密度增高、不均，关节面光滑，关节间隙无明显狭窄（图5-2）。

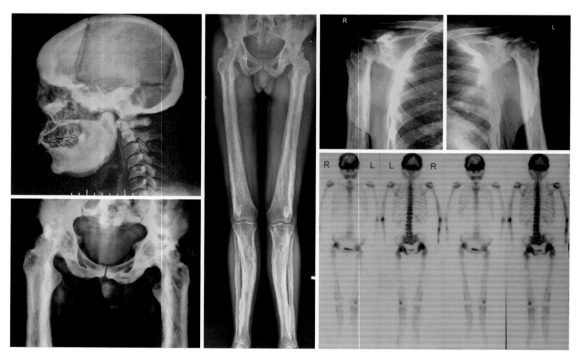

图5-2　先证者（Ⅲ1）影像学检查

2018年3月20日　双侧肱骨正位X线摄片，显示双上肢骨干增粗，皮质增厚，肱骨略弯曲，密度增高伴不均，余关节在位，关节间隙未见狭窄，骨代谢疾病可能，请结合临床，建议必要时进一步检查（图5-2）。

2018年1月17日　肩关节正位片，显示双侧肱骨及肩关节盂密度不均匀增高，内可见网格状、点状密度减低区，肱骨骨皮质欠光整；考虑畸形性骨炎，请结合临床。

2018年1月17日　双侧股骨正侧位片，显示双侧股骨皮质增厚，密度增高，其内可见斑点状、点状密度减低区，边界较清楚，髓腔变窄，股骨干增粗，髓腔内未见异常密度增高影。另示双侧胫骨上段亦有类似改变。双侧股骨、胫骨符合Paget病（畸形性骨炎）改变，请结合临床进一步SPECT/CT检查协诊。

（2）SPECT/CT检查

2018年1月17日　双髋关节CT，显示双髋关节对应关系尚可，双侧髂骨、髋臼、股骨头骨皮质密度增高亦有增厚，其内可见斑点状、小片状密度减低区，骨质略显膨胀，双侧股骨皮质增厚，其内可见不规则密度减低区，髓腔略显变窄。骨盆及双侧股骨多发病灶考虑Paget病（畸形性骨炎），请结合临床进一步SPECT/CT检查协诊。

2018年1月17日　全身骨扫描，显示全身四肢长骨骨干增粗，皮质增厚，核素浓聚增强。颅骨及颌面骨呈明显弥漫性核素浓聚，双肘、双髋关节核素异常浓聚，脊柱椎体核素浓聚增强。全身多发长骨骨干增粗、皮质代谢相对活跃，请结合其他检查。

2018年1月17日　头颅CT，显示面颅骨及脑颅骨增宽增厚，骨质密度增高，骨质结构欠规则，骨皮质内可见点状密度减低区，边界清晰，筛窦及上颌窦窦壁增厚，窦腔体积缩小。颈椎骨质密度不均匀增高，骨质结构尚规则。颅骨及颈椎骨质改变，考虑畸形性骨炎，请结合临床。

2018年3月20日　全身骨显像+局部SPECT/CT断层显像，显示颅骨及双侧股骨近端见多发放射性摄取增高，代谢异常活跃，局部骨骼CT平扫骨窗示骨皮质明显增厚，骨质密度增高（图5-2E）。

4. 基因突变检查

2018年4月1日　患者TGFB1基因4号外显子发生错义突变（杂合突变）c.652C>T，导致p.Arg218Cys（图5-3）。

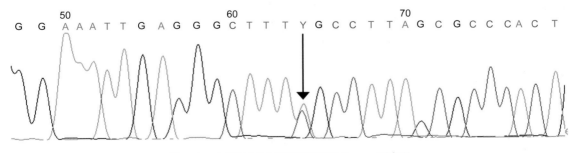

图5-3　先证者（Ⅲ1）TGFB1基因Sanger测序图

【先证者儿子(Ⅳ1)辅助检查】

1. 实验室检查

(1)血生化

2018年3月20日　ALP 309 U/L，Ca 2.37 mmol/L，P 1.32 mmol/L。

(2)骨代谢

2018年3月20日　β-CTX 5 209.20 ng/L，OC 3 250.5 ng/mL，25OHD 15.84 ng/mL，PTH 90.21 pg/mL。

2. 骨密度检查

2018年3月20日　L1～L4 0.857 g/cm²，Z值为-2.0；股骨颈1.274 g/cm²，Z值为2.1；全髋1.319 g/cm²，Z值为2.5。

3. 影像学检查

(1)X线摄片

2018年3月20日　骨盆正位，显示双侧髋臼发育浅，双髋半脱位可能，双侧股骨头稍变扁，双侧髋臼、股骨近端影响表现符合骨代谢疾病，请结合临床，建议必要时进一步检查(图5-4)。

2018年3月20日　双下肢拼接，显示双下肢基本对称，诸骨骨干增厚，密度增高、不均，双膝轻度外翻，关节在位，关节面光滑，关节间隙无明显狭窄(图5-4)。

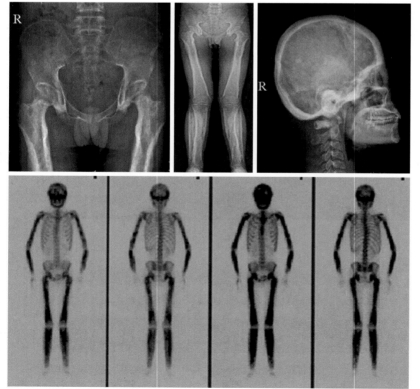

图5-4　先证者儿子(Ⅳ1)骨骼影像学检查

2018年3月20日　头颅平片,显示头颅无明显异常(图5-4)。

（2）SPECT/CT检查

2018年3月20日　全身骨显像+局部SPECT/CT断层显像,显示颅骨及四肢骨部位骨代谢异常活跃,局部骨骼CT平扫骨窗示骨皮质明显增厚,骨质密度增高(图5-4)。

4. 基因突变检查

2018年4月1日　患者*TGFB1*基因4号外显子发生错义突变(杂合突变)c.652C>T,导致p.Arg218Cys(图5-5)。

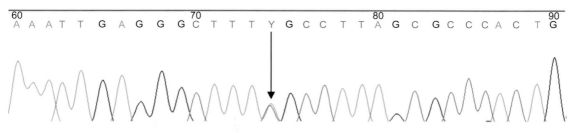

图5-5　先证者儿子(Ⅳ1)*TGFB1*基因Sanger测序图

【初步诊断】

进行性骨干发育不良。

【治疗及转归】

本例先证者及其儿子自幼出现步态不稳,呈鸭步;ECT可见全身多发异常对称性、放射性浓聚,X线摄片可见四肢管状骨骨干增厚、密度增高,基本符合进行性骨干发育不良典型表现。该病突出的分子遗传学特征是*TGFB1*基因突变,且热点突变为p.Arg218Cys,本家系基因突变情况证实了本例患者及其儿子的进行性骨干发育不良诊断。

目前国内外尚未有有效治疗该病的药物。临床主要以对症治疗,如激素、非甾体类抗炎药用于缓解疼痛。关于双膦酸盐的疗效,仍存在较大争议,部分患者使用无效,且出现用药后疼痛加重等情况。本例先证者及儿子骨代谢标志物高,经患者及家属同意后我们给予先证者唑来膦酸(依固,正大天晴药业)5 mg静滴,口服骨化三醇0.25 μg、钙尔奇600 mg(每日1次,口服),先证者儿子予以阿仑膦酸钠(固邦佳,石药集团)70 mg每周1片,口服维生素D3滴剂(星鲨,厦门星鲨药业)800 U及钙尔奇600 mg每日1次,每次1片。用药1年后随访,先证者及其子述骨痛症状改善,下肢肌力明显好转,同时可见骨转换标志物降低(表5-1)。

表5-1　先证者(Ⅲ1)及其儿子(Ⅳ1)治疗前后指标改变情况

指标	先证者(Ⅲ1)		先证者儿子(Ⅳ1)	
	治疗前	治疗1年	治疗前	治疗1年
Ca (mmol/L)	2.49	2.43	2.37	2.35
P (mmol/L)	1.04	1.05	1.32	1.27

续 表

指标	先证者（Ⅲ1）		先证者儿子（Ⅳ1）	
	治疗前	治疗1年	治疗前	治疗1年
ALP（U/L）	229	183	309	290
β-CTX（ng/L）	973.80	887.10	5 209.20	3 214.20
OC（μg/L）	37.52	19.38	250.5	172.90
PTH（pg/mL）	48.09	36.75	90.21	58.49
25OHD（ng/mL）	14.76	21.42	15.84	25.93
腰椎 BMD（g/cm²）	1.858	1.999	0.857	0.909
腰椎 Z-score	6.9	8.1	−2.0	−1.6
股骨颈 BMD（g/cm²）	2.058	2.191	1.274	1.528
股骨颈 Z-score	8.9	10.0	2.1	4.1
全髋部 BMD（g/m²）	2.116	2.187	1.319	1.557
全髋部 Z-score	8.8	9.4	2.5	4.3

注：Ca，血钙；P，血磷；ALP，碱性磷酸酶；β-CTX，血清1型胶原交联C端肽；OC，骨钙素；25OHD，25羟维生素D；PTH，甲状旁腺激素；BMD，骨密度。

【讨论与分析】

进行性骨干发育不良（progressive diaphyseal dysplasia, PDD）或 Camurati-Engelmann (CED, OMIM 131300) 是罕见的颅骨-管状骨硬化性疾病，目前国际上关于该病的报道仅几百例。该病的特征为长骨骨干的皮质增生和硬化，主要临床表现为骨痛、易疲劳、下肢近端肌肉质量下降和无力，导致步态蹒跚。严重者也可出现颅底增厚、听力受损等[1]。PDD由转化生长因子β1（transforming growth factor beta 1, TGFB1）基因激活突变所致，呈常染色体显性遗传，通常为家族聚集性发病。PDD常见突变位点多见于该基因第218位的 Arg 突变，约占所有突变的60%，尤其是本家系 p.Arg218Cys 突变，为该病热点突变。

PDD临床表现具有异质性，同一突变位点可出现不同症状，甚至是在同一家系中，且具有不完全外显的特征[2]。患者可出现骨痛、下肢近端肌肉无力等，导致站起困难和步态异常。发作时间可从儿童早期到成年后期，骨痛可从轻度（可以忍耐）到极重度（需麻醉性镇痛药止痛）不等，多呈间歇性，随着活动、受力和寒冷天气而加剧。部分受影响个体身材瘦弱，双下肢肌肉量、皮下脂肪明显减少。另外，也可见关节挛缩、桡骨头脱位、脊柱侧弯、膝外翻和扁平足等不常见骨科疾患。当骨皮质明显受累（尤其是骨内膜）时导致长骨髓腔缩窄，引起贫血等全身并发症[3]。女性PDD患者可同时伴有青春期延迟、性腺功能减退症等。颅底受累时可导致脑神经麻痹，多见于成年后期，表现为听力下降［传导性和（或）感觉神经性］、视力障碍及面部轻瘫。颅穹窿部增生可导致额突，颅内压升高常引起头痛。

影像学检查是PDD的主要诊断依据之一。该病主要影响颅骨和长管状骨（尤其是下肢，如股骨、胫骨），可见受累长骨骨皮质不均匀增厚，累及骨膜和骨内膜两侧，骨干呈梭状膨胀；

骨皮质增厚硬化（尤其是骨内膜）致髓腔缩窄；累及头颅者颅底硬化和颅骨骨质增生。骨扫描有助于确定疾病累及范围，特征性表现为双侧对称性异常放射性浓聚。另外，实验室检查可见部分患者骨转换标志物（包括ALP水平增高）、炎症指标升高；骨密度检查可见股骨颈、髋部骨密度增高[4]。

　　PDD需要和以下疾病进行鉴别诊断：① 蜡油样骨病：通常儿童期起病，青中年时症状疼痛加重。病变累及一侧肢体（多见于下肢），也可呈多骨受累。骨皮质不规则增生硬化，髓腔变窄，外观似熔化的蜡滴于蜡烛四周向下流注。② Caffey病：婴幼儿期起病，急性期可出现炎症反应，伴随发烧、烦躁等表现。骨质增生除长骨外，还可累及下颌骨、锁骨、肩胛骨，但颅骨和颅穹窿部不受影响，基因检测可发现COL1A1基因突变。③ 骨硬化症：患儿可表现为骨痛、骨折，严重患儿出现贫血、反复感染甚至死亡。摄片可见骨皮质增厚、骨密度增高等表现，常累及椎体、骨盆和长骨。④ Paget骨病：多在50岁后起病，表现为骨痛、骨骼畸形和易骨折；生化可见骨转换指标高，与本例类似。但其累及部位多见于骨盆、股骨、脊柱和头颅，且无对称性分布的特点。青少年Paget骨病起病较早，由OPG基因突变引起，多见于中轴骨、颅骨和小关节，可见双膝关节、双指关节膨大，伴长骨弯曲明显，X线摄片可见骨溶解和硬化交织，均与本家系患者不符。⑤ 纤维结构发育不良（FD）：分为单骨和多骨累及，临床表现为病灶部骨肿块（隆起）、畸形，可伴有性早熟、皮肤"牛奶咖啡斑"样病损（McCune-Albright综合征）等。本家系患者病变部位呈对称性分布，综合临床表现及影像学表现可排除上述疾病；考虑到家族起病，且无原发病灶，肿瘤骨转移不加以考虑。最后经基因突变检查，我们可确诊为PDD。

　　迄今为止，该病尚未有根治方法，临床上以对症治疗为主。皮质类固醇药物作为一种抗炎和免疫抑制剂，可暂时缓解疼痛，改善肌肉无力和疲劳，甚至纠正贫血和肝脾肿大。考虑到对儿童生长的影响和增加成年人患骨质疏松的风险，不建议长期使用该药物。目前认为使用泼尼松龙起始剂量为1 mg/（kg·d）较为合适，治疗期间酌情更改剂量，于静止期缓慢减药。据报道，第三代糖皮质激素Deflazacort不良反应较少，且在改善临床和放射学症状方面具有较好作用。双膦酸盐作为重要的抗骨吸收药物，对该病的治疗仍存在较大争议，多数文献报道该药物对患者骨转换指标的降低并无作用，更有甚者在静滴唑来膦酸治疗后疼痛加重。虽然该药物明显缓解了本家系患者的疼痛和生化指标，但与此同时由其引起的骨密度增加也成为了不可忽视的隐患。综上，双膦酸盐类药物对PDD这种骨硬化性疾病是否真正有益尚需要更多研究。此外，非甾体类抗炎药（NSAID）、降钙素也可被用以缓解疼痛，但均不能有效改善骨骼变化，且停药后会出现疼痛复发[5]。有个案报道，认为血管紧张素Ⅱ 1型受体拮抗剂氯沙坦可在减轻骨痛症状的同时增加肌肉力量，但另在一些患者中未观察到该疗效，使用剂量和安全性也尚需斟酌[6]。另外，部分患者可以通过外科手术扩张髓腔缓解症状。近期，利用钛网筛成形术进行根治性颅骨切除术已证明能缓解颅骨累及导致的颅内压增高；若听力受损，可通过外科手术将内耳道减压，以期改善听力；视力受损时可采用眼眶减压以消除视神经上压迫。但考虑到该病为进行性骨质增生，以上症状随时可能会出现复发。部分研究认为PDD有随着年龄增长而自发缓解的倾向，但该种假说需要在更大样本量患者中进行验证。

总之,我们需要重视该病的分子诊断,通过提供婚配指导、遗传咨询,对高危孕妇实施产前诊断等,力求从源头上阻断该病的传播链。

【最终诊断】

*TGFB1*基因突变导致进行性骨干发育不良。

专家点评

进行性骨干发育不良又称为Camurati-Engelmann disease（CED）,1920年Cockayne首次描述了这种疾病,1922年Camurati在一对患病的父子当中发现这个疾病具有遗传性,1929年Engelmann报道了该疾病具有肌肉萎缩和骨骼受累的特点,1948年Neuhauser等发现骨质硬化、增粗的特点沿着骨干进展,因此将这种罕见的疾病命名为"进行性骨干发育不良"。该病为罕见的常染色体显性遗传病,发病率约为百万分之一,大多于婴儿期起病,体态多消瘦、矮小,步行晚,步态不稳,呈鸭步;可因长骨受累导致患者活动受限、骨痛和肌无力;严重者因颅骨硬化导致听力、嗅觉减退或丧失;可伴额部隆起、下颌骨扩大、突出、面部麻痹（此种情况比较少见,且常见于巨细胞瘤晚期患者）。

PDD（CED）由*TGFB1*基因突变所导致,常见突变位点位于外显子*4 R218C*、*R218H*、*H222D*、*C223S*和*C225R*,其中*R218C*最为常见（>60%）。该病的发病机制一为:*TGFB1*外显子*4 R218C*、*H222D*和*C225R*突变,TGF-β1蛋白分泌正常,但活性TGF-β1蛋白的百分比升高;机制二:外显子1 LLL12-13ins和Y81H突变,TGF-β1蛋白分泌受到干扰,导致TGF-β1在细胞内积累。由于TGF-β1是骨吸收与骨形成的偶联因子,CED患者*TGFB1*激活突变将使这一过程失衡,导致骨吸收减少,骨形成增加,同时肌肉和脂肪组织减少。

本病例为家系发病,具有PDD典型临床表现,并经分子诊断,确诊为*TGFB1*基因突变导致的进行性骨干发育不良。

迄今尚无有效治疗药物,可予以皮质类固醇治疗以控制症状;氯沙坦辅助治疗,以减少类固醇的需要,以控制疼痛;镇痛药和物理治疗来改善疼痛症状;听力学评估、眼科评估;必要时监测颅内压,改善颅压增高的症状。可通过婚配指导、遗传咨询及高危孕妇产前诊断,切实阻断遗传链,降低该病发病率。

整理:陶晓卉,刘 丽

述评:岳 华

参考文献

[1] Van Hul W, Boudin E, Vanhoenacker FM, et al. Camurati-Engelmann disease[J]. Calcif Tissue Int, 2019, 104(5): 554-560.

[2] Hughes P, Hassan I, Que L, et al. Observations on the natural history of Camurati-Engelmann Disease[J]. J Bone Miner Res, 2019, 34(5): 875-882.

[3] Crisp AJ, Brenton DP. Engelmann's disease of bone — a systemic disorder?[J]. Ann Rheum Dis, 1982, 41(2):

183-188.

[4] Van Dalsem VF, Genant HK, Newton TH. Progressive diaphyseal dysplasia. Report of a case with thirty-four years of progressive disease[J]. J Bone Joint Surg Am, 1979, 61(4): 596-598.

[5] Trombetti A, Cortes F, Kaelin A, et al. Intranasal calcitonin reducing bone pain in a patient with Camurati-Engelmann disease[J]. Scand J Rheumatol, 2012, 41(1): 75-77.

[6] Ayyavoo A, Derraik JG, Cutfield WS, et al. Elimination of pain and improvement of exercise capacity in Camurati-Engelmann disease with losartan[J]. J Clin Endocrinol Metab, 2014, 99(11): 3978-3982.

病例6 *TGFB1*基因突变致进行性骨干发育不良（2）

患者24岁，女性。

【主诉】

双下肢疼痛20余年，进行性加重4年。

【病史摘要】

（1）现病史：患者顺产，足月产。14个月会走路，4岁时父母发现其膝关节活动障碍，双下肢无法同时抬起。5岁开始走路不稳，呈鸭步，当地医院就诊，予以补钙治疗，无明显好转。7岁开始无法进行爬楼、跑步、跳跃、下蹲等动作，同时出现双侧股骨疼痛，后逐渐进展至双膝、双侧胫腓骨，呈钝痛，剧烈活动后疼痛加重，休息后缓解，伴双下肢无力，四肢无麻木。其间发生多次双下肢关节扭伤。12岁至当地医院就诊，诊断为"纤维结构发育不良"，建议手术治疗，患者拒绝。后辗转至多家医院，予激素治疗多次（自述剂量大，具体不详），无明显好转。15岁开始出现双上肢及颅骨疼痛，外院给予静滴唑来膦酸（密固达，瑞士山德士制药）5 mg治疗，疼痛无好转。18岁由于疼痛开始出现抑郁症状，外院给予盐酸度洛西汀肠溶胶囊（欣百达）、激素、止痛药治疗。现转至我科就诊。

（2）既往史：反复"胃痛"10余年，未规范诊疗，自行服用"护胃"药物治疗，具体药物不详。抑郁症病史6年，度洛西汀治疗中。有低血压病史，未治疗。否认糖尿病、高血压、心脏病等疾病史；否认结核、肝炎等传染病病史；否认相关食物过敏史；否认药物过敏史；无输血、手术史。预防接种史不详。

（3）月经史：初潮14岁，月经周期不规律，月经量少，无痛经史。

（4）个人史：无疫区久居史、毒物接触史，无饮酒、吸烟史。

（5）婚育史：未婚未育。

（6）家族史：患者外祖父、母亲、妹妹、表妹有类似病史，祖父已去世（原因不详）。弟弟、父亲健康（图6-1）。

患者妹妹目前18岁，足月顺产，2岁会走路，6岁发现走路不稳，呈鸭步。12岁出现双侧股骨疼痛，活动后加重，休息后缓解，不伴髋关节、膝关节疼痛；听力、视力正常。查体：身高148.5 cm，体重34.4 kg。

患者母亲目前46岁，足月顺产，诉年轻时有走路不稳、双下肢疼痛症状，30余岁后疼痛好转，现仍偶尔疼痛。听力、视力正常。查体：身高148 cm，体重59.4 kg。

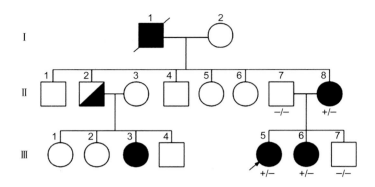

图6-1   先证者家系图

黑色箭头表示先证者；黑色图标表示有症状患者，一半黑色图标表示无症状潜在患者；+/−表示 *TGFB1* 基因杂合突变，−/−表示 *TGFB1* 基因未发生突变

【入院查体】

T 36.6℃，P 72次/分，R 20次/分，BP 97/60 mmHg。

神清，步行入诊室。身高159.1 cm，体重33.1 kg。患者四肢纤细，局部皮温稍高，肌肉菲薄无力；双膝外翻，呈"X"形，双下肢有压痛，活动度明显减小（图6-2）。神经系统检查正常，智力正常，听力、视力正常。

【先证者（Ⅲ 5）辅助检查】

1. 实验室检查

血生化

2020年11月17日   Ca 2.25 mmol/L，P 1.30 mmol/L，ALP 301 U/L，β−CTX 2 878.00 ng/L，OC 112.10 ng/mL，25OHD 7.41 ng/mL，PTH 115.60 pg/mL，血沉 120 mm/h。

2. 骨密度检查

2020年11月17日   L1～L4 0.724 g/cm²，Z值为−3.2；股骨颈 1.089 g/cm²，Z值为+1.3；全髋 2.116 g/cm²，Z值为−0.3。

3. 影像学检查

（1）X线摄片

2020年11月17日   头颅正侧位片，显示头颅形态大小正常，所示颅骨骨质未见异常。蝶鞍形态大小正常，蝶鞍骨壁未见异常。蝶鞍区和鞍旁未见异常密度影（图6-2）。

2020年11月17日   双侧肱骨正侧位片，显示双侧肱骨骨质密度不均，骨皮质厚薄不一。肩关节在位，关节面光滑，关节间隙无明显狭窄（图6-2）。

2020年11月17日   骨盆正位片，显示骨盆各骨骨质未见异常，双侧骶髂关节间隙正常，双侧髋关节各骨骨质未见异常，关节面光整。关节间隙正常。关节囊及关节周围软组织未见异常。双侧股骨近端骨质密度不均，骨皮质厚薄不一（图6-2）。

2020年11月17日   双侧股骨正侧位片，显示双侧股骨髓腔密度不均，骨干皮质稍扭曲、增粗，骨皮质增粗（图6-2）。

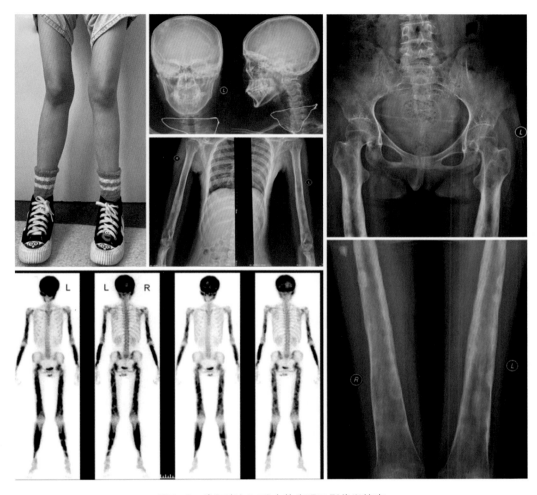

图6-2　先证者(Ⅲ5)大体表现及影像学检查

（2）SPECT/CT检查

2020年11月17日　全身骨显像+局部SPECT/CT断层显像，显示全身骨骼显像清晰，颅骨及四肢骨可见放射性摄取异常增高影；局部SPECT/CT断层融合显像示放射性摄取增高影定位于多发颅骨、双侧肱骨及双侧股骨，局部骨骼CT平扫骨窗示多发颅骨、双侧肱骨及双侧股骨骨皮质不规则增厚，髓腔变窄（图6-2）。

4.基因突变检查

2020年12月2日　患者*TGFB1*基因4号外显子发生错义突变（杂合突变）c.652C>T，导致p.Arg218Cys（图6-3）。

【先证者妹妹（Ⅲ6）辅助检查】

1.实验室检查

（1）血生化

2021年2月1日　ALP 157 U/L, Ca 2.37 mmol/L, P 1.34 mmol/L。

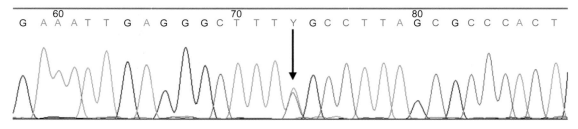

图6-3   先证者(Ⅲ5)*TGFB1*基因突变检测Sanger测序图

（2）骨代谢

2021年2月1日   β-CTX 1 446.00 ng/L，OC 50.18 ng/mL，25OHD 13.79 ng/mL，PTH 49.80 pg/mL。

2. 骨密度检查

2021年2月1日   L1～L4 0.773 g/cm^2，股骨颈0.614 g/cm^2，全髋0.582 g/cm^2。

3. 影像学检查

（1）X线摄片

2021年2月1日   双侧股骨正侧位片，显示双侧股骨中远段髓腔密度不均，骨干皮质稍扭曲、增粗，关节在位，关节面光滑，关节间隙无明显狭窄（图6-4）。

2018年3月20日   双侧肱骨正侧位片，显示双侧肱骨近段局部密度不均，肩关节在位，关节面光滑，关节间隙无明显狭窄（图6-4）。

2021年2月1日   双侧胫腓骨正侧位片，显示双侧胫腓骨近段髓腔密度不均、低密度影，骨干皮质稍扭曲、增粗，骨皮质增粗，关节在位，关节面光滑，关节间隙无明显狭窄（图6-4）。

（2）SPECT/CT检查

2021年2月1日   全身骨显像+局部SPECT/CT断层显像，显示全身骨骼显像清晰，蝶骨、双侧肱骨、下腰椎、双侧髋关节、双侧股骨中下段及胫骨上段可见异常放射性摄取增高影；局部SPECT/CT断层融合显像示放射性摄取增高影定位于蝶骨、双侧肱骨、双侧股骨及胫骨上段，局部骨骼CT平扫骨窗示上述骨骼骨皮质不均匀增厚，髓腔变窄（图6-4）。

4. 基因突变检查

2020年12月2日   患者*TGFB1*基因4号外显子发生错义突变（杂合突变）c.652C>T，导致p.Arg218Cys（图6-5）。

【先证者母亲（Ⅱ8）辅助检查】

1. 实验室检查

（1）血常规

2020年11月18日   血沉 57 mm/h。

（2）血生化

2020年11月18日   ALP 69 U/L，Ca 2.24 mmol/L，P 1.16 mmol/L。

（3）骨代谢

2020年11月18日   β-CTX 458.20 ng/mL，OC 17.44 ng/mL，25OHD 26.94 ng/mL，PTH

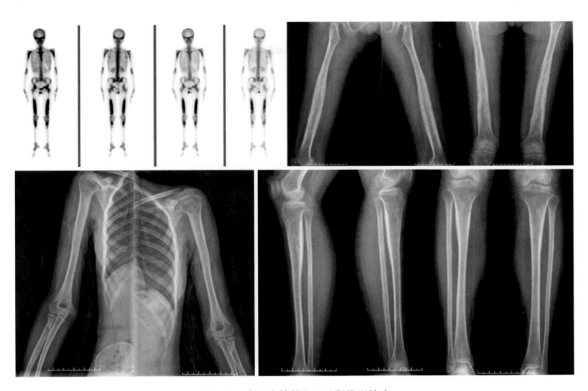

图6-4　先证者妹妹(Ⅲ6)影像学检查

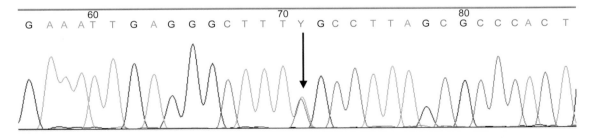

图6-5　先证者妹妹(Ⅲ6)TGFB1基因Sanger测序图

55.75 pg/mL。

2. 骨密度检查

2020年11月18日　L1～L4 0.995 g/cm^2,Z值为-1.0;股骨颈1.035 g/cm^2,Z值为+1.2;全髋0.831 g/cm^2,Z值为+0.9。

3. 影像学检查

X线摄片

2020年11月17日　头颅正侧位,显示头颅局部密度欠均匀,各颅缝未见明显增宽,蝶鞍未见明显扩大,鞍背清晰(图6-6)。

2020年11月17日　双侧膝关节正侧位,显示双侧股骨干局部增粗,骨密度不均匀,骨皮质增厚,髋关节在位,关节面光滑,关节间隙无明显狭窄(图6-6)。

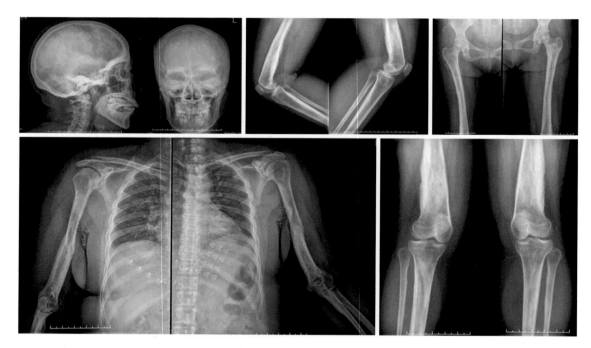

图6-6　先证者母亲（Ⅱ8）骨骼影像学检查

2020年11月17日　双侧股骨正侧位，显示双侧股骨髓腔密度不均，股骨干局部增粗，骨密度不均匀，骨皮质增厚，髋关节在位，关节面光滑，关节间隙无明显狭窄（图6-6）。

2020年11月17日　双侧肱骨正侧位，显示双侧肱骨干局部增粗，骨密度不均匀，骨皮质增厚，肩关节在位，关节面光滑，关节间隙无明显狭窄（图6-6）。

4. 基因突变检查

2020年12月2日　先证者母亲（Ⅱ8）*TGFB1*基因4号外显子发生错义突变（杂合突变）c.652C>T，导致p.Arg218Cys。

【初步诊断】

（1）进行性骨干发育不良。

（2）维生素D缺乏症。

【治疗及转归】

本例先证者及其母亲、妹妹自幼出现步态不稳，呈鸭步，先证者四肢纤细，双下肢皮肤温度稍高，肌肉菲薄无力；双膝外翻，呈"X"形，活动度明显减小，全身骨扫描见全身多发异常对称性的放射性浓聚影，X线摄片可见四肢管状骨骨干、骨皮质增厚，密度不均，临床表现和影像学表现基本符合进行性骨干发育不良。该病由*TGFB1*基因突变引起，热点突变为p.Arg218Cys，本家系基因突变情况证实了本例先证者及其妹妹、母亲均为进行性骨干发育不良诊断。

本例先证者多次于外院误诊为纤维结构发育不良，两者鉴别诊断主要为后者常见病灶部骨痛、骨膨大、畸形，可伴有性早熟、皮肤"牛奶咖啡斑"样病损（McCune-Albright综合征）等，多骨累及，多不对称；而本家系患者病变部位呈对称性分布，累及四肢长骨，综合临床、影像学表现及基因突变情况可排除纤维结构发育不良。

目前，国内外尚无治疗进行性骨干发育不良的特效药。临床上以对症治疗为主，如激素、非甾体类抗炎药等可用于短暂缓解疼痛。有关于双膦酸盐对该病是否有效，仍存在较大争议。本例先证者曾于外院静滴唑来膦酸（密固达，瑞士山德士制药）5 mg 和大量激素（具体不详）治疗，但均无效，且出现疼痛加重。考虑到患者静滴密固达无效，且目前骨痛较明显，同时伴有维生素 D 缺乏。因此，给予安康信 60 mg，口服，每日 1 次；配合维生素 D_3 滴剂 800 U，口服，每日 1 次，钙尔奇 600 mg，口服，每日 1 次。

【讨论与分析】

进行性骨干发育不良又称为 Camurati-Engelmann disease（CED，OMIM 131300），是一种较罕见的颅骨-管状骨硬化性疾病，于 1920 年首次由 Cockayne 描述；1922 年，Camurati 等发现该病具有遗传性；1948 年 Neuhauser 等通过随访 4～9 岁儿童发现 CED 具有骨质硬化、增粗及沿下肢长骨骨干进展的特点，因此将其命名为"进行性骨干发育不良"。2000 年，测序分析表明，CED 由转化生长因子 β1（transforming growth factor beta 1，TGFB1）基因显性激活突变引起[1]。

目前，国际上关于 CED 报道仅限于个案，由于其遗传遵循常染色体显性遗传模式，通常为家族聚集性发病。常见突变位点为 TGFB1 基因的外显子 4 R218C，约占所有突变的 60%，其余较常见突变为 R218C、R218H、H222D、C223S 和 C225R 等，此外，本科室于 2022 年报道新发突变位点 C223W 家系[2-4]。TGFB1 基因包含 7 个外显子，编码 TGF-β1 信号通路成员 TGF-β1 蛋白，参与调节骨形成、吸收，以及细胞增殖、迁移、分化和凋亡。该蛋白的非活性形式由信号肽、潜伏期相关肽（latency-associated peptide，LAP）和成熟 TGF-β1 蛋白三部分组成，激活过程包括：① 信号肽在通过内质网时裂解；② LAP 与成熟 TGF-β1 蛋白以非共价结合的方式组成无活性的环状二聚体复合物；③ 上述复合物分泌到细胞外并存储在细胞外基质中；④ 整合素与 LAP 结合后环状复合物解离，TGF-β1 蛋白被激活并与受体结合，从而发挥效应。目前，研究表明 CED 的致病机制主要为以下两种：① TGF-β1 蛋白分泌受到干扰，导致 TGF-β1 在细胞内积累；② TGF-β1 蛋白分泌正常，但活性 TGF-β1 蛋白的百分比升高。CED 患者高表达的 TGF-β1 蛋白将导致骨形成大于骨吸收，肌肉、脂肪减少。

CED 临床表现具有异质性，同一突变位点可出现不同症状，甚至同一家系中也可出现不同症状，且具有不完全外显的特征[5]。患者可出现骨痛、易疲劳、下肢近端肌肉质量下降和无力等，导致站起困难和步态异常（典型者呈鸭步）。发作时间跨度可从儿童早期到成年后期（多见于儿童期），骨痛可从轻度（可以忍耐）到极重度（需麻醉性镇痛药止痛）不等，疼痛随活动、受力和寒冷天气而加剧，休息后缓解。多数受影响个体身材瘦弱，双下肢肌肉量、皮下脂肪明显减少。此外，少数患者可见关节挛缩、桡骨头脱位、脊柱侧弯、膝外翻和扁平足等骨科疾患。当骨皮质明显受累（尤其是骨内膜）导致长骨髓腔缩窄时，可引起贫血等全身并发症，也可伴有青春期延迟、性腺功能减退症等[6]。颅底受累时可导致颅底增厚、脑神经麻痹，多见于成年后期，表现为听力受损［传导性和（或）感觉神经性］、视力障碍和面部轻瘫；颅穹窿部增生可导致额突，颅内压升高常引起头痛。本例先证者及其妹妹、母亲症状也存在异质性，具体临床表现和并发症详见表6-1。

表6-1　先证者及妹妹、母亲临床表现和并发症

项　　目	先证者（Ⅲ∶5）	先证者妹妹（Ⅲ∶6）	先证者母亲（Ⅱ∶8）
性别/年龄（岁）	女/22	女/16	女/45
起病年龄（岁）	4	6	3
身高（cm）	159.1	148.5	148.0
体重（kg）	33.1	34.4	59.4
四肢疼痛	严重	轻微	轻微
步态不稳	严重	严重	轻微
肌肉无力	严重	轻微	轻微
受累部位皮肤温度升高	轻微	轻微	—
脑神经受损	—	—	—
头晕	轻微	—	—
视力受损	—	—	—
突眼	轻微	—	—
听力受损	—	—	—
月经不规律	轻微	—	—

影像学检查是CED主要诊断依据之一。由于主要影响颅骨和长管状骨（尤其是下肢，如股骨、胫骨），X线摄片可见CED患者受累长骨皮质不均匀增厚，累及骨膜和骨内膜两侧，骨干呈梭状膨胀；骨皮质增厚硬化（尤其是骨内膜）致髓腔缩窄；累及头颅者颅底硬化和颅骨骨质增生[7]。99mTc-亚甲基二膦酸盐（99mTc-MDP）标记的放射性全身骨扫描有助于确定疾病累及范围，特征性表现为双侧对称性异常放射性浓聚。此外，实验室检查可见部分患者骨代谢标志物、炎症指标升高；骨密度检查可见不同部位骨密度高于同龄患者。

CED需要和以下疾病进行鉴别诊断：① 蜡油样骨病：病变通常累及单侧肢体（多见于下肢），也可呈多骨受累。骨皮质不规则增厚、硬化，髓腔变窄，影像学表现似蜡油从燃烧的蜡烛上滴落。多为散发，MAP2K1和SMAD3体细胞突变为已知致病基因。② Caffey病：婴幼儿期起病，急性期可出现炎症反应，伴随发烧、烦躁等表现。可出现长骨、下颌骨、锁骨、肩胛骨硬化，基因检测可发现COL1A1基因突变。③ 骨硬化症：可表现为骨痛、骨折，严重患儿出现贫血、反复感染甚至死亡。X线摄片可见骨皮质增厚、骨密度增高等表现，常累及椎体、骨盆和长骨。④ 畸形性骨炎：经典型50岁后起病，表现为骨痛、骨骼畸形和反复骨折；但其累及部位多见于骨盆、股骨、脊柱和头颅，全身骨扫描可见受累部位泼墨样浓聚；青少年型畸形性骨炎起病较早，由OPG基因突变引起，多见于中轴骨、颅骨和小关节，可见双膝关节、双指关节膨大，伴长骨弯曲明显，X线摄片可见骨溶解和硬化交织，可见上颌骨、下颌骨累及。⑤ 纤维结构发育不良：分为单骨和多骨累及，临床表现为病灶部骨肿块（隆起）、畸形，可伴有性早熟、皮肤"牛奶咖啡斑"样病损（McCune-Albright综合征）等。本家系患者幼时起病（步态不稳，呈

典型鸭步，四肢肌肉脂肪菲薄等），且病变部位呈对称性分布，综合临床表现及影像学表现可排除上述疾病；考虑到家族起病，且无原发病灶，不考虑骨源性肿瘤或肿瘤骨转移。最后，经基因突变检查，确诊为 *TGFB1* 基因突变导致的 CED。

目前，尚未有针对 CED 的特效药，临床上以对症治疗为主。皮质类固醇药物作为一种抗炎和免疫抑制剂，可暂时缓解疼痛，改善肌肉无力和疲劳，甚至纠正贫血和肝脾肿大。考虑到对儿童生长的影响和增加成年人患骨质疏松的风险，不建议长期使用该药物。目前认为使用泼尼松龙起始剂量为 1 mg/（kg·d）较为合适，治疗期间酌情更改剂量，于静止期缓慢减药。据报道，第三代糖皮质激素 deflazacort 不良反应较少，且在改善临床和放射学症状方面具有较好作用。双膦酸盐作为重要的抗骨吸收药物，对 CED 的治疗仍存在较大争议，多数文献报道该药物对患者骨转换指标的降低并无作用，更有甚者在静滴唑来膦酸治疗后疼痛加重。虽然该药物明显缓解了本家系患者的疼痛和生化指标，但与此同时由其引起的骨密度增加也成了不可忽视的隐患。本科室在 2019 年曾报道一 CED 家系[8]，先证者及其儿子分别在静滴唑来膦酸和口服阿仑膦酸钠后骨痛症状明显好转，骨代谢标志物不同程度降低。然而，本家系中先证者曾在外院静滴唑来膦酸治疗，自述骨痛症状明显加重。综上，双膦酸盐类药物对 CED 是否真正有益尚需要更多研究。除此之外，非甾体类抗炎药（NSAID）、降钙素也可被用于缓解疼痛[9]，但均不能有效改善骨骼变化，且停药后会出现疼痛复发。有个案报道认为血管紧张素Ⅱ 1 型受体拮抗剂氯沙坦可在减轻骨痛症状的同时增加肌肉力量，但另在一些患者中未观察到该疗效，使用剂量和安全性也尚需斟酌[10]。此外，部分患者可以通过外科手术扩张髓腔缓解症状。近期，利用钛网筛成形术进行根治性颅骨切除术已证明能缓解颅骨累及导致的颅内压增高；若听力受损，可通过外科手术将内耳道减压，以期改善听力；视力受损时可采用眼眶减压以消除视神经压迫。但考虑到该病为进行性骨硬化、增生，以上症状随时可能会出现复发。部分研究认为 CED 有随着年龄增长的自发缓解倾向，本例先证者母亲也有类似经历，但该种假说仍需要在更大样本量患者中进行验证。

我们需要重视 CED 分子诊断，通过提供遗传咨询和产前诊断，力求从源头上阻断该病的传播链。

【最终诊断】
TGFB1 基因突变导致的进行性骨干发育不良。
维生素 D 缺乏症。

专家点评

进行性骨干发育不良是一种罕见的常染色体显性遗传性骨病，发病率约为百万分之一。多于婴儿期起病，患者体态多消瘦、矮小，步行晚，步态不稳，呈鸭步；因长骨受累可导致患者活动受限、骨痛和肌无力；严重者因颅骨硬化导致听力、嗅觉减退或丧失。影像学上具特征性改变，可见骨皮质增厚，骨小梁粗乱，骨干形态异常，髓腔狭窄，病变常累及四肢长骨；骨扫描可明确病灶范围，可见典型的四肢长骨异常核素浓聚。鉴定出 *TGFB1* 基因突变即可诊断

PDD。该病目前无有效药物治疗，糖皮质激素、双膦酸盐、非甾体类抗炎药、降钙素和氯沙坦等能够不同程度缓解PDD患者的临床症状，如改善骨痛及肌肉力量等。如出现听力受损、骨关节病等，需外科手术解决。作为遗传性骨病，临床上需重视遗传咨询、产前诊断，来切实阻断疾病遗传链。

整理：陶晓卉

述评：岳　华

参考文献

[1] Van Hul W, Boudin E, Vanhoenacker FM, et al. Camurati-Engelmann disease[J]. Calcif Tissue Int, 2019, 104(5): 554－560.

[2] Ke YH, Yue H, He JW, et al. Early onset Paget's disease of bone caused by a novel mutation (78dup27) of the TNFRSF11A gene in a Chinese family[J]. Acta Pharmacol Sin, 2009, 30(8): 1204－1210.

[3] Wang C, Zhang BH, Liu YJ, et al. Transforming growth factor-β1 gene mutations and phenotypes in pediatric patients with Camurati-Engelmann disease[J]. Mol Med Rep, 2013, 7(5): 1695－1699.

[4] Tao XH, Yang XG, Wang ZY, et al. Clinical characteristics and identification of a novel TGFB1 variant in three unrelated Chinese families with Camurati-Engelmann disease[J]. Mol Genet Genomic Med, 2022, 10(5): e1922.

[5] Hughes P, Hassan I, Que L, et al. Observations on the Natural History of Camurati-Engelmann Disease[J]. J Bone Miner Res, 2019, 34(5): 875－882.

[6] Crisp AJ, Brenton DP. Engelmann's disease of bone — a systemic disorder?[J]. Ann Rheum Dis, 1982, 41(2): 183－188.

[7] Van Dalsem VF, Genant HK, Newton TH. Progressive diaphyseal dysplasia. Report of a case with thirty-four years of progressive disease[J]. J Bone Joint Surg Am, 1979, 61(4): 596－598.

[8] 刘丽, 章振林, 岳华. 进行性骨干发育不良一家系临床特征和转化生长因子β1基因突变[J]. 中华骨质疏松和骨矿盐疾病杂志, 2019, 12（6）: 578－585.

[9] Trombetti A, Cortes F, Kaelin A, et al. Intranasal calcitonin reducing bone pain in a patient with Camurati-Engelmann disease[J]. Scand J Rheumatol, 2012, 41(1): 75－77.

[10] Ayyavoo A, Derraik JG, Cutfield WS, et al. Elimination of pain and improvement of exercise capacity in Camurati-Engelmann disease with losartan[J]. J Clin Endocrinol Metab, 2014, 99(11): 3978－3982.

第二章
骨矿化异常疾病

病例 7　*PHEX* 基因突变致 X 连锁显性低磷性佝偻病

患者 24 岁,男性。

【主诉】

双下肢弯曲畸形 20 余年。

【病史摘要】

(1) 现病史:患者 1 岁时出现双下肢弯曲畸形,右下肢呈"X"形,2005 年(9 岁)行双下肢矫形术,后左下肢逐渐呈"O"形畸形,伴步态异常;2010 年(14 岁)开始出现牙齿脱落,现牙齿基本掉落。2012 年(16 岁)摔跤后出现左侧股骨骨折,后畸形愈合。现行走困难,下肢无力,需拄拐行走。偶有行走时双下肢疼痛,无其他不适,遂来我院就诊。

(2) 既往史:2005 年行双下肢矫形术。否认高血压、心脏病等疾病史。否认乙肝、结核等传染病病史;否认药物过敏史。

(3) 个人史:长期生活在江苏,无饮酒抽烟史,无疫水、疫区接触史。

(4) 婚育史:未婚、未育。

(5) 家族史:其母亲(Ⅰ2)有类似病史,身高 90 cm,从小双下肢弯曲畸形(镰刀形),拄拐行走,26 岁分娩后无法行走,无骨折史,牙齿已掉落。

其姐(Ⅱ1)3 岁时出现双下肢弯曲畸形,呈"O"形,身高 145 cm,偶有骨痛。6 岁时行双下肢矫形术,20 岁时出现牙齿脱落。身高 145 cm,体重 46 kg。

先证者外甥女(Ⅲ1),为第一胎第一产,剖宫产,1 岁时出现双下肢弯曲畸形,伴步态异常,夜间出汗明显。目前 6 岁,身高 108 cm,体重 21 kg,上部量 54 cm,下部量 54 cm,臂展 106 cm (图 7-1)。

【入院查体】

神志清,轮椅推入院。浅表淋巴结未触及肿大。胸廓无畸形,未见局限性隆起或凹陷,右下肺呼吸音低,可闻及湿啰音,左肺闻及散在哮鸣音。心脏及腹部查体未及异常。脊柱侧弯,

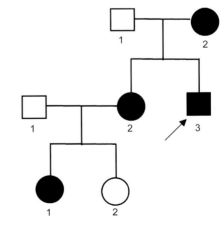

图 7-1　家系图

左膝内翻，右膝外翻，关节无红肿，双下肢无水肿。身高138 cm，体重48.5 kg。

【辅助检查】

1. 实验室检查

（1）血常规：未见异常。

（2）血生化：Ca 2.20 mmol/L，Mg 0.83 mmol/L，P 0.43 mmol/L↓，K 4.2 mmol/L，Na 136 mmol/L，Cl 98 mmol/L，ALP 242 U/L↑，Urea 4.4 mmol/L，Cr 49 μmol/L↓，UA 277 μmol/L，eGFR 145.41 mL/(min·1.73 m^2)。

（3）骨代谢：β-CTX 673.5 ng/L；OC 44.67 ng/mL，PTH 89.72 pg/mL↑，25OHD 13.02 ng/mL。

2. 影像学检查

胸、腰椎正侧位X线摄片，示脊柱侧弯，椎体双凹畸形（图7-2）。

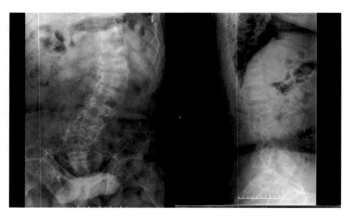

图7-2 胸、腰椎正侧位X线摄片

骨盆、下肢全长拼接X线摄片，示双下肢畸形，髋关节间隙狭窄，股骨远端、干骺端膨大，双膝关节间隙狭窄（图7-3）。

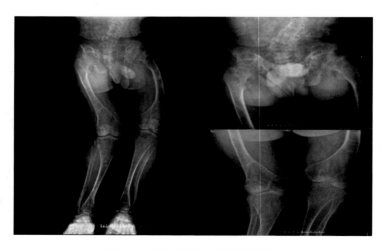

图7-3 骨盆、下肢全长拼接X线摄片

股骨正位X线摄片,示左股骨干假性骨折(白色箭头所示)(图7-4)。

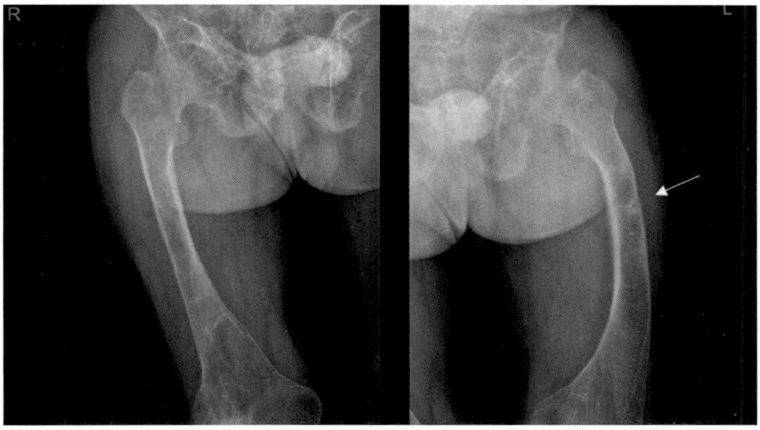

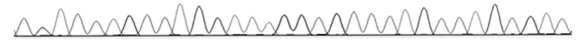

图7-4　股骨正位X线摄片

【初步诊断】

遗传性低磷骨软化症,待分子诊断确诊。

【治疗及转归】

基因诊断报告:先证者外周血DNA检测到*PHEX*基因(*phosphate-regulating gene with homologies to endopeptidase on the X chromosome*,*PHEX*)在4号外显子上游1-14 bp处发生缺失突变,导致p.Glu117GlyfsX25(NM_000444.6),其姐和外甥女外周血DNA检测到相同突变(图7-5)。

A C T A A T G A A T C C T T T G G A G A A A T C A A T C A G T A

图7-5　先证者、姐姐和外甥女*PHEX*基因突变检测Sanger测序图

基因诊断明确为*PHEX*基因突变导致低磷骨软化症,给予骨化三醇(0.25 μg,2次/日)和中性磷溶液(磷酸二氢钠20.6 g,磷酸氢二钠193.7 g加蒸馏水到1 000 mL,磷的质量数为47.6 g/L)8 mL/次治疗,每日5次。建议定期复查骨代谢指标、24 h尿液检查、电解质与泌尿系统常规彩超等。

2021年3月8日

(1)血清学检查:β-CTX 1 988 ng/L,OC 58.4 ng/mL,PTH 83.37 pg/mL,总25OHD 8.08 ng/mL,

ALP 268 U/L，Ca 2.23 mmol/L，P 0.51 mmol/L。

（2）24 h尿液检查：Ca 1.74 mmol/L，P 43.38 mmol/L，Cr 9 056.4 μmol/L。

（3）泌尿系统常规彩超：双肾体积较小，请结合临床及其他影像学检查；双侧输尿管未见明显扩张，膀胱未见明显异常。

【讨论与分析】

遗传性低磷佝偻病/骨软化症是由于血磷与活性维生素D水平低，造成骨与软骨矿化不良为特征的疾病。X连锁显性低磷性佝偻病/骨软化症（X-linked hypophosphatemia，XLH），是最常见的一种遗传性低血磷性佝偻病/骨软化症，呈X连锁显性遗传。其致病的突变基因为 *PHEX*，位于X染色体上，编码与内肽酶同源并广泛表达于成骨细胞、骨细胞和牙齿的单跨膜蛋白，可使成纤维生长因子23（fibroblast growth factor 23，FGF23）降解并失活。血清中的FGF23升高，导致肾小管重吸收磷和合成活性维生素D减少，直接和间接导致低血磷。因此，该类患者典型的生化表现为低血磷、高FGF23、与正常人低磷血症时1, 25双羟维生素D[1, 25-dihydroxyvitamin D，1, 25（OH）$_2$D]水平反馈性升高不同的低水平1, 25（OH）$_2$D，以及高碱性磷酸酶，伴或不伴PTH升高。此外，儿童常见的临床表现包括步态异常、下肢畸形、生长缓慢，影像学表现为长骨干骺端杯口状膨大毛糙、生长板不规则增宽以及佝偻病的表现；成人常见的临床表现包括身材矮小、骨软化、骨痛、骨关节炎、假骨折线、牙齿病变等[1-3]。

结合该例患者主要的临床表现为下肢畸形伴无力；影像学检查显示双下肢畸形，股骨头、股骨远端、胫骨近端骨质膨大，髋、膝关节间隙狭窄，并且发现假骨折线；实验室检查表明低血磷（排除常见的饮食、药物、磷吸收不良等原因）、高碱性磷酸酶。此外，考虑到家族性双下肢畸形、身材矮小与牙齿脱落史，初步诊断遗传性低血磷性骨软化症，并且分析家系图，符合显性遗传的规律。

XLH需要与两大类疾病相鉴别。一是继发性引起低磷骨软化症的疾病，比如肿瘤性骨软化症等；二是其他遗传性低磷佝偻病/骨软化症相鉴别，如Fanconi综合征、肾脏钠-磷共转运蛋白功能障碍，以及其他FGF23相关的低血磷性佝偻病/骨软化症。肿瘤性骨软化症起病多数为成年以后；Fanconi综合征因肾近端小管重吸收障碍表现为肾小管酸中毒、低血磷症、低尿酸血症、低钾血症、氨基酸尿、蛋白尿、尿糖增高等改变；*SLC34A3* 或 *SLC34A1* 基因突变等导致肾脏钠-磷共转运蛋白功能障碍因低磷血症而出现1, 25（OH）$_2$D水平反馈性升高；*DMP1*、*ENPP1*、*FGF23* 等基因突变导致的低血磷性骨软化症分别为常染色体隐性与显性遗传[4-6]。基因检测是有效的鉴别手段，该名患者检测结果显示 *PHEX* 基因4号外显子处发生缺失突变，确诊为X连锁显性低磷性骨软化症。

目前对于XLH的治疗，推荐中性磷溶液联合活性维生素D治疗方案。2019年欧洲XLH诊疗共识推荐儿童中性磷初始剂量推荐20～60 mg/(kg·d)，分4～6次口服，骨化三醇20～30 ng/(kg·d)或阿法骨化醇30～50 ng/(kg·d)；成人中性磷溶液剂量推荐750～1 600 mg/d，骨化三醇0.5～0.75 μg/d或阿法骨化醇0.75～1.5 μg/d，并且提示血清磷指标恢复正常值并非为最重要指标。随访对于此类患者十分重要。大剂量的中性磷溶液与活性维生素D会增加肾钙质沉着的风险，推荐患肾钙质沉着或持续性高尿钙的患者每年做一次泌尿系统常规彩超,其他患者每2年一次。此外,ALP指标反映疾病的活动度,同时需监测高血钙、高尿钙及继发性甲状旁腺功能亢进的发生[5]。

XLH的最新药物进展,burosumab是人FGF23单克隆抗体,通过抑制FGF23水平提高肾小管磷重吸收率,升高血清磷水平,于2018年被欧盟与美国FDA批准用于治疗XLH患者,目前已在中国上市。已有的临床试验显示,对比传统的治疗方案,burosumab在治疗上更加有效,尤其在改善生长、下肢畸形与活动能力方面[7],并且还可减少骨痛和佝偻病严重程度[8]。但目前对于burosumab研究仍需继续开展,比如它在改善长期并发症、最佳受益人群、治疗终点等方面。

【最终诊断】

X连锁显性低磷性骨软化症(*PHEX*基因突变)。

专家点评

低磷骨软化常见原因分为:遗传性低磷骨软化、肿瘤性低磷骨软化、获得性低磷骨软化(药物及中毒,如阿德福韦酯);临床表现可见:出牙延迟、牙齿发育异常、骨骺增大、生长缓慢、骨痛、身高缩短、骨骼畸形、病理性骨折、肌无力、步态异常(鸭步)和活动受限等。

生化检测通常可见:血碱性磷酸酶水平升高、血磷水平显著降低,血钙、血清25OHD和PTH水平一般在正常范围之内。

XLH(MIM 307800),1939年首次报道,是最常见的遗传性低磷性骨软化症类型,由*PHEX*基因突变所致,人群中的发病率为(3.9～5.0)/100 000。目前的治疗方式主要为:给予中性磷溶液治疗,配合活性维生素D。另外,新药重组人IgG1单克隆抗体(burosumab),已获FDA及欧盟批准上市,该药可以结合FGF23并抑制其活性,增加肾脏磷重吸收率,提高血磷水平。若患者存在明显骨折、骨骼畸形的情况,可以通过外科手术处理。

本病例来自家系,呈X连锁显性遗传模式,患者均幼年起病,具有典型低磷骨软化/佝偻病临床表现,生化指标可见血磷水平显著降低,血ALP水平明显升高,并经Sanger测序法检测到患者存在*PHEX*基因突变,属XLH确诊病例。对于该遗传性骨病,可通过遗传咨询、产前诊断等方式切实切断遗传链,降低发病率。

整理:林小云,陶晓卉,徐 甜

述评:岳 华

参考文献

[1] 李丽,徐杨,戚露月,等. X连锁显性低血磷性佝偻病患者的临床特征与致病基因鉴定[J]. 中华骨质疏松和骨矿盐疾病杂志,2019,12(4):336-346.

[2] Zhang C, Zhao Z, Sun Y, et al. Clinical and genetic analysis in a large Chinese cohort of patients with X-linked hypophosphatemia[J]. Bone, 2019, 121: 212-220.

[3] Lin X, Li S, Zhang Z, et al. Clinical and genetic characteristics of 153 chinese patients with X-linked hypophosphatemia[J]. Front Cell Dev Biol, 2021, 9: 617738.

[4] Jiajue R, Ni X, Jin C, et al. Early discrimination between tumor-induced rickets/osteomalacia and X-linked hypophosphatemia in chinese children and adolescents: a retrospective case-control study[J]. J Bone Miner Res, 2021, 36(9): 1739−1748.

[5] Haffner D, Emma F, Eastwood DM, et al. Clinical practice recommendations for the diagnosis and management of X-linked hypophosphataemia[J]. Nat Rev Nephrol, 2019, 15(7): 435−455.

[6] Huang X, Jiang Y, Xia W. FGF23 and phosphate wasting disorders[J]. Bone Res, 2013, 1(2): 120−132.

[7] Imel EA, Glorieux FH, Whyte MP, et al. Burosumab versus conventional therapy in children with X-linked hypophosphataemia: a randomised, active-controlled, open-label, phase 3 trial[J]. Lancet, 2019, 393(10189): 2416−2427.

[8] Carpenter TO, Whyte MP, Imel EA, et al. Burosumab therapy in children with X-linked hypophosphatemia[J]. N Engl J Med, 2018, 378(21): 1987−1998.

病例8　皮肤骨骼低磷综合征

患者29岁，男性。

【主诉】

全身骨痛并进行性加重15年。

【病史摘要】

患者父母均健康，非近亲结婚；患者为足月顺产，出生时身长和体重正常，四肢发育无异常，出生后发现左腰部即有皮肤色素沉着，面积不详。该患者自14岁起，在无明显诱因下即出现全身骨痛（尤以下肢为主），并呈进行性加重，继而出现跛行，其左腰部色素沉着面积不断增大（约为10 cm×8 cm）。患者于2008年4月至我科就诊。体格检查示，患者身高162.0 cm，体重40.0 kg；胸廓挤压痛（+），腰椎叩击痛（+）；双上肢活动无异常，双下肢活动受限，跛行；左侧脐部以下、左侧腰部、大腿根部不规则色素沉着，呈棕褐色，面积约为26 cm×15 cm（图8-1）。询问病史发现，患者家族成员均无类似病史。

【辅助检查】

1. 实验室检查

患者表现为血磷降低、ALP水平升高，血钙正常，骨转换生化标志物处于正常水平，而全段FGF-23水平高于正常值（表8-1）。

表8-1　患者血液生化指标

生化指标	测　量　值	正常参考范围
Ca（mmol/L）	2.31	2.25～2.75
P（mmol/L）	0.44	0.90～1.50
ALP（U/L）	157	15～112
β-CTX（ng/L）	426.50	—
OC（ng/mL）	22.18	—

续　表

生化指标	测　量　值	正常参考范围
25OHD（ng/mL）	24.84	>30.00
PTH（pg/mL）	59.30	15.00～65.00
FGF-23（pg/mL）	57.0	33.9～51.8

注：Ca，血钙；P，血磷；ALP，碱性磷酸酶；β-CTX，Ⅰ型胶原交联C末端肽；OC，骨钙素；25OHD，25羟维生素D；PTH，甲状旁腺激素。

2. 影像学检查

患者的BMD检查结果显示，L1～L4、股骨颈和全髋部Z值分别为-3.0、-3.4和-3.6。双侧股骨X线摄片显示，双侧股骨中上段透亮假骨折线，左股骨下端局部皮质稍增厚（图8-1）。奥曲肽同位素显像结果提示：骨盆及双侧股骨头未见明显异常，两侧股骨中段局部皮质明显增厚且密度不均，其内可见小空泡样改变，放射性摄取异常增高。

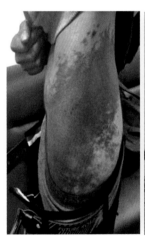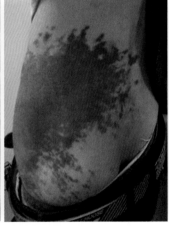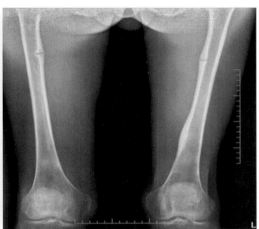

图8-1　患者皮肤表现与下肢骨X线摄片

3. 基因检测

患者外周血基因组DNA及对应臀部皮肤组织DNA均未检测到*KRAS*、*NRAS*和*HRAS*基因致病性突变。

【初步诊断】

皮肤骨骼低磷综合征？

【治疗及转归】

患者口服中性磷溶液和骨化三醇治疗后，全身疼痛症状明显改善，下肢活动度增加，步态稳定性增强，无新发骨折或假性骨折，BMD有明显上升（表8-2）。

表8-2   患者治疗前后的BMD变化

骨 密 度	疗程（月）		
	0	8	16
腰椎 BMD（g/cm²）	0.498	0.630	0.777
腰椎变化（%）	—	26.5	23.3
股骨颈 BMD（g/cm²）	0.424	0.651	0.756
全髋 BMD（g/cm²）	0.407	0.593	0.668
全髋变化（%）	—	53.5	16.1

【讨论与分析】

1. 皮肤骨骼低磷综合征（cutaneous skeletal hypophosphatemia syndrome，CSHS）发病情况及临床表现

CSHS是一种罕见的代谢性骨病，患者临床表现为低磷、皮肤痣、FGF-23升高、骨骼发育不良甚至骨折。本病患者多在婴儿和儿童时期发病，目前尚未发现该病有种族性、家族性、性别等差异。迄今全世界报道CSHS患者仅约60例。有研究提示，CSHS患者的皮肤和骨骼局部病变由胚胎体细胞突变所引起的嵌合体突变所致[1]。CSHS的皮肤表现具有多样性，可表现为咖啡斑、表皮痣、先天性黑素痣或者色素角化性母斑症。但由于该疾病的罕见性和诊断不确定性，因此也有研究将其归为色素痣综合征的范畴[2]。CSHS皮损在体表各处均可发生，且婴儿出生时可无皮损表现，随着年龄增长其皮损逐渐显现，而临床表现也日益明显。CSHS表皮痣以Blaschkoid[3]模式分布于人体，组织学可表现为棘皮病、乳头瘤病、角化过度和皮脂腺增。Blaschko线代表了皮肤细胞克隆生长的方向，是 *RAS* 基因突变所致的皮肤嵌合性的临床表现[4]。而先天性黑素痣表现为黑素细胞浸润至真皮全层并伴有过度角化，同时也会伴随其他器官异常，包括眼、大脑、肌肉和血管病变。主要表现为内眦肿块、脑干脂肪瘤、心脏瓣膜狭窄、脾血管瘤、甲状腺结节等皮肤和骨骼外表现[5]。研究表明，大多数CSHS患者会伴有FGF-23水平升高，而FGF-23作为利磷因子又可导致肾小管磷重吸收率下降和血1,25-羟维生素D水平下降[6]。长期低磷血症可致患者发生骨矿化不良，故其影像学常表现为骨骼发育不良，患者常出现全身骨痛，病变局部骨骼粗大毛糙变形，肢体发育畸形，甚至引起骨骼短缩、弯曲、不对称及继发病理性骨折。

2. CSHS发病机制

目前该疾病发病机制尚未完全阐明。2012年，Groesser等[4]运用Sanger测序法，通过对63例皮脂腺痣和2例Schimmelpenning综合征患者皮损组织研究，发现患者体细胞中存在 *HRAS* 和 *KRAS* 基因突变，但突变检出率并不高。其中 *HRAS* 基因目前已知报道存在5个不同突变位点，热点突变位点为c.37G>C，导致p.Gly13Arg。经功能分析，该突变可异常激活Ras-Raf-MAPK和PI3K-Akt信号通路，促使ERK1/2及Akt1磷酸化增强，导致细胞异常增殖。而 *KRAS* 基因最常见突变位点位于1号外显子杂合突变c.35G>A（错义突变），导致第12位氨基酸由甘氨酸变为天冬氨酸（p.Gly12Asp）。继之，Groesser等从患有母斑型错构瘤患者

体细胞中发现 *HRAS* 基因突变[7]。2014年，Lim 等[8]从表皮痣及巨大先天性黑色素痣患者皮损中检测出 *NRAS* 基因突变，为已知突变位点 c.182A>G（p.Gln61Arg）。随后一系列研究均证实 CSHS 患者皮损中可检测出上述3种基因突变[5,9]。由于激活的 Ras-Raf-MAP 和 PI3K-Akt 信号通路与癌基因紧密相关，而对其他良性表皮病而言，皮脂腺痣患者继发肿瘤的风险较高。

3. 治疗方案及预后

对于 CSHS 的治疗，Lim 等经研究发现，一些患者在切除病变皮肤后血磷水平和症状并没有明显改善[8]。所以目前并不推荐切除或者消融表皮痣作为首选的治疗方法。可早期补充中性磷和骨化三醇改善症状并维持正常矿化。本研究中患者在补充中性磷和骨化三醇后，全身症状得到改善，且 BMD 有不同程度提高（表8-2）。2004年，Tsang 等[10]研究发现，FGF-23 通过 RAS-MAPK 信号通路发挥生物学作用，基于该发现，有学者认为可以使用 MAPK 通路的靶向药物给予治疗。此外，针对 FGF-23 的单克隆抗体布罗索尤单抗（burosumab）治疗 XLH 系列研究已取得显著效果，且该药已于欧洲及美国上市，故考虑 burosumab 可能对于 CSHS 治疗同样有效[11,12]。对于成年后存在骨骼畸形或严重骨折的患者，可以考虑进行外科手术治疗。

综合本例患者的病史、症状、体征、病变部位 X 线摄片、低磷血症及骨软化等表现，予患者口服骨化三醇和中性磷改善全身症状，维持正常骨矿化。虽然患者不伴有皮脂腺痣，但是不排除有继发肿瘤的可能。因此，对该患者进行长期随访观察，目前尚未发现其出现再次骨折及继发肿瘤。此外，由于 CSHS 的突变基因检出率低的特点，本研究中患者并未发现已报道基因突变，是否存在其他通路相关基因突变有待今后进一步研究。

【最终诊断】

皮肤骨骼低磷综合征。

专家点评

皮肤骨骼低磷综合征（CSHS）是一种罕见的代谢性骨病，迄今全世界报道 CSHS 患者仅约60例。患者临床表现类似佝偻病/骨软化，表现为全身骨痛、胸廓挤压痛、骨骼发育不良、病理性骨折等；生化检测可见低磷血症、高碱性磷酸酶水平、高 FGF-23 水平；影像学检测可见骨骼畸形、股骨中段假性骨折。但重要的区别点在于本病患者存在明显皮损，可表现为咖啡斑、表皮痣、先天性黑素痣或者色素角化性母斑症。某些皮损如皮脂腺痣患者继发肿瘤的风险较高，需长期随访，以防肿瘤发生。有研究发现，CSHS 患者的皮肤和骨骼局部病变由胚胎体细胞突变所引起的嵌合体突变所致[1]。但本病例报道的患者未检测到已知基因的突变，目前的治疗以补充中性磷和骨化三醇改善症状并维持正常矿化为主，对于改善症状、增加骨密度、降低骨折发生风险有效。新药 FGF-23 单克隆抗体布罗索尤单抗（burosumab）治疗或许有效，有望成为治疗该病的靶向药物。对于成年后存在骨骼畸形或严重骨折的患者，可以考虑进行外科手术治疗。

整理：刘 丽

述评：岳 华

参考文献

[1] Happle R. The McCune-Albright syndrome: a lethal gene surviving by mosaicism[J]. Clinical Genetics, 1986, 29(4): 321−324.

[2] Ovejero D, Lim YH, Boyce AM, et al. Cutaneous skeletal hypophosphatemia syndrome: clinical spectrum, natural history, and treatment[J]. Osteoporos Int, 2016, 27(12): 3615−3626.

[3] Molho Pessach V, Schaffer JV. Blaschko lines and other patterns of cutaneous mosaicism[J]. Clin Dermatol, 2011, 29(2): 205−225.

[4] Groesser L, Herschberger E, Ruetten A, et al. Postzygotic HRAS and KRAS mutations cause nevus sebaceous and Schimmelpenning syndrome[J]. Nat Genet, 2012, 44(7): 783−787.

[5] Lim YH, Ovejero D, Derrick KM, et al. Cutaneous skeletal hypophosphatemia syndrome (CSHS) is a multilineage somatic mosaic RASopathy[J]. J Am Acad Dermatol, 2016, 75(2): 420−427.

[6] Shimada T, Kakitani M, Yamazaki Y, et al. Targeted ablation of Fgf23 demonstrates an essential physiological role of FGF23 in phosphate and vitamin D metabolism[J]. J Clin Invest, 2004, 113(4): 561−568.

[7] Groesser L, Herschberger E, Sagrera A, et al. Phacomatosis pigmentokeratotica is caused by a postzygotic HRAS mutation in a multipotent progenitor cell[J]. J Invest Dermatol, 2013, 133(8): 1998−2003.

[8] Lim YH, Ovejero D, Sugarman JS, et al. Multilineage somatic activating mutations in HRAS and NRAS cause mosaic cutaneous and skeletal lesions, elevated FGF23 and hypophosphatemia[J]. Hum Mol Genet, 2014, 23(2): 397−407.

[9] Park PG, Park E, Hyun HS, et al. Cutaneous Skeletal Hypophosphatemia Syndrome in Association with a Mosaic HRAS Mutation[J]. Ann Clin Lab Sci, 2018, 48(5): 665−669.

[10] Tsang M, Dawid IB. Promotion and attenuation of FGF signaling through the Ras-MAPK pathway[J]. Sci STKE, 2004, 2004(228): pe17.

[11] Rowinsky EK, Windle JJ, Von Hoff DD. Ras protein farnesyltransferase: A strategic target for anticancer therapeutic development[J]. J Clin Oncol, 1999, 17(11): 3631−3652.

[12] Imel EA, Zhang X, Ruppe MD, et al. Prolonged Correction of Serum Phosphorus in Adults With X-Linked Hypophosphatemia Using Monthly Doses of KRN23[J]. J Clin Endocrinol Metab, 2015, 100(7): 2565−2573.

病例9　*DMP1*基因突变致常染色体隐性遗传性低磷性佝偻病

患者42岁，女性。

【主诉】

双下肢弯曲40余年，双髋部疼痛、行走困难3个月。

【病史摘要】

（1）现病史：患者为第6胎第6产，足月出生，出生后不久即出现双下肢畸形，伴步态异常，生长过程中身高均低于正常同龄人，智力、听力、视力正常，牙齿萌出、发育正常，无牙本质缺损、龋齿、牙齿脱落、牙周炎、牙周脓肿等。

3个月来，双髋部疼痛伴行走困难。

（2）既往史：否认高血压、心脏病等疾病史；否认乙肝、结核等传染病史；否认输血史；否认食物过敏史；否认药物过敏史。

（3）个人史：无饮酒抽烟，无疫水、疫区接触史。

（4）月经及婚育史：月经初潮15岁，月经周期正常。已婚，育有一儿一女，均正常。

（5）家族史：患者父母为近亲婚配，育有兄弟姐妹共6人，一兄有类似症状但轻微。先证者父亲和母亲的身高分别为174 cm和157 cm。

【入院体检】

神志清，轮椅推入院。浅表淋巴结未触及肿大。胸廓无畸形，未见局限性隆起或凹陷，右下肺呼吸音低，可闻及湿啰音，左肺闻及散在哮鸣音。心脏及腹部查体未及异常。左、右膝内翻，关节无红肿，双下肢无水肿。身高130 cm，体重51 kg。

【辅助检查】

1. 实验室检查

（1）血常规：未见异常。

（2）血生化：Ca 2.37 mmol/L，P 0.82 mmol/L，ALP 205 U/L。

（3）骨代谢指标：β-CTX 1 351 ng/L，OC 39.37 ng/mL，PTH 94.15 pg/mL，25OHD 29.75 ng/mL。

2. DXA骨密度检查

L1～L4、股骨颈、全髋部骨密度Z值分别为5.7、3.3、1.1。

3. 影像学检查

X线摄片见图9-1。

双下肢X线摄片提示双下肢基本对称，诸骨形态异常，骨质疏松伴弯曲，双膝关节内翻，关节面毛糙，关节间隙狭窄。

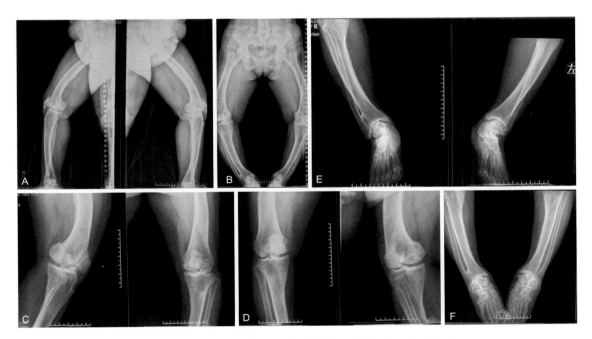

图9-1 常染色体隐性遗传低血磷性佝偻病1型先证者下肢影像学表现

A，B. 双下肢X线摄片：双下肢基本对称，诸骨形态异常，骨质疏松伴弯曲，双膝关节内翻，关节面毛糙，关节间隙狭窄。C，D. 双膝关节X线摄片：双膝关节诸骨骨质疏松，骨端边缘稍尖，髁间突增生变尖。E，F. 双踝关节X线摄片：双踝诸骨边缘增生稍尖，距骨形态及密度异常，关节对位欠佳，关节面欠光滑，关节间隙狭窄

双侧膝关节X线摄片提示双侧股骨弯曲,双膝关节诸骨骨质疏松,骨端边缘稍尖,髁间突增生变尖,髌骨位置较低,关节间隙无狭窄,关节在位。

双侧踝关节X线摄片提示双踝诸骨边缘增生稍尖,距骨形态及密度异常,关节对位欠佳,关节面欠光滑,关节间隙狭窄。

脊柱X线摄片提示颈椎曲度变直,部分胸、腰段椎体前后缘见骨质增生,以腰椎增生明显,部分骨桥形成;椎间隙未见明显狭窄。

【初步诊断】

遗传性低磷骨软化症。

【治疗及转归】

基因诊断报告(图9-2):先证者外周血DNA检测到 *DMP1* 基因(*dentin matrix protein 1*, *DMP1*)在2号外显子起始密码子处发生纯合突变(c.2T>C),导致p.Met1? (NM_004407.4),而且检测其儿子、女儿和外甥三人均为 *DMP1* 基因杂合突变(c.2T>C),在250例健康对照者中未发现上述突变位点。

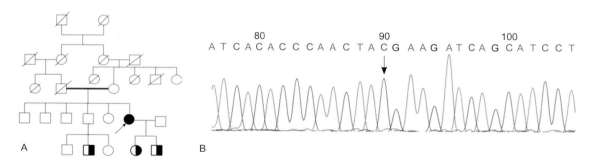

图9-2 家系图及 *DMP1* 基因突变 Sanger 测序图

A. 患者家系图:↗,先证者;●,患者(纯合子);◨◖,致病基因携带者(杂合子);=,近亲结婚。B. 患者外周血DNA检测到 *DMP1* 基因纯合突变(c.2T>C),导致p.Met1? (NM_004407.4)

基因诊断明确为 *DMP1* 基因纯合突变导致低磷骨软化症,给予骨化三醇(0.25 μg bid)和中性磷溶液(磷酸二氢钠20.6 g,磷酸氢二钠193.7 g加蒸馏水到1 000 mL,磷的质量数为47.6 g/L)每次8 mL治疗,每天5次。建议定期复查血钙、磷、骨代谢指标、24小时尿钙检查与泌尿系统常规彩超等。

【讨论与分析】

低血磷性佝偻病是一种由于肾脏对磷的重吸收障碍而导致骨矿化障碍为特征的疾病,可分为X染色体遗传低血磷性佝偻病和常染色体遗传低血磷性佝偻病,前者又分为X连锁显性遗传性低血磷性佝偻病(X-linked dominant hypophosphatemic rickets, XLH)和X连锁隐性遗传性低血磷性佝偻病,分别由 *PHEX* 和 *CLCN5* 基因突变引起。常染色体遗传低血磷性佝偻病包括常染色体显性遗传性低血磷性佝偻病、常染色体隐性遗传性低血磷性佝偻病(1型、2型)、常染色体隐性遗传性低血磷高尿钙性佝偻病,其致病基因分别为 *FGF23*、*DMP1*、*ENPP1* 和 *SLC34A3*。

　　常染色体隐性遗传低血磷性佝偻病1型（autosomal recessive hypophosphatemic rickets 1，ARHR1）于2006年由Lorenz-Depiereux和Feng等首次报道[1,2]，该病由牙基质蛋白1（dentin matrix protein 1，DMP1）基因突变引起，主要临床表现为骨骼畸形、身材矮小、牙齿异常、不同程度骨痛等，伴低血磷、高碱性磷酸酶水平等[2-4]。目前国内外报道DMP1基因突变导致ARHR1病例较少[1,2,5-7]。低血磷性佝偻病临床表现异质性非常明显，即使携带相同基因突变甚至带有相同基因型的患者之间临床表现亦不相同。本研究中该先证者主要表现为身材矮小、骨骼畸形、骨痛、血磷位于正常低限水平、血碱性磷酸酶异常升高、25OHD偏低、甲状旁腺激素偏高，且双下肢X线摄片符合低血磷性佝偻病表现，这与国内外学者对该疾病临床表现的报道一致。Lorenz-Depiereux等[1]报道一ARHR家系中两兄弟，其中一人在5岁时出现牙本质缺损及多发龋齿，而另一人牙齿正常，本研究中先证者牙齿至就诊时牙齿均正常。同时，Lorenz-Depiereux等[1]发现，在年龄较大ARHR患者X线摄片中发现较严重的骨质增生、骨硬化，并伴有颅骨粗大、增厚及锁骨、肋骨宽而形态欠佳。本研究中先证者脊柱X线摄片可见腰椎椎体骨质增生明显、部分骨桥形成，这可能与腰椎骨密度明显增高有关。

　　DMP1是在鼠牙齿细胞cDNA克隆过程中发现的一种非胶原蛋白[8]，后期研究发现DMP1在骨组织中的表达水平显著高于牙本质。该基因在人类染色体中定位于4q21，包含6个外显子，其中外显子6携带约80%的编码信息，目前已报道ARHR1病例DMP1基因突变位点多位于第6外显子，外显子2编码信号肽，外显子5只在某些物种中存在，内含子1是DMP1组织特异性表达所必需[9]。DMP1在骨组织中高度表达，对成骨细胞的成熟分化及骨矿化有直接调控作用。DMP1不仅可以诱导未分化的间充质干细胞分化为成骨细胞，还可以通过调节FGF23来平衡体内磷酸盐代谢。DMP1基因敲除小鼠可出现明显的骨发育障碍，包括长骨变短变粗、骨小梁不规则、骨代谢障碍、骨皮质增厚、骨矿化水平降低致大量类骨质在长骨骨皮质中出现，此外，还包括颌骨矿化水平降低，牙骨质发育不良，导致牙齿早失[10,11]。DMP1基因敲除小鼠显示血清FGF23水平升高和低磷血症[2,12]。这与DMP1基因突变导致的人ARHR1表型一致。

　　目前活性维生素D和中性磷溶液是治疗低磷性佝偻病的主要方法，但该治疗可能存在一定问题，如过量的活性维生素D可导致高钙尿或高血钙，可能引起肾脏钙化、肾结石或肾功能受损。口服中性磷溶液会导致血清磷酸盐水平的波动升高，因此必须采用多种剂量方案才能显效。此外，口服磷酸盐会引起胃肠道症状，如腹泻、腹痛，这可能导致患者的药物依从性差。且磷酸盐可能与XLH患者继发性或三发性甲状旁腺功能亢进的发病机制有关。目前针对低血磷性佝偻病的药物正在研究中，如人源化FGF23单克隆抗体（burosumab）可能是XLH的一种有效治疗方法[13]。

　　【最终诊断】
　　常染色体隐性遗传性低磷性骨软化症（DMP1基因突变）。

专家点评

　　低磷性佝偻病是单基因遗传病，严重影响患者的生活质量，因此，基因检测对于了解低血磷性佝偻病的致病机制及早期诊断、早期干预具有重要作用，在致病基因明确的基础上，通过产前诊断或辅助生殖技术可以防止患儿出生。本研究通过对一个ARHR1家系的研究明确该先证者为*DMP1*基因纯合突变引起，致病基因突变筛查是该疾病与其他类型低血磷性佝偻病相鉴别的重要策略。

整理：陈　曦　高利红

述评：章振林

参考文献

[1] Lorenz-Depiereux B, Bastepe M, Benet-Pagès A, et al. DMP1 mutations in autosomal recessive hypophosphatemia implicate a bone matrix protein in the regulation of phosphate homeostasis[J]. Nat Genet, 2006, 38(11): 1248−1250.

[2] Feng JQ, Ward LM, Liu S, et al. Loss of DMP1 causes rickets and osteomalacia and identifies a role for osteocytes in mineral metabolism[J]. Nat Genet, 2006, 38(11): 1310−1315.

[3] Farrow EG, Davis SI, Ward LM, et al. Molecular analysis of DMP1 mutants causing autosomal recessive hypophosphatemic rickets[J]. Bone, 2009, 44(2): 287−294.

[4] Beck-Nielsen SS, Brixen K, Gram J, et al. Mutational analysis of PHEX, FGF23, DMP1, SLC34A3 and CLCN5 in patients with hypophosphatemic rickets[J]. J Hum Genet, 2012, 57(7): 453−458.

[5] Turan S, Aydin C, Bereket A, et al. Identification of a novel dentin matrix protein−1 (DMP−1) mutation and dental anomalies in a kindred with autosomal recessive hypophosphatemia[J]. Bone, 2010, 46(2): 402−409.

[6] Koshida R, Yamaguchi H, Yamasaki K, et al. A novel nonsense mutation in the DMP1 gene in a Japanese family with autosomal recessive hypophosphatemic rickets[J]. J Bone Miner Metab, 2010, 28(5): 585−590.

[7] Gu J, Wang C, Zhang H, et al. Targeted resequencing of phosphorus metabolism-related genes in 86 patients with hypophosphatemic rickets/osteomalacia[J]. Int J Mol Med, 2018, 42(3): 1603−1614.

[8] George A, Sabsay B, Simonian PA, et al. Characterization of a novel dentin matrix acidic phosphoprotein. Implications for induction of biomineralization[J]. J Biol Chem, 1993, 268(17): 12624−12630.

[9] Kim JW, Yamakoshi Y, Iwata T, et al. Porcine dentin matrix protein 1: gene structure, cDNA sequence, and expression in teeth[J]. Eur J Oral Sci, 2006, 114(1): 33−41.

[10] Ye L, Mishina Y, Chen D, et al. Dmp1-deficient mice display severe defects in cartilage formation responsible for a chondrodysplasia-like phenotype[J]. J Biol Chem, 2005, 280(7): 6197−6203.

[11] Ye L, Zhang S, Ke H, et al. Periodontal breakdown in the Dmp1 null mouse model of hypophosphatemic rickets[J]. J Dent Res, 2008, 87(7): 624−629.

[12] Liu S, Zhou J, Tang W, et al. Pathogenic role of Fgf23 in Dmp1-null mice[J]. Am J Physiol Endocrinol Metab, 2008, 295(2): E254−E261.

[13] Kinoshita Y, Fukumoto S. X-Linked Hypophosphatemia and FGF23-Related Hypophosphatemic Diseases: Prospect for New Treatment[J]. Endocr Rev, 2018, 39(3): 274−291.

病例10　　*ALPL*基因突变致儿童型低磷酸酯酶症

患者27岁，男性。

【主诉】

腰部及下肢疼痛伴乏力1年。

【病史摘要】

（1）现病史：1年前，患者无明显诱因下出现腰部及下肢疼痛伴乏力，活动后症状加重，经对症治疗后症状无明显改善，故前来就诊。患者3岁时无明显诱因下乳牙全部脱落，目前恒牙亦有多颗脱落，佩戴义齿已11年。6岁时开始出现一过性肢体抽搐，8岁时确诊为"癫痫"，长期服用卡马西平治疗。患者2023年7月外院体检提示ALP水平低于正常下限（12.2 U/L；参考区间：40.0～120.0 U/L），自身抗体及HLA-B27等指标均正常。

患者自发病以来，食欲可，大小便正常，体重无明显变化。无骨折史。

（2）既往史：否认头痛、焦虑及抑郁等神经系统症状，否认泌尿系统结石病史，否认高血压及糖尿病等慢性病史，否认肝炎及结核等传染病史，否认药物及食物过敏史。

（3）个人史：足月顺产，4个月时出牙。无异地及疫区久居史、毒物接触史，否认吸烟嗜酒史。

（4）婚育史：未婚未育。

（5）家族史：患者父母非近亲婚配，父亲身高170 cm，母亲身高168 cm，身体健康。患者有1个弟弟，现年12岁，身高160 cm。三人均无类似临床表现（图10-1）。

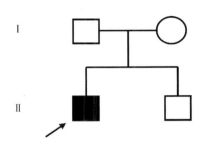

图10-1 家系图

箭头表示先证者，其余家族成员无类似临床表现

【入院查体】

身高160 cm，体重70 kg。神志清楚，视力及听力正常，浅表淋巴结未触及肿大，口腔检查可见多颗牙齿缺失。心肺均正常。腹平软无压痛，双下肢无水肿，神经系统检查正常。四肢骨骼及脊柱无畸形，脊柱无叩击痛和压痛（图10-2）。

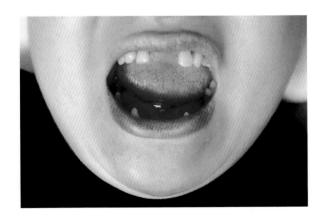

图10-2 先证者牙齿照片

【辅助检查】

1. 实验室检查

见表10-1。

表10-1 主要生化指标

时 间	血常规	血钙 （mmol/L）	血磷 （mmol/L）	ALP（U/L）	PTH（pg/mL）	25OHD （ng/mL）
2023年9月	N	2.38	1.58	10	16.90	19.00

时 间	OC（ng/mL）	β-CTX （ng/L）	P1NP （ng/mL）	肝功能	肾功能	性激素
2023年9月	18.27	638.20	71.43	N	N	N

注：N，正常。正常参考值范围：血钙，2.08～2.60 mmol/L；血磷，0.80～1.60 mmol/L；ALP，15～112 U/L；PTH，15～65 pg/mL；25OHD，>20 ng/mL；OC，5.58～28.62 ng/mL；β-CTX，100～612 ng/L；P1NP，16.89～65.49 ng/mL。

2. 影像学检查

X线摄片

2023年9月3日 胸腰椎正侧位及骨盆正位X线摄片，显示胸腰椎轻度退行性改变、侧弯，骨质疏松/软化，骨盆未见明显异常（图10-3）。

3. DXA骨密度检查

L1～L4 0.700 g/cm²，Z值为-3.6；股骨颈0.461 g/cm²，Z值为-3.4；全髋部0.570 g/cm²，Z值为-3.0。

4. *ALPL*基因致病突变检测

经靶基因Sanger测序，明确患者*ALPL*基因（NM_000478.6）的10号外显子处发生缺失突变（杂合突变），为核苷酸突变情况，导致p.Ser368del；12号外显子处发生错义突变（杂合突变），为核苷酸突变情况，导致p.Ser445Cys。

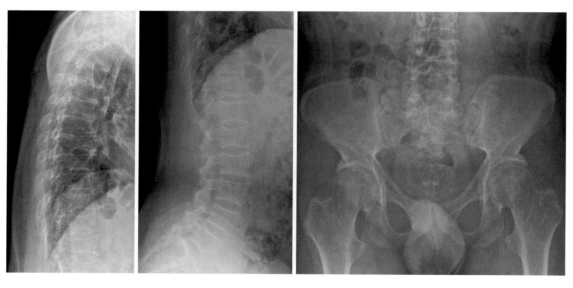

图10-3 先证者影像学检查

经验证，父亲携带 *ALPL* 基因的 10 号外显子缺失突变（杂合突变），导致 p.Ser368del，母亲及弟弟携带 *ALPL* 基因的 12 号外显子错义突变（杂合突变），导致 p.Ser445Cys（图 10-4）。

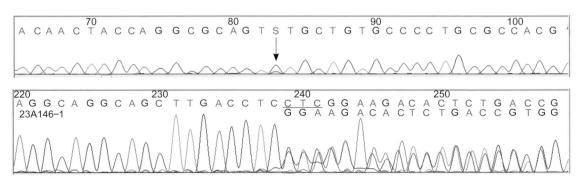

图 10-4 先证者 *ALPL* 基因突变测序图

【初步诊断】

低磷酸酯酶症。

【治疗及转归】

予以骨化三醇 0.25 μg 每日 2 次、碳酸钙 D₃ 片 600 mg 每日 1 次治疗，我科密切随访。

【讨论与分析】

低磷酸酯酶症（hypophosphatasia, HPP）是一种罕见的遗传代谢性疾病，由编码组织非特异性碱性磷酸酶（tissue non-specific alkaline phosphatase, TNSALP）的 *ALPL* 基因（MIM 171760）功能丧失型（loss off function，LOF）突变所致，其特点是 ALP 的活性降低或丧失，从而引起一系列骨骼矿化障碍及骨骼外表现。*ALPL* 基因具有高度的等位基因异质性，迄今为止，*ALPL* 基因突变数据库已经收录了 400 多个变异（https：//alplmutationdatabase.jku. at/table/），错义突变的多样性以及部分变异的显性负效应在很大程度上导致了临床表型的异质性[1]。早发型 HPP 表型更严重且呈常染色隐性遗传，而表型相对较轻的晚发型 HPP 可呈常染色体隐性或者显性遗传[2]。根据发病年龄，HPP 被分为六类：围产期致死型、产前良性型、婴儿型、儿童型、成人型和牙型，该分型按疾病的严重程度递减排序[3]。围产期致死型 HPP 是最严重的一种类型，在宫内就表现为严重的骨骼矿化障碍，几乎在出生后不久就会死亡。产前良性型 HPP 是指在宫内或出生时存在肢体畸形，但在出生后会有表型自发改善的特点[4]。婴儿型 HPP 是指在出生时发育似乎一切正常，但在 6 月龄之前会出现喂养困难、体重增加不足、生长迟缓、肌张力减退、佝偻病样表现或维生素 B₆ 缺乏引起的癫痫发作。儿童型 HPP 是指症状出现在出生 6 个月以后到成年之前，乳牙过早脱落是该型最主要的特征之一，其他临床特征还包括：佝偻病样改变、长骨弯曲、身材矮小、颅缝早闭、疼痛和运动迟缓[5]。成人型 HPP 发生在 18 岁以后，中位发病年龄为 49 岁[4]，主要临床表现包括恒牙非创伤性过早脱落、假性骨折、骨折延迟愈合等。牙型 HPP 的表型最轻，牙齿矿化不良是其唯一的临床表现。

2024年，HPP国际工作组提出了对于ALP持续偏低的HPP儿童患者的诊断标准[6]（表10-2）。本病例的临床特点包括：ALP水平持续偏低，3岁时非创伤性乳牙过早脱落，5岁时出现癫痫。患者目前身材矮小，存在肢体疼痛及乏力，X线摄片提示骨质软化，骨密度明显低于同龄人，基因检测明确为 *ALPL* 基因复合杂合突变，其双亲均为 *ALPL* 基因突变携带者。因此结合上述儿童型HPP诊断标准及患者发病年龄，该病例明确诊断为儿童型HPP。

表10-2　ALP持续偏低的HPP儿童患者的诊断标准

2个主要标准或1个主要标准+2个次要标准	
主要	致病或可能致病的 *ALPL* 基因变异
	ALP底物升高（Vit B$_6$测定前需停止补充Vit B$_6$一周）
	非创伤性乳牙过早脱落
	放射学检查提示佝偻病
次要	身材矮小或生长发育迟缓
	运动发育迟缓
	颅缝早闭
	肾钙质沉着症
	维生素B$_6$反应性癫痫

TNSALP在全身各个组织都有表达，骨骼、肝脏及肾脏中含量尤其丰富，所以 *ALPL* 基因致病突变所造成的临床结局除了矿化障碍引起的骨量减少、佝偻病/骨软化样改变、假性骨折、骨折愈合不良、生长发育迟缓、牙齿过早脱落等表现，肌肉无力、癫痫、头痛、肾结石、钙化性关节炎等其他各个系统的异常表现也较常见[6,7]。HPP的X线摄片表现包括：骨矿化受损、佝偻病样改变、骨畸形、弓形长骨、骨骺透明、颅缝早闭等[8]，其许多临床症状和影像学表现不是特征性的，尤其是对于儿童HPP患者，需要注意与营养性佝偻病、X连锁低磷佝偻病以及成骨不全症鉴别诊断[7]：① 营养性佝偻病的原因包括维生素D缺乏、钙和磷摄入不足或吸收不良。生化检查的特点为：ALP升高、血钙正常或降低、血磷降低、PTH升高、25OHD降低。② X连锁低磷性佝偻病主要是由于 *PHEX* 基因突变导致成纤维细胞生长因子（fibroblast growth factors 23，FGF23）灭活受限或者生成增加，肾脏排磷增加，25-羟维生素D出现1-α羟化障碍，进而引起低磷血症、佝偻病和（或）骨软化症。生化检查的特点为：ALP升高、血钙正常、血磷降低、PTH正常或升高但25OHD正常。③ 成骨不全症是一种 I 型胶原结构或数量异常的单基因遗传性骨病，显著特征为骨骼脆性增加。生化检查的特点为：ALP、血钙、血磷、PTH和25OHD等指标通常都在正常参考值范围内。儿童HPP患者由于骨骼矿化受损会抑制骨骼中钙的沉积，所以可能出现高钙血症和高钙尿症。HPP的生化特点为：ALP降低、血钙正常或升高、血磷正常或升高、PTH水平变化不等及25OHD正常。因此，当临床症状和影像学特征不显著时，生化检查的结果往往可以为HPP的明确诊断提供重要线索。

HPP的主要治疗方法为酶替代疗法（enzyme replacement therapy，ERT）。asfotase alfa

（AA）是一种骨靶向的人源重组TNSALP，大量临床证据都表明AA对婴儿和儿童HPP患者的存活率以及肌肉骨骼发育大有裨益[9-11]，同时接受AA治疗的成人HPP患者的生活质量、疼痛症状以及实验室指标也显著改善[12-14]，目前AA已在美国、欧盟、日本、加拿大等国家上市，中国正在进行Ⅲ期临床试验。但是也有病例报道接受AA治疗超过5年的HPP患者在停药后出现ALP水平降低、疼痛症状加重、应力性骨折等反跳现象[15]。特立帕肽（PTH1-34）能刺激成骨细胞合成ALP，一些成人HPP患者接受特立帕肽治疗后表现为ALP水平升高、骨密度增加、骨折愈合、疼痛缓解等效果[16-21]，同时也有病例报道HPP患者接受特立帕肽治疗后效果不佳[22,23]。另外，也有成人HPP患者接受硬骨抑素抗体治疗后骨密度显著提升、疼痛症状改善等报道[24,25]。本病例血清ALP水平只有10 U/L左右，骨密度明显低于同龄人，还合并疼痛、乏力等其他临床症状，所以在综合评估后可以考虑接受AA治疗。

　　综上所述，HPP是一种表型复杂的单基因遗传性疾病，矿化异常所造成的骨骼相关表型在临床上极易与其他骨骼疾病混淆，尤其是对于儿童HPP患者需要注意与矿化障碍相关的骨骼疾病鉴别诊断。目前，ERT对于HPP患者的疗效已经毋庸置疑，但是其昂贵的价格会让很多家庭望而却步，所以建议加大遗传咨询和产前诊断的宣传，以彻底切断患病家庭的遗传链。

【最终诊断】

儿童型低磷酸酯酶症（*ALPL*基因复合杂合突变）。

专家点评

　　HPP发病年龄越早，临床症状越重。目前酶替代治疗可以有效地改善婴儿和儿童HPP患者的存活率以及肌肉骨骼发育。因此，尽早明确诊断并进行治疗是决定预后的关键。

整理：梅亚婴

述评：汪　纯

参考文献

[1] Bangura A, Wright L, Shuler T. Hypophosphatasia: current literature for pathophysiology, clinical manifestations, diagnosis, and treatment[J]. Cureus, 2020, 12(6): e8594.

[2] Mornet E. Genetics of hypophosphatasia[J]. Archives de Pédiatrie, 2017, 24(5, Supplement 2): 5S51-5S56.

[3] Mornet E. Hypophosphatasia[J]. Orphanet J Rare Dis, 2007, 2: 40.

[4] Whyte MP. Hypophosphatasia-aetiology, nosology, pathogenesis, diagnosis and treatment[J]. Nat Rev Endocrinol, 2016, 12(4): 233-246.

[5] Fenn JS, Lorde N, Ward JM, et al. Hypophosphatasia[J]. J Clin Pathol, 2021, 74(10): 635-640.

[6] Khan AA, Brandi ML, Rush ET, et al. Hypophosphatasia diagnosis: current state of the art and proposed diagnostic criteria for children and adults[J]. Osteoporosis International, 2024, 35(3): 431-438.

[7] Rush E, Brandi ML, Khan A, et al. Proposed diagnostic criteria for the diagnosis of hypophosphatasia in children and adolescents: results from the HPP International Working Group[J]. Osteoporos Int, 2024, 35(1).

[8] Michigami T, Ohata Y, Fujiwara M, et al. Clinical practice guidelines for hypophosphatasia[J]. Clinical Pediatric Endocrinology, 2020, 29(1): 9－24.

[9] Whyte MP, Greenberg CR, Salman NJ, et al. Enzyme-replacement therapy in life-threatening hypophosphatasia[J]. New England Journal of Medicine, 2012, 366(10): 904－913.

[10] Whyte MP, Simmons JH, Moseley S, et al. Asfotase alfa for infants and young children with hypophosphatasia: 7 year outcomes of a single-arm, open-label, phase 2 extension trial[J]. The Lancet Diabetes & Endocrinology, 2019, 7(2): 93－105.

[11] Hofmann CE, Harmatz P, Vockley J, et al. Efficacy and safety of asfotase alfa in infants and young children with hypophosphatasia: a phase 2 open-label study[J]. The Journal of Clinical Endocrinology & Metabolism, 2019, 104(7): 2735－2747.

[12] Kishnani PS, Rockman-Greenberg C, Rauch F, et al. Five-year efficacy and safety of asfotase alfa therapy for adults and adolescents with hypophosphatasia[J]. Bone, 2019, 121: 149－162.

[13] Seefried L, Genest F, Petryk A, et al. Effects of asfotase alfa in adults with pediatric-onset hypophosphatasia over 24 months of treatment[J]. Bone, 2023, 175: 116856.

[14] Kishnani PS, Martos-Moreno GÁ, Linglart A, et al. Effectiveness of asfotase alfa for treatment of adults with hypophosphatasia: results from a global registry[J]. Orphanet J Rare Dis, 2024, 19(1): 109.

[15] Rockman-Greenberg C, Josse R, Francis M, et al. Impact of discontinuing 5 years of enzyme replacement treatment in a cohort of 6 adults with hypophosphatasia: a case series[J]. Bone Rep, 2022, 17: 101617.

[16] Whyte MP, Mumm S, Deal C. Adult hypophosphatasia treated with teriparatide[J]. J Clin Endocrinol Metab, 2007, 92(4): 1203－1208.

[17] Camacho PM, Painter S, Kadanoff R. Treatment of adult hypophosphatasia with teriparatide[J]. Endocr Pract, 2008, 14(2): 204－208.

[18] Schalin-Jäntti C, Mornet E, Lamminen A, et al. Parathyroid hormone treatment improves pain and fracture healing in adult hypophosphatasia[J]. J Clin Endocrinol Metab, 2010, 95(12): 5174－5179.

[19] Polyzos SA, Tournis S, Goulas A, et al. Adult hypophosphatasia treated with reduced frequency of teriparatide dosing[J]. J Musculoskelet Neuronal Interact, 2021, 21(4): 584－589.

[20] Mizuno H, Sawa N, Sekine A, et al. A Bone histomorphometric analysis of hypophosphatasia-related osteoporosis after teriparatide treatment[J]. Intern Med, 2023, 62(1): 75－79.

[21] Camacho PM, Mazhari AM, Wilczynski C, et al. Adult hypophosphatasia treated with teriparatide: report of 2 patients and review of the literature[J]. Endocr Pract, 2016, 22(8): 941－950.

[22] Laroche M. Failure of teriparatide in treatment of bone complications of adult hypophosphatasia[J]. Calcif Tissue Int, 2012, 90(3): 250.

[23] Gagnon C, Sims NA, Mumm S, et al. Lack of sustained response to teriparatide in a patient with adult hypophosphatasia[J]. J Clin Endocrinol Metab, 2010, 95(3): 1007－1012.

[24] Seefried L, Baumann J, Hemsley S, et al. Efficacy of anti-sclerostin monoclonal antibody BPS804 in adult patients with hypophosphatasia[J]. J Clin Invest, 2017, 127(6): 2148－2158.

[25] Khanjee N, Maalouf NM. Romosozumab-aqqg in the treatment of osteoporosis in a patient with hypophosphatasia[J]. J Endocr Soc, 2022, 6(12): 159.

病例11　　*ALPL*基因突变致成人型低磷酸酯酶症

患者75岁，男性。

【主诉】

发现血清碱性磷酸酶水平低于正常值20余年。

【病史摘要】

（1）现病史：20余年来，患者多次体检发现ALP水平低于正常下限（平均值为25 U/L；参考区间：42～142 U/L），未予重视。2022年10月外院根据体检双能X线吸收仪骨密度结果诊断为"原发性骨质疏松症"，予以阿仑膦酸钠每周70 mg、骨化三醇每天0.25 μg和钙剂每天1 200 mg治疗。2023年3月患者因冠心病行经皮冠状动脉介入治疗，遂暂停抗骨质疏松药物治疗7个月，并于2023年10月重启治疗至今。患者自40余岁开始牙齿逐渐脱落，目前仅余上中切牙和侧切牙共4颗牙齿，日常佩戴义齿。平素存在双足麻木不适，2024年1月外院腰椎CT检查提示"L4～L5椎间盘稍膨隆"。今为求进一步诊治，来我科就诊。

患者自发病以来，食欲可，大小便正常，体重无明显变化。

（2）既往史：17岁因血吸虫肝硬化和脾功能亢进行脾脏切除术。20岁因肠梗阻行手术治疗，具体不详。40余岁时因车祸导致右侧膝关节骨折行手术治疗。2023年3月因冠心病行经皮冠状动脉介入治疗。否认关节疼痛或四肢乏力等骨骼肌肉系统症状，否认头痛、焦虑或抑郁等神经系统症状，否认高血压、糖尿病或肾脏疾病等慢性病史，否认肝炎或结核等传染病史，否认药物及食物过敏史。

（3）个人史：无异地及疫区久居史、毒物接触史，否认吸烟和嗜酒史。

（4）婚育史：已婚已育。

（5）家族史：患者父母为非近亲婚配，均已去世，具体病因不详。患者有1个姐姐和1个妹妹，两人均有类似症状。其姐有恒牙过早脱落史，有腰椎压缩性骨折史PVP手术史。其姐育有1女，20余岁时也出现牙齿脱落。其妹同样存在恒牙过早脱落的情况。患者本人育有2女1子，其子牙齿发育异常，体检亦发现血清ALP水平低于正常下限，具体不详（图11-1）。

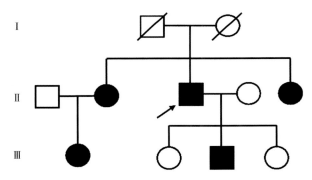

图11-1　家系图

箭头表示先证者，/表示已去世，黑色表示患者，其余家族成员无类似疾病表现

【入院查体】

患者身高156.7 cm，体重63.0 kg。神志清楚，视力及听力正常，浅表淋巴结未触及肿大，心肺均正常。腹平软无压痛，双下肢无水肿，神经系统检查正常。四肢骨骼及脊柱无畸形，脊柱无叩击痛和压痛。全口仅余上中切牙和侧切牙4颗牙齿，其余均为假牙（图11-2）。

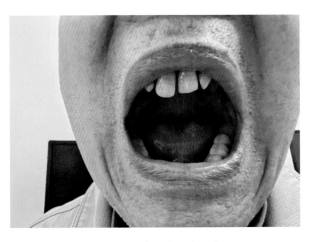

图11-2　先证者牙齿照片

【辅助检查】

1. 实验室检查

（1）血清ALP水平：见表11-1。

表11-1　各检测时间血清ALP水平

检 测 时 间	ALP（U/L）	正常参考值范围（U/L）
2008年4月	24	42～142
2008年6月	40	42～142
2014年2月	29	40～150
2015年6月	22	40～150
2016年7月	22	40～150
2022年9月	42	42～141
2023年5月	23	45～125
2023年9月	20	45～125
2023年12月	21	45～125
2024年4月	22	45～125

（2）其他主要生化指标：见表11-2。

表11-2　主要生化指标

时间	血常规	血钙（mmol/L）	血磷（mmol/L）	PTH（pg/mL）	25OHD（ng/mL）	OC（ng/mL）	β-CTX（ng/L）
2023年9月	N	2.24	0.96	49.7	31.25	8.75	101.5
2024年4月	N	2.38	1.21	N/A	33.07	8.08	77.11

时 间	P1NP（ng/mL）	肝功能	肾功能	FT₃（pmol/L）	FT₄（pmol/L）	TSH（mU/L）
2023年9月	25.62	N	N	N/A	N/A	N/A
2024年4月	15.83	N	N	5.13	16.6	6.180

注：N，正常；N/A，无法得到临床数据。正常参考值范围：血钙，2.11～2.52 mmol/L；血磷，0.85～1.51 mmol/L；PTH，12～88 pg/mL；25OHD，>20 ng/mL；OC，5.58～28.62 ng/mL；β-CTX，100～612 ng/L；P1NP，16.89～65.49 ng/mL；FT_3，3.1～6.8 pmol/L；FT_4，12～22 pmol/L；TSH，0.27～4.20 mU/L。

2. 影像学检查

（1）腰椎平扫CT

2024年1月17日　L4～L5椎间盘稍膨隆，腰椎退变。

（2）泌尿系统B超

2024年4月11日　双侧肾脏及输尿管未见明显异常。

（3）X线摄片

2024年4月11日　胸椎正侧位及骨盆正位X线摄片，提示胸椎及骨盆退行性改变，胸椎

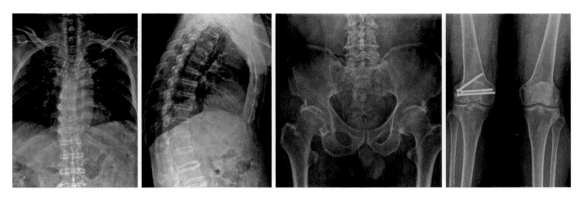

图11-3　先证者影像学检查

侧弯、多发韧带钙化（图11-3）。

2024年4月11日　双侧膝关节正侧位X线摄片，提示双膝退行性改变，右膝术后（图11-3）。

3. DXA骨密度检查

L1～L4 1.416 g/cm², T值为2.4；股骨颈0.719 g/cm², T值为−2.0；全髋部0.803 g/cm², T值为−1.3。

4. *ALPL*基因致病突变检测

经靶基因Sanger测序，明确患者*ALPL*基因（NM_000478.6）的6号外显子处发生错义突变（杂合突变）c.550C>T导致p.Arg184Trp（图11-4）。

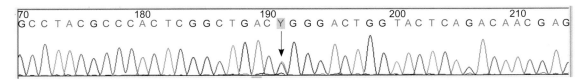

图11-4　先证者*ALPL*基因突变测序图

【初步诊断】

低磷酸酯酶症。

【治疗及转归】

嘱患者停用阿仑膦酸钠，继续骨化三醇 0.25 μg 每日1次 +钙剂600 mg 每日1次治疗，我科密切随访。

【讨论与分析】

低磷酸酯酶症（hypophosphatasia, HPP）是一种以ALP活性降低为特征的单基因遗传性骨病，由编码组织非特异性碱性磷酸酶（tissue non-specific alkaline phosphatase, TNSALP）的*ALPL*基因（MIM 171760）突变所致，主要临床表现为骨骼和牙齿矿化障碍[1]。根据临床表现的严重程度，由轻到重可以分为牙型、成人型、儿童型、婴儿型和围产期型，其中围产期型又分为围产期良性型和围产期致命型两个亚型[2]。成人型HPP的临床表现存在巨大差异，患者可以表现为脆性骨折、骨密度降低或仅表现为肢体无力或牙齿过早脱落或龋齿。

　　因此成人HPP患者的诊断常常较为困难[3]。一项纵向、前瞻性、全球登记的研究显示，成人HPP患者往往在临床症状出现后约10年才被确诊，导致治疗效果欠佳[4]。2024年，HPP国际工作组提出了对于ALP持续偏低的HPP成人患者的诊断标准[5]（表11-3）。本病例的临床特点包括：ALP持续偏低，身材矮小，40余岁牙齿开始脱落，骨量低下，存在*ALPL*基因杂合突变。因此结合上述成人型HPP患者的诊断标准以及患者发病年龄，该病例明确诊断为成人型HPP。

表11-3　ALP持续偏低的HPP成人患者的诊断标准

2个主要标准或1个主要标准+2个次要标准	
主要	致病或可能致病的*ALPL*基因变异
	ALP底物升高（测定前需停止补充维生素B$_6$一周）
	股骨非典型骨折（假性骨折）
次要	反复跖骨骨折
	骨折愈合不良
	慢性肌肉骨骼疼痛
	非创伤性牙齿过早脱落
	软骨钙化症
	肾钙质沉着症

　　人类骨骼的矿化过程分为两个阶段：第一阶段发生在由成骨细胞、软骨母细胞、牙质细胞形成的基质囊泡内，钙和磷酸盐在囊泡内形成羟基磷灰石，PHOSPHO1通过水解质膜上的磷酸胆碱（phosphocholine, PC）及磷酸乙醇胺（phosphoethanolamine, PEA）提供无机磷（inorganic phosphate, Pi），钙则通过钙离子通道向内运输。之后进入第二阶段，羟基磷灰石出囊泡进入细胞外基质（extracellular matrix, ECM）进一步合成并沉积在ECM中的胶原纤维之间完成矿化，此时ECM中存在的无机焦磷酸盐（inorganic pyrophosphate, PPi）会阻碍羟基磷灰石的形成、抑制矿化，而ALP可将PPi水解为Pi，所以ALP的存在对于骨骼矿化至关重要。

　　HPP的矿化障碍主要发生在第二阶段[6]。除了PPi，ALP的底物还包括PEA和5-磷酸吡哆醛（pyridoxal 5′-phosphate, PLP）。PLP是维生素B$_6$的活性代谢产物，被TNSALP去磷酸化成吡哆醛（pyridoxal, PL）。PL穿过血脑屏障，在大脑中被重新磷酸化为PLP，PLP是神经递质（γ-氨基丁酸、血清素和多巴胺）合成的重要辅因子[7]。中枢神经系统中维生素B$_6$的缺乏可导致一些患儿癫痫发作，但在成人患者中神经精神症状表现轻微，可伴有疲劳、头痛、抑郁和焦虑等[8,9]。尽管ALP水平低下是HPP的显著特征，但是其他骨骼疾病（如颅骨发育不良或Ⅱ型成骨不全症）、非骨骼疾病（库欣综合征、甲状腺功能减退、多发性骨髓瘤、锌或镁缺乏、乳糜泻或营养不良等）以及一些药物（如抗骨吸收药物、糖皮质激素或西那卡塞等）都可以导致ALP降低。另外当合并肝病、近期骨科手术史、近期骨折史或者妊娠状态会导致ALP升高，从而掩盖了HPP的诊断。相反，ALP的天然底物PLP、PEA及PPi的水平升高为HPP的诊断提供了更加可靠的依据。研究表明PLP的水平与HPP的严重程度相关[10]，另外PLP与PL的比值还可以反映酶替代治疗的疗效[11]。

临床中用于评估骨密度的双能X线吸收仪（dual-energy X-ray absorptiometry, DXA）由于无法区分骨软化症和骨质疏松症，在评估HPP患者骨骼矿化不足方面的价值有限[12]，所以成人HPP患者常常被误诊为原发性骨质疏松症并接受抗骨吸收药物治疗。然而对于HPP，使用抗骨吸收药物可能会进一步损害骨骼的矿化并增加非典型股骨骨折的风险[13-15]。李想等[16]回顾性分析了本中心就诊的19例成人HPP的临床特点，结果显示19例患者中有9例被误诊为原发性骨质疏松症，误诊率达到了47.3%，其中6例患者接受了抗骨吸收药物治疗。本病例从出现临床症状到最终确诊为HPP历经了20余年，并且在外院误诊为"原发性骨质疏松症"，接受阿仑膦酸钠治疗了1年余。目前，该患者已经停用阿仑膦酸钠，我科密切随访中。

总之，成人型HPP患者的缺乏较为典型的临床表现，异质性强，仅依赖血清ALP水平常常会导致漏诊和误诊，其中最常见的是误诊为原发性骨质疏松症并接受抗骨吸收药物从而延误病情。所以，呼吁临床医生关注HPP，重视ALP水平低下的鉴别诊断，了解ALP代谢底物水平的临床意义，对提高HPP的确诊率，避免误诊误治至关重要。

【最终诊断】

成人型低磷酸酯酶症（*ALPL*基因杂合突变）。

专家点评

低磷酸酯酶症（hypophosphatasia，HPP）是由*ALPL*基因失能突变所导致的、以血清碱性磷酸酶（ALP）水平低下、临床症状轻重不一、极易误诊为特征的单基因骨代谢病。其中成人型HPP易被误诊为原发性骨质疏松症并给予抗骨吸收药物治疗，从而导致不良后果。因此希望通过对本例患者临床症状、家系分析、实验室检查、影像学检查及致病基因鉴定等进行总结，加强对本病的认识。

整理：梅亚翚

述评：汪 纯

参考文献

[1] Whyte MP. Hypophosphatasia — aetiology, nosology, pathogenesis, diagnosis and treatment[J]. Nat Rev Endocrinol, 2016, 12(4): 233-246.

[2] Fenn JS, Lorde N, Ward JM, et al. Hypophosphatasia[J]. J Clin Pathol, 2021, 74(10): 635-640.

[3] Mornet E. Hypophosphatasia[J]. Orphanet J Rare Dis, 2007, 2: 40.

[4] Szabo SM, Tomazos IC, Petryk A, et al. Frequency and age at occurrence of clinical manifestations of disease in patients with hypophosphatasia: a systematic literature review[J]. Orphanet J Rare Dis, 2019, 14(1): 85.

[5] Khan AA, Brandi ML, Rush ET, et al. Hypophosphatasia diagnosis: current state of the art and proposed diagnostic criteria for children and adults[J]. Osteoporosis International, 2024, 35(3): 431-438.

[6] Collins MT, Marcucci G, Anders HJ, et al. Skeletal and extraskeletal disorders of biomineralization[J]. Nat Rev Endocrinol, 2022, 18(8): 473-489.

[7]　Fedde KN, Whyte MP. Alkaline phosphatase (tissue-nonspecific isoenzyme) is a phosphoethanolamine and pyridoxal−5′-phosphate ectophosphatase: normal and hypophosphatasia fibroblast study[J]. Am J Hum Genet, 1990, 47(5): 767−775.

[8]　Colazo JM, Hu JR, Dahir KM, et al. Neurological symptoms in Hypophosphatasia[J]. Osteoporos Int, 2019, 30(2): 469−480.

[9]　Bianchi ML, Bishop NJ, Guañabens N, et al. Hypophosphatasia in adolescents and adults: overview of diagnosis and treatment[J]. Osteoporos Int, 2020, 31(8): 1445−1460.

[10]　Whyte MP, Coburn SP, Ryan LM, et al. Hypophosphatasia: Biochemical hallmarks validate the expanded pediatric clinical nosology[J]. Bone, 2018, 110.

[11]　Akiyama T, Kubota T, Ozono K, et al. Pyridoxal 5′-phosphate and related metabolites in hypophosphatasia: Effects of enzyme replacement therapy[J]. Molecular Genetics and Metabolism, 2018, 125(1): 174−180.

[12]　Simmons JH, Rush ET, Petryk A, et al. Dual X-ray absorptiometry has limited utility in detecting bone pathology in children with hypophosphatasia: A pooled post hoc analysis of asfotase alfa clinical trial data[J]. Bone, 2020, 137: 115413.

[13]　Sutton RAL, Mumm S, Coburn SP, et al. "Atypical femoral fractures" during bisphosphonate exposure in adult hypophosphatasia[J]. J Bone Miner Res, 2012, 27(5): 987−994.

[14]　Tsuchie H, Miyakoshi N, Kasukawa Y, et al. Evaluation of the nature and etiologies of risk factors for diaphyseal atypical femoral fractures[J]. Med Princ Pract, 2021, 30(5): 430−436.

[15]　Whyte MP. Atypical femoral fractures, bisphosphonates, and adult hypophosphatasia[J]. J Bone Miner Res, 2009, 24(6): 1132−1134.

[16]　Li X, Ren N, Wang Z, et al. Clinical and genetic characteristics of hypophosphatasia in Chinese adults[J]. Genes (Basel), 2023, 14(4).

第三章
破骨细胞相关骨硬化症

病例 12　*CLCN7*基因突变致常染色体显性遗传性骨硬化症 Ⅱ 型

患者19岁,男性。

【主诉】

3年内轻微外伤致双侧尺桡骨骨折两次。

【病史摘要】

(1)现病史:患者自14岁起时有腰背疼痛、双髋关节不适,活动后加重,休息可缓解。16岁时因轻微外伤导致左侧尺桡骨骨折,当地医院保守治疗。17岁时因轻微外伤致左侧尺桡骨骨折,仍行保守治疗。术后恢复不佳,目前骨折处仍有轻微疼痛、活动受限。为求进一步诊治,于我院就诊。

(2)既往史:否认糖尿病病史,否认高血压、心脏病等疾病史,否认乙肝、结核等传染病病史,否认肿瘤史,否认药物过敏史。

(3)个人史:长期生活在上海,自骨折以来日常活动、工作受限。否认烟酒史。

(4)婚育史:未婚未育。

(5)家族史:父母体健,非近亲结婚,无骨折史。母亲时有腰背不适,活动后加重。

【入院查体】

T37.3℃,P90次/分,R20次/分,BP140/80 mmHg。

神清,浅表淋巴结未及肿大。颈软,气管居中,胸骨无压痛,双肺呼吸音清,未及干、湿啰音,心率90次/分,律齐,未及病理性杂音。腹平软无压痛,肝、脾肋下未及,质中,无触痛,双下肢无水肿,神经系统检查正常。双侧桡骨处压痛、腕关节屈伸稍受限。

【辅助检查】

1. 实验室检查

(1)血常规

2016年8月16日　RBC 4.15×10^{12}/L,Hb 110 g/L,PLT 300×10^9/L,WBC 5.3×10^9/L。

(2)血生化

2016年8月16日　Ca 2.36 mmol/L, P 1.70 mmol/, ALP 131 U/L(15～112 U/L),BUN 6.50 mmol/L,Cr 48 μmol/L,CK 367 U/L,CK-MB 198 U/L,LDH 498 U/L。

(3)骨代谢

2016年8月16日　β-CTX 2 507 ng/L,OC 184.2 ng/mL,PTH 60.2 pg/mL,25OHD 21.52 ng/mL。

2. 影像学检查

（1）X线摄片

2016年8月16日

胸腰椎X线正侧位摄片：胸腰椎多发致密影，怀疑石骨症（图12-1）。

骨盆正位X线摄片：骨盆诸骨骨质密度增高，怀疑石骨症（图12-2）。

双尺桡骨X线正侧位摄片：双尺桡骨骨质密度不均匀性增高，怀疑石骨症。

（2）超声检查

2016年8月16日　肝胆胰脾肾未见明显异常。

3. DXA骨密度检查

2016年8月16日　L1～L4 2.458 g/cm^2，Z值为16.19；股骨颈部1.764 g/cm^2，Z值为7.4；全髋2.075 g/cm^2，Z值为8.9。

4. 基因检测

患者及其母亲均存在CLCN7基因第11号外显子杂合突变c.937G>A，导致p.Glu313Lys

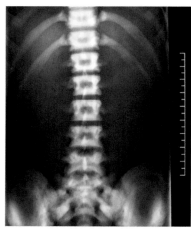
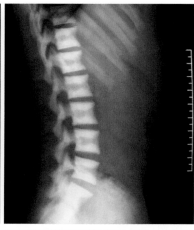

图12-1　胸腰椎X线摄片

X线摄片示胸腰椎椎体骨硬化，可见"夹心饼干样"改变

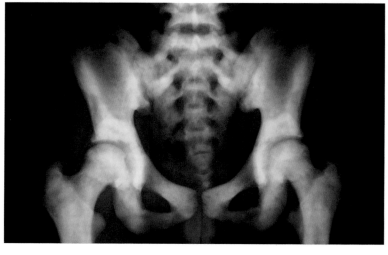

图12-2　骨盆X线摄片

X线摄片示骨盆诸骨骨质密度增高，可见髂骨"骨中骨"改变，双股骨皮质增厚、骨密度显著增高，髓腔缩小

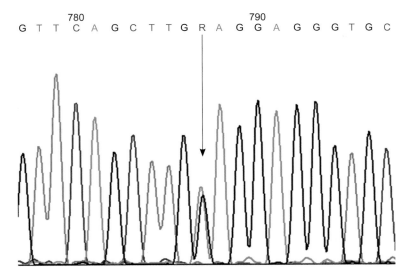

图12-3 患者*CLCN7*基因突变检测结果

（NM_001287.6）（图12-3）。

【初步诊断】

（1）骨硬化症。

（2）轻度贫血。

【治疗及转归】

本例患者时有腰背疼痛和双髋不适，建议给予对症治疗，注意避免剧烈活动和跌倒，以免再次发生骨折。本例患者尺桡骨骨折建议骨科随访，明确骨折恢复情况及是否需要进一步治疗。

骨硬化症存在较大的临床异质性，部分患者可能出现口腔感染及下颌骨骨髓炎，因此应加强口腔和颌面部检查。定期复查血常规，监测血红细胞、血红蛋白、白细胞和血小板变化。

本病为*CLCN7*基因所致常染色体显性遗传性疾病，且由于本病临床异质性大，应对先证者家属进行影像学、实验室检查，完善基因检查，明确家属中是否存在无症状患者或致病突变携带者，建议本患者在将来有生育需求时进行遗传咨询，避免疾病遗传。

【讨论与分析】

常染色体显性遗传性骨硬化症Ⅱ型（ADOⅡ）为一种罕见的骨质硬化性遗传病，致病基因为*CLCN7*。

（1）发病机制：*CLCN7*基因定位于人类染色体16p13，有25个外显子，编码氯离子通道蛋白7型。*CLCN7*基因在溶酶体和破骨细胞皱褶缘上表达。破骨细胞发挥骨吸收作用是通过V型质子泵向外泵出H^+离子；而CLC-7作为H^+/Cl^-反向转运体，向骨陷窝内泵出H^+同时反向吸收Cl^-，起平衡电荷的作用。*CLCN7*突变影响破骨细胞吸收陷窝的酸化，导致骨吸收功能下降。

氯离子通道蛋白是由两个同源单体反向对称组合成的同源二聚体，每一个单体都包含18个膜内α螺旋、4个Cl^-结合位点、2个CBS结构域。有研究认为导致ADOⅡ的突变位点多位于膜内α螺旋或CBS1结构域内,且推测这些结合位点可能存在一个正离子通路,此通路与结合该通路位点的残基干扰氯离子的渗透,但又不直接参与离子反向转运的过程,所以氯离子仍然可以完成转运过程。故ADO Ⅱ病变较轻。本例患者存在的突变为E313K,其位于膜内的α螺旋中,目前猜测其可产生正电位,以阻止Cl⁻在通道的快速流过[1,2]。

（2）临床表现:该病主要临床表现为骨折(平均为3次)、骨关节炎,严重者可伴发轻至中度的贫血、感染及骨髓炎(多发生于下颌骨)。该病存在明显的临床异质性,甚至在携带同个突变的家族内都存在明显差异,可以从具有明显临床症状的ADO Ⅱ,到无任何症状的携带者,因此需要对家族成员进行合理筛查。

ADO Ⅱ型患者的特征性影像学包括脊椎上下终板骨密度明显增高,呈"夹心饼干样"椎体、髂骨骨密度不均匀增高,可见"骨中骨"现象、股骨远端骨密度弥漫性增高,呈"锥形烧瓶征"和颅骨骨密度增高。实验室检查中,60%的CLCN7突变ADO Ⅱ患者存在CK、CK-MB升高;此外,AST、LDH升高也可以辅助鉴别其他硬化性骨病[3]。

（3）诊断和鉴别诊断:典型临床表现(关节疼痛不适、反复骨折、贫血和下颌骨骨髓炎),结合特征性影像学改变和实验室检查,可初步诊断为ADO Ⅱ,但最终诊断需依靠基因检测。

此外,本病须与其他引起骨量增高的疾病鉴别。

CLCN7突变导致的骨硬化除了常染色体显性遗传的ADO Ⅱ,还有常染色体隐性遗传恶性骨硬化症(ARO)和常染色体隐性遗传的中间型骨硬化症(IAO)。ARO多为婴幼儿起病,临床表现严重,其不仅造成骨骼硬化,而且因骨髓腔缺失影响骨髓造血,造成三系减少,导致严重贫血、感染,甚至出血风险增加。同时,CLCN7突变导致的ARO可能出现原发性神经系统损害,或者由于颅骨硬化压迫脑神经孔,造成脑神经受到压迫,出现面瘫、失明和听力障碍等。IAO临床表现介于ARO和ADO Ⅱ之间。3种骨硬化症临床表型见表12-1。

表12-1　ARO、IAO和ADO Ⅱ临床表型

CLCN7骨硬化特征	ARO	IAO	ADO Ⅱ
低钙血症	轻微到严重	无	无
贫血	中等到严重	中等程度	轻度或无
血小板减少	轻微到严重	无	无
视力损伤	经常	很少	极少
影像学改变	特征性病理改变*	大致类同于ARO	特征性改变**
发病年龄	出生时	出生后2年	10岁左右
预后	很差,不干预情况下寿命＜10年	与正常人无差异	与正常人无显著差异

注:* 表现为广泛的骨硬化、骨中骨样结构,颅骨硬化,杵状长骨;** 表现为经典的"夹心饼干样"椎体、髂骨翼骨中骨。

ADO Ⅱ也需与其他骨量增高的疾病鉴别(表12-2),如osteosclerosis,其为LRP5基因突变导致的骨量增加。既往认为其为常染色体显性遗传骨硬化症Ⅰ型(ADO Ⅰ),但研究认为其与骨形成活跃有关,而与骨吸收障碍无关,故ADO Ⅰ应被归为高骨量综合征之一。其主要临

床表现为面部畸形（前额扁平、下颌骨变长、下颌角变小），少数患者硬腭中央出现颚隆突从而导致牙齿咬合不正或脱落。影像学检查可看出长骨骨皮质增厚、下颌骨变长及颅骨硬化，但患者不发生骨折，与ADO Ⅱ 存在明显差异[4]。

致密性成骨不全（pycnodysostosis）为CTSK基因突变导致的骨硬化性疾病，为常染色体隐性遗传，主要临床表现为身材矮小、手指短小、频繁骨折和颅骨畸形。影像学检查突出表现为前额突出、囟门未闭、四肢末端骨溶解。其与ADO Ⅱ 都存在反复骨折且骨折不易愈合，但本病存在特征性改变：前额突出、囟门未闭和肢端骨溶解等，而且椎体无"夹心饼"样密度增高，可与ADO Ⅱ 鉴别[5]。

表12-2 ADO Ⅱ、osteosclerosis 和 pycnodysostosis 鉴别

项　　目	ADO Ⅱ	osteosclerosis	pycnodysostosis
基因	CLCN7	LRP5	CTSK
遗传方式	常染色体显性遗传	常染色体显性遗传	常染色体隐性遗传
典型临床表现	骨密度增高	下颌骨增宽，下颌角增大，小部分可有颚隆突及咬合不正	身材矮小，手指短小，前额突出，沟状颚，恒牙萌出延迟
骨折情况	易骨折，且不易愈合	不易骨折	反复骨折且不易愈合
影像学改变	"夹心饼干样"椎体，髂骨"骨中骨"，股骨远端"锥形烧瓶样"改变	颅骨硬化，蝶鞍增大，长骨骨皮质增厚	囟门未闭，颅缝增大，四肢末端骨质溶解
实验室检查	可有CK、CK-MB、LDH增高	CK、CK-MB、LDH不高	CK、CK-MB、LDH不高

（4）治疗：目前对于本病的治愈方法为异基因造血干细胞移植治疗。虽然ADO Ⅱ患者骨质硬化，但骨质量较差，容易导致骨折，甚至骨折延迟愈合或不愈合。如果骨折累及关节，应考虑全关节置换；同时，行全关节置换时也要注意存在关节假体周围骨骨折的风险。同时，由于硬化骨组织血供相对减少，骨硬化患者易伴发感染及骨髓炎（50%），尤其易发生下颌骨骨髓炎。因此，应注重口腔检查。

近期有研究发现，利用小干扰RNA（siRNA）进行基因沉默，其不影响正常mRNA，但沉默突变的mRNA，最终可挽救Clcn7$^{G213R/wt}$小鼠骨硬化表型[2,6]。未来基因治疗可能有望成为根治ADO Ⅱ患者的主要手段。

【最终诊断】

（1）常染色体显性遗传骨硬化症Ⅱ型（CLCN7基因杂合突变）。

（2）轻度贫血。

专家点评

常染色体显性遗传骨硬化症Ⅱ型是一类临床表现异质性强，以骨密度增高，容易发生骨折，同时可合并骨关节病、下颌骨骨髓炎、贫血、白细胞减少以及中枢神经受累为特征的遗传性骨代谢骨病。特征性X线摄片表现包括典型的椎体"三明治样"改变和骨盆"骨中

骨"改变。实验室检查可发现血清肌酸激酶增高。其最终确诊依赖于临床表现、实验室检查和致病基因的检测。主要的致病基因为*CLCN7*基因。以对症治疗为主，对于恶性骨硬化者可实施异基因造血干细胞移植治疗。需要关注患者口腔健康、骨关节病、贫血及骨折延迟愈合等并发症。

整理：王梓媛

述评：汪 纯

参考文献

[1] Wang C, Zhang H, He JW, et al. The virulence gene and clinical phenotypes of osteopetrosis in the Chinese population: six novel mutations of the *CLCN7* gene in twelve osteopetrosis families[J]. J Bone Miner Metab, 2012, 30(3): 338−348.

[2] Li L, Lv SS, Wang C, et al. Novel *CLCN7* mutations cause autosomal dominant osteopetrosis type II and intermediate autosomal recessive osteopetrosis[J]. Mol Med Rep, 2019, 19(6): 5030−5038.

[3] Whyte MP, Kempa LG, McAlister WH, et al. Elevated serum lactate dehydrogenase isoenzymes and aspartate transaminase distinguish Albers-Schönberg disease (Chloride Channel 7 Deficiency Osteopetrosis) among the sclerosing bone disorders[J]. J Bone Miner Res, 2010, 25(11): 2515−2526.

[4] Wang C, Zhang BH, Zhang H, et al. The A242T mutation in the low-density lipoprotein receptor-related protein 5 gene in one Chinese family with osteosclerosis[J]. Intern Med, 2013, 52(2): 187−192.

[5] 张晓亚, 章振林. *CTSK*基因突变导致致密性成骨不全症一家系研究[J]. 中华内分泌代谢杂志, 2019, 35(7): 586−590.

[6] Maurizi A, Capulli M, Patel R, et al. RNA interference therapy for autosomal dominant osteopetrosis type 2. Towards the preclinical development[J]. Bone, 2018, 110: 343−354.

病例13 *CLCN7*基因突变致常染色体隐性遗传骨硬化症

患者37岁，女性。

【主诉】

右膝关节肿痛10年，溃破8年不愈。

【病史摘要】

患者幼年诊断"鸡胸"，予钙剂和维生素D治疗数年。20年前因摔倒导致右侧桡骨骨折，手法复位后愈合，之后再未发生骨折。10年前患者右侧膝关节处发现一直径2～3 cm的包块，伴关节肿胀和疼痛，并逐渐加重，曾在当地医院进行关节腔穿刺并接受抗炎治疗，但症状无改善。一年后进展为右小腿疼痛、肿胀伴活动受限，于某三甲医院接受抗感染治疗（具体不详）后好转。8年前右侧腘窝处再次出现包块伴右侧膝关节积液，当地医院予关节腔冲洗治疗2次未愈，腘窝处形成窦道，伤口至今未愈合。目前右膝关节畸形，活动受限。

患者自幼左眼弱视，左耳听力减退。牙齿萌出时间正常，但双侧第二磨牙均缺失，有龋齿，1年前因碰撞导致门牙脱落。20年来晕倒数次，血常规提示"贫血"（具体不详），未予重视。

患者既往无输血史,否认食物、药物过敏史,按规定接种疫苗,无传染病及慢性病病史。13岁初潮,月经量较少,经期:13(3～4/28～30),未婚未育。患者父母非近亲结婚,无家族史,均体健且无类似表现。家系图见图13-1。

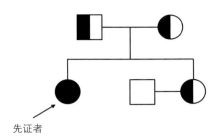

先证者

图13-1 患者家系图

【体格检查】

身高148 cm,体重49 kg,贫血貌,跛行。右侧膝关节僵直无法弯曲,关节外翻,活动受限(图13-2)。

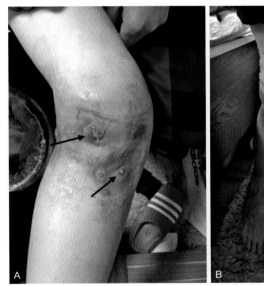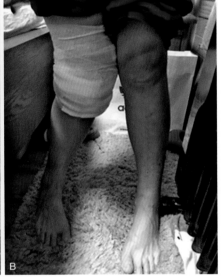

图13-2 右膝关节

A、B.箭头处为骨髓炎形成的窦道

【辅助检查】

1.实验室检查

(1)血常规:WBC 4.4×10⁹/L,RBC 2.41×10¹²/L,Hb 62 g/L,RDW 19.8%,其余均正常。

(2)血生化:AST 16 U/L,ALT 4 U/L,TP 67 g/L,Alb 43 g/L,γ-GGT 16 U/L,TBTL 6.5 μmol/L,DBIL 1.9 μmol/L,ALP 67 U/L,LDH 274 U/L,Cr 42 μmol/L,Ca 2.22 mmol/L,P 1.42 mmol/L。

(3)骨代谢:PTH 60.15 pg/mL,25OHD 6.46 ng/mL,OC 14.99 ng/mL,β-CTX 198.9 ng/L。

2.影像学检查

(1)CT/MRI检查

视力检查:右眼 0.6、左眼 0.05;眼压检查,右眼 14 mmHg、左眼 16 mmHg,光学相干断层扫描(optical coherence tomography,OCT)及眼底检查未发现异常。

膝关节MRI:右膝关节骨关节炎,胫骨处窦道形成;关节间隙感染,窦道形成累及髌韧带;右膝内外半月板损伤,前后交叉韧带损伤。

（2）X线摄片

头颅正侧位：头颅密度增高，板状层增厚，颅底硬化（图13-3A）。

胸腰椎正侧位：腰椎密度增高，可见夹心饼征（图13-3B）。

骨盆正位：骨盆整体骨密度增高，右侧髋关节稍有毛糙感，骨中骨表现不明显。

膝关节正侧位：右膝关节面毛糙，有关节炎表现，骨骺未完全闭合，可见髓腔明显缩窄（图13-3C）。

（3）超声检查

腹部超声：胆囊壁稍高回声团，息肉可能，其余未见明显异常。

3. 骨密度检查

DXA骨密度检查：L1～L4，Z值为16.9；股骨颈，Z值为17.6；全髋，Z值为14.1。

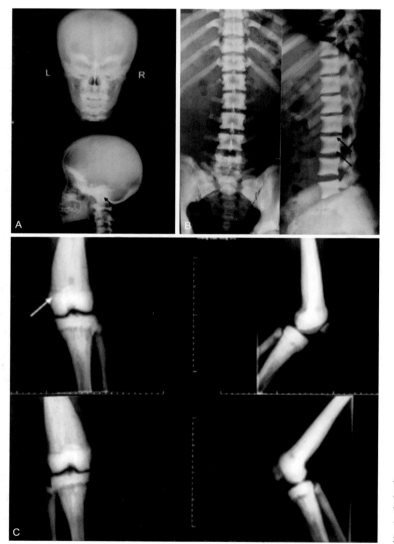

图13-3　患者X线摄片检查

A. 患者头颅正侧位，可见颅底明显增厚（黑色箭头处）。B. 患者胸腰椎正侧位，可见椎体硬化，呈夹心饼干样（黑色箭头处）。C. 骨髓腔明显缩窄，股骨远端呈烧杯样改变（白色箭头处）

4. 基因检测

发现患者*CLCN7*基因c.647_648dupTG（K217X）、c.1409C>T（P470L）复合杂合突变（图13-4）。

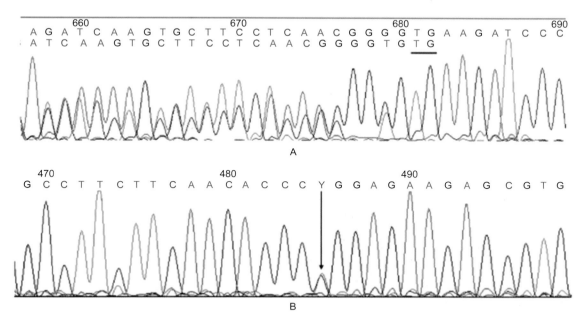

图13-4　患者携带*CLCN7*复合杂合突变

A. c.647_648dupTG（K217X）突变。B. c.1409C>T（P470L）突变

【诊断】

常染色体隐性遗传性骨硬化症（*CLCN7*复合杂合突变，中间型骨硬化症）。

【治疗与转归】

因其维生素D缺乏，予钙剂600 mg qd和普通维生素D 400 U tid治疗，嘱其如有头晕、乏力等贫血症状则去血液科就诊，于我科定期随访。

【讨论和分析】

骨硬化症（osteopetrosis）是一种因破骨细胞形成异常或功能异常导致的以高骨量为特征的遗传性骨病，其主要遗传方式包括常染色体显性遗传（autosomal dominant osteopetrosis，ADO）、隐性遗传（autosomal recessive osteopetrosis，ARO）和X染色体遗传[1]。致病基因包括*TCIRG1*[2,3]、*CLCN7*[4,5]、*OSTM1*[6,7]、*CA* Ⅱ[8]、*SNX10*[9,10]、*PLEKHM1*[11]、*TNFSF11*（*RANKL*）[12]和*TNFRSF11A*（*RANK*）[13]。表13-1总结了目前骨硬化症的常见基因和其特点。其中*CLCN7*编码氯离子通道蛋白7（chloride channels-7，CLC-7）为H^+/Cl^-转运蛋白，定位于晚期内体、溶酶体或破骨细胞皱褶缘上。目前普遍认为CLC-7的功能不是参与酸化，而是协同V-ATPase参与溶酶体电荷平衡，由此影响破骨细胞骨吸收。*CLCN7*突变导致骨硬化症可分为ADO Ⅱ和ARO，也有小部分患者临床表现介于ARO和ADO Ⅱ之间，称为中间型（表13-1）。

表13-1 骨硬化症常见基因和特点

基 因	遗传方式	频率[a]	类 型	亚细胞定位	功 能	治 疗
TCIRG1	常染色体隐性遗传	50%	破骨细胞正常	破骨细胞和胃壁细胞中表达	泌酸囊泡运输	HSCT（造血干细胞移植）
CLCN7	常染色体隐性遗传	17.5%	破骨细胞正常	晚期内体和溶酶体膜、破骨细胞皱褶缘	溶酶体运输、协同V-ATPase酸化	HSCT[b]
	常染色体显性遗传	80%				对症治疗
OSTM1	常染色体隐性遗传	5%	破骨细胞正常	内体和溶酶体	稳定CLC-7，避免其被溶酶体降解	—
CA II	常染色体隐性遗传	<1∶10^6	破骨细胞正常	—	分解生成H⁺和HCO₃⁻，为V-ATPase和CLC-7分别提供H⁺和Cl⁻	HSCT
SNX10	常染色体隐性遗传	4.5%	破骨细胞正常	细胞质	调节V-ATPase运输、运输和分泌MMP9中起作用	HSCT
PLEKHM1	常染色体隐性遗传	2例	破骨细胞正常	细胞质	内体运输、自噬体和溶酶体融合、皱褶缘形成	对症治疗
	常染色体显性遗传[14,15]	2例				
TNFSF11	常染色体隐性遗传	2%	破骨细胞缺乏	—	作为配体和受体RANK结合，启动下游通路合成破骨细胞	暂无治疗手段
TNFRSF11A	常染色体隐性遗传	4.5%	破骨细胞缺乏	破骨细胞前体细胞膜	激动下游通路，促进破骨细胞分化、活化	HSCT
NEMO	X染色体隐性遗传	6例	破骨细胞正常	细胞质	参与NF-κB信号通路	HSCT

注：[a] 参考420例ARO[16]。
[b] 不存在原发性中枢神经系统损害。

本例患者为CLCN7复合杂合突变导致的骨硬化症，突变位点为K217X和P470L。第470位氨基酸脯氨酸位于16号外显子，有报道该位点纯合突变（P470Q）导致中间型骨硬化症（IARO），患者无原发性神经系统退变，但出现视力障碍和脾大[17]；而P470L纯合突变的IARO患者存在视力障碍、下颌骨骨髓炎和肝脾肿大[18]。根据上述病例可推测，CLCN7 P470Q突变似乎不导致原发性神经系统退变，且病情较轻，一般情况下患者寿命较长。而K217X为新的突变位点，可能导致编码蛋白质截短而致病[19]。

CLCN7突变导致的ARO可导致视网膜和中枢神经系统退变，不建议进行造血干细胞移植治疗[20]。因此，判断CLCN7突变患者是否存在原发性神经系统退变对其进一步治疗有重要作用[21]。也有患者表现为IARO，通常为儿童起病，病程较ARO温和，多出现骨折且骨折延迟愈合等典型临床表现，血液学体征也较ARO更轻微，通常仅限于贫血；尽管IARO不存在中枢神经系统受累,但可能会因脑神经压迫导致视力、听力下降[22]。本例患者为IARO,表现为长骨骨髓炎且不愈合、中度贫血以及脑神经卡压的表现。

目前认为CLCN7突变导致的神经系统退行性变是由于其编码蛋白CLC-7在溶酶体膜中定位异常导致出现类似溶酶体贮积的表现[23,24]。在临床中,如果患者血钙正常而癫痫发作、智力发育迟缓等,则需考虑存在原发性神经系统退变。CLCN7突变会导致视网膜退变,造成视力受损,其有别于视神经孔卡压造成的视神经萎缩。眼底检查、视觉诱发电位和视网膜电流图等相关眼科检查均有助于检测视觉受累情况[25]。

骨硬化症伴骨髓炎多发生于颌骨,多与龋齿或拔牙有关,目前有研究认为骨硬化症导致骨髓炎的发病机制与药物相关的颌骨坏死相似,而骨硬化症如需要进行拔牙或种植牙等口腔手术,则可在术前判断骨转换指标是否正常[26]。对于下颌骨骨髓炎的治疗,目前推荐在术前术后抗生素和高压氧治疗,尽可能清除坏死骨,并植入硫酸钙和万古霉素尽可能重建骨缺损[27]。

从表13-2中看出,ARO患者以神经系统、造血系统异常为主要临床表现,而IARO患者多表现为牙齿异常,如颌骨骨髓炎,也有患者表现为贫血且髓外造血。复合杂合突变和纯合突变似乎和病情严重程度无相关性。

表13-2 CLCN7突变导致ARO/IARO基因型与临床表型的关系

编号	表型	氨基酸改变	突变类型	临床表现	结 局
1[28]	ARO	A480fsX527	纯合突变	生长迟缓,肝脾肿大	5月龄时死亡
2[29]	ARO	Q555X/R762Q	复合杂合突变	/	/
3[30]	ARO	L766P	纯合突变	贫血伴肝脾肿大,轻微视神经受压	HSCT治疗,18月龄后因败血症死亡
4[31]	ARO	A299V/c.285+1G>A	复合杂合突变	贫血伴肝脾肿大,发育迟缓,癫痫,听力和视力缺失	4岁时仍存活
5[32]	ARO	R280C/Exon12 del	复合杂合突变	生长迟缓,眼球震颤伴视力障碍,左下肢偏瘫,肝脾肿大	出生后1个月确诊,8个月时恶化
6[18]	IARO	P470L	纯合突变	贫血,肝脾肿大,下颌骨骨髓炎	/
7[5]	IARO	L224R/K691FS	复合杂合突变	牙列异常,视力受损和颌骨骨髓炎	/
8[33]	IARO	W127G/G240E	复合杂合突变	单眼进行性视力减退	/
9[34]	IARO	/	/	牙齿缺如,牙列不齐,下颌骨牙髓炎,贫血伴脾大	/
10[17]	IARO	G203D	纯合突变	视神经萎缩,脑皮质轻度萎缩,左股骨骨折	随访时7岁,健在
11[17]	IARO	P470Q	纯合突变	眼球震颤,多次骨折,轻微脾大(无血液学改变)	随访时16岁,健在
12[35]	IARO	C502Y/V577M	复合杂合突变	轻度视力减退,牙齿缺如,牙列不齐	/

续　表

编号	表型	氨基酸改变	突变类型	临床表现	结　　局
13[36]	IARO	R286W/L477P	复合杂合突变	严重贫血,发育迟缓,前额突出,颌面发育异常和骨髓炎	/
14（本例）	IARO	K217X/P470L	复合杂合突变	贫血,骨髓炎,单侧弱视	/
15[37]	ARO	G521R/R403Q	复合杂合突变	大脑萎缩,贫血	2个月时行骨髓移植,16个月时死亡
16[37]	ARO	R526G/T626PfsX4	复合杂合突变	大脑皮质萎缩,中度贫血,进展性视力减退	14个月时移植,3岁时死亡
17[37]	ARO	P634QfsX2	纯合突变	大脑皮质萎缩	死亡
18[37]	ARO	R526W	纯合突变	大脑萎缩,贫血,失明	18个月时死亡
19[37]	ARO	V418RfsX182	纯合突变	贫血,失明,失聪,脑室扩大及严重脑萎缩	死亡
20[37]	ARO	L549P	纯合突变	贫血,严重痉挛,视野受限	死亡
21[37]	ARO	R712X/E730X	复合杂合突变	贫血,严重痉挛,视野受限	死亡
22[37]	ARO	R271X	纯合突变	贫血,严重痉挛,视野受限	死亡
23[37]	ARO	G240R/L651P	复合杂合突变	贫血,失明,失聪,大脑萎缩,张力减退,智力障碍	死亡
24[37]	ARO	R526W	纯合突变	贫血,张力减退	死亡
25[37]	ARO	N214S/R767P	复合杂合突变	贫血,骨折,失明,脑积水	骨髓移植7年后死亡
26[37]	ARO	R526Q	纯合突变	贫血,多发骨折,视野受限,失聪,脑积水	骨髓移植后存活
27[37]	ARO	L132P/L227del	复合杂合突变	骨折,失明,脑积水	存活且病情稳定

　　骨硬化症诊断较为简单,X线摄片发现增高的骨密度即可诊断,但明确突变基因仍需要采用Sanger检测。不同致病基因间存在差异,如CLCN7和OSTM1除骨质硬化外,还可能伴发原发性神经系统退变;而CAⅡ突变则会伴发肾小管酸中毒,临床表现可出现大脑钙化;而SNX10基因突变表型较ARO轻,PLEKHM1基因突变临床表现多较轻,与ADOⅡ相似;而TCIRG1和CLCN7较难鉴别。TCIRG1突变导致ARO发病率更高[38],内含子突变或可变剪切突变的临床表现较轻[39];而神经发育阻滞和癫痫多见于CLCN7突变。TNFSF11突变会造成轻微的T细胞缺陷,TNFRSF11A突变则会导致低丙种球蛋白,值得注意的是,TNFSF11突变不能采用HSCT治疗。因此,基因检测在确诊骨硬化症中起到重要作用。

　　ARO还需要与其他以骨骼密度异常增高为主要临床表现的疾病进行鉴别。① 致密型成骨不全症（pycnodysostosis）:由CTSK突变导致的常染色体隐性遗传病,主要表现为颅缝不闭合、颅骨膨隆、牙列紊乱、下颌角消失、锁骨发育不良、短肢畸形、指骨末端溶解和易骨折。② 进行性骨干发育不良症（camurati-Engelmann disease,CED）:由TGFβ1突变导致的常染色体显性遗传性骨病,患者常自幼起病,四肢疼痛、跨阈步态和肌肉无力是常见症状,患者也可因颅底硬化出现视力障碍、听力障碍或面瘫。影像学表现为四肢长骨骨皮质对称性增厚,骨髓腔狭窄或闭塞,但不侵犯骨骺,ECT表现为对称的放射性浓聚。③ sclerosteosis或Van Buchem病:为常染色体隐性遗传性骨病,均由SOST基因突变导致,可累及颅骨、下颌骨和长骨,硬化骨压迫脑神经可有失明、听力下降或面瘫等症状。④ 常染色体显性遗传性1型骨硬化症(ADO Ⅰ):由LRP5突变导致,主要临床表现包括长骨骨皮质增厚和面部变形(前额扁平,下颌骨变长,下颌角变短),部分患者可出现硬腭中央腭隆突,但不发生脆性骨折。⑤ 蜡油样骨病:多为散发病例,目前认为由体细胞突变导致,MAP2K1和SMAD3为已知致病基因,可有骨痛、关节不适等表现,影像学表现为单侧骨皮质增厚,形似蜡烛滴落,部分患者可合并皮肤改变。

造血干细胞移植(HSCT)为婴幼儿恶性骨硬化症最有效的治疗手段,早期进行HSCT对患儿获益更大,<3月龄的婴儿移植后视力改善效果更好[40]。但移植也存在较多并发症,也有报道因移植失败或早期移植相关并发症致患者死亡。干扰素γ-1b(Interferonγ-1b)于2000年被美国食品药品监督管理局(Food and Drug Administration,FDA)批准用于治疗恶性ARO[41]。转基因治疗或基因编辑技术有望成为治疗ARO的新手段[42]。但目前针对IARO仍缺乏治疗措施,故在治疗上应以对症支持治疗为主。

专家点评

常染色体隐性遗传骨硬化症(autosomal recessive osteopetrosis,ARO)是罕见的代谢性骨病,患者常以严重贫血、多发骨折、反复感染、视力受损、骨髓炎甚至造血衰竭起病,预后较差。在X线摄片上,ARO表现出"骨中骨"样改变,椎体"三明治"样表现,长骨干骺端"杯口"样等典型征象,因此通过影像学即可明确临床诊断,而基因诊断在明确患者的病因同时还可以指导进一步治疗和判断预后。ARO可表现为中间型,患者临床表现较婴幼儿恶性骨硬化症轻,多有贫血等骨髓造血异常和骨髓炎,可存活至成年。此类型治疗以对症治疗为主,目前暂无对中间型骨硬化症进行造血干细胞移植的案例。

本文报道了一例IARO的患者,患者合并骨髓炎、中度贫血等严重临床表现,因25OHD低值予普通维生素D治疗。本文有助于提高广大临床工作者对骨硬化症的认识,同时强调了规范治疗的重要性,具有一定的参考价值。

整理:王梓媛

述评:汪 纯

参考文献

[1] Sobacchi C, Schulz A, Coxon FP, et al. Osteopetrosis: genetics, treatment and new insights into osteoclast function[J]. Nat Rev Endocrinol, 2013, 9(9): 522-536.

[2] Koçak G, Güzel BN, Mııhçı E, et al. TCIRG1 and SNX10 gene mutations in the patients with autosomal recessive osteopetrosis[J]. Gene, 2019, 702: 83-88.

[3] Liu C, Ajmal M, Akram Z, et al. Genetic analysis of osteopetrosis in Pakistani families identifies novel and

known sequence variants[J]. BMC Med Genomics, 2021, 14(1): 264.

[4] Bug DS, Barkhatov IM, Gudozhnikova YV, et al. Identification and characterization of a novel *CLCN7* variant associated with osteopetrosis[J]. Genes (Basel), 2020, 11(11): 1242.

[5] Pang Q, Chi Y, Zhao Z, et al. Novel mutations of *CLCN7* cause autosomal dominant osteopetrosis type II (ADO-II) and intermediate autosomal recessive osteopetrosis (IARO) in Chinese patients[J]. Osteoporos Int, 2016, 27(3): 1047-1055.

[6] Maranda B, Chabot G, Décarie JC, et al. Clinical and cellular manifestations of OSTM1-related infantile osteopetrosis[J]. J Bone Miner Res, 2008, 23(2): 296-300.

[7] Pangrazio A, Poliani PL, Megarbane A, et al. Mutations in OSTM1 (grey lethal) define a particularly severe form of autosomal recessive osteopetrosis with neural involvement[J]. J Bone Miner Res, 2006, 21(7): 1098-1105.

[8] Whyte MP. Carbonic anhydrase II deficiency[J]. Clin Orthop Relat Res, 1993, 294: 52-63.

[9] Zhou T, Zeng C, Xi Q, et al. SNX10 gene mutation in infantile malignant osteopetrosis: a case report and literature review[J]. Zhong Nan Da Xue Xue Bao Yi Xue Ban, 2021, 46(1): 108-112.

[10] Stattin EL, Henning P, Klar J, et al. *SNX10* gene mutation leading to osteopetrosis with dysfunctional osteoclasts[J]. Sci Rep, 2017, 7(1): 3012.

[11] Van Wesenbeeck L, Odgren PR, Coxon FP, et al. Involvement of PLEKHM1 in osteoclastic vesicular transport and osteopetrosis in incisors absent rats and humans[J]. J Clin Invest, 2007, 117(4): 919-930.

[12] Sharma A, Ingole SN, Deshpande MD, et al. A rare case of osteoclast-poor osteopetrosis (RANKL Mutation) with recurrent osteomyelitis of mandible: a case report[J]. Int J Clin Pediatr Dent, 2020, 13(6): 717-721.

[13] Xue JY, Wang Z, Shinagawa S, et al. TNFRSF11A-associated dysosteosclerosis: a report of the second case and characterization of the phenotypic spectrum[J]. J Bone Miner Res, 2019, 34(10): 1873-1879.

[14] Del Fattore A, Fornari R, Van Wesenbeeck L, et al. A new heterozygous mutation (R714C) of the osteopetrosis gene, pleckstrin homolog domain containing family M (with run domain) member 1 (PLEKHM1), impairs vesicular acidification and increases TRACP secretion in osteoclasts[J]. J Bone Miner Res, 2008, 23(3): 380-391.

[15] Bo T, Yan F, Guo J, et al. Characterization of a relatively malignant form of osteopetrosis caused by a novel mutation in the PLEKHM1 gene[J]. J Bone Miner Res, 2016, 31(11): 1979-1987.

[16] Palagano E, Menale C, Sobacchi C, et al. Genetics of osteopetrosis[J]. Curr Osteoporos Rep, 2018, 16(1): 13-25.

[17] Campos-Xavier AB, Saraiva JM, Ribeiro LM, et al. Chloride channel 7 (*CLCN7*) gene mutations in intermediate autosomal recessive osteopetrosis[J]. Hum Genet, 2003, 112(2): 186-189.

[18] Xue Y, Wang W, Mao T, et al. Report of two Chinese patients suffering from CLCN7-related osteopetrosis and root dysplasia[J]. J Craniomaxillofac Surg, 2012, 40(5): 416-420.

[19] Li L, Lv SS, Wang C, et al. Novel *CLCN7* mutations cause autosomal dominant osteopetrosis type II and intermediate autosomal recessive osteopetrosis[J]. Mol Med Rep, 2019, 19(6): 5030-5038.

[20] Gerritsen EJ, Vossen JM, Fasth A, et al. Bone marrow transplantation for autosomal recessive osteopetrosis. A report from the working party on inborn errors of the European bone marrow transplantation group[J]. J Pediatr, 1994, 125(6 Pt 1): 896-902.

[21] Sobacchi C, Villa A, Schulz A, et al. *CLCN7*-related osteopetrosis[M]//ADAM MP, ARDINGER HH, PAGON RA, et al. GeneReviews(®). Seattle (WA); University of Washington, Seattle Copyright © 1993 -2021, University of Washington, Seattle. GeneReviews is a registered trademark of the University of Washington, Seattle. All rights reserved. 1993.

[22] Frattini A, Pangrazio A, Susani L, et al. Chloride channel *CLCN7* mutations are responsible for severe recessive, dominant, and intermediate osteopetrosis[J]. J Bone Miner Res, 2003, 18(10): 1740-1747.

[23] Di Zanni E, Palagano E, Lagostena L, et al. Pathobiologic mechanisms of neurodegeneration in osteopetrosis

derived from structural and functional analysis of 14 ClC −7 mutants[J]. J Bone Miner Res, 2021, 36(3): 531−545.

[24] Rössler U, Hennig AF, Stelzer N, et al. Efficient generation of osteoclasts from human induced pluripotent stem cells and functional investigations of lethal *CLCN7*-related osteopetrosis[J]. J Bone Miner Res, 2021, 36(8): 1621−1635.

[25] Thompson DA, Kriss A, Taylor D, et al. Early VEP and ERG evidence of visual dysfunction in autosomal recessive osteopetrosis[J]. Neuropediatrics, 1998, 29(3): 137−144.

[26] Kim JK, Kim JY, Jung HD, et al. Surgical-orthodontic treatment for severe malocclusion in a patient with osteopetrosis and bilateral cleft lip and palate[J]. Angle Orthod, 2021, 91(4): 555−563.

[27] Sun HJ, Xue L, Wu CB, et al. Clinical characteristics and treatment of osteopetrosis complicated by osteomyelitis of the mandible[J]. J Craniofac Surg, 2016, 27(8): e728−e730.

[28] Del Fattore A, Peruzzi B, Rucci N, et al. Clinical, genetic, and cellular analysis of 49 osteopetrotic patients: implications for diagnosis and treatment[J]. J Med Genet, 2006, 43(4): 315−325.

[29] Kornak U, Kasper D, Bösl MR, et al. Loss of the ClC−7 chloride channel leads to osteopetrosis in mice and man[J]. Cell, 2001, 104(2): 205−215.

[30] Cleiren E, Bénichou O, Van Hul E, et al. Albers-Schönberg disease (autosomal dominant osteopetrosis, type II) results from mutations in the *CLCN7* chloride channel gene[J]. Hum Mol Genet, 2001, 10(25): 2861−2867.

[31] Zeng B, Li R, Hu Y, et al. A novel mutation and a known mutation in the *CLCN7* gene associated with relatively stable infantile malignant osteopetrosis in a Chinese patient[J]. Gene, 2016, 576(1 Pt 1): 176−181.

[32] Bonapace G, Moricca MT, Talarico V, et al. Identification of two novel mutations on *CLCN7* gene in a patient with malignant ostopetrosis[J]. Ital J Pediatr, 2014, 40: 90.

[33] Zhang X, Wei Z, He J, et al. Novel mutations of *CLCN7* cause autosomal dominant osteopetrosis type II (ADOII) and intermediate autosomal recessive osteopetrosis (ARO) in seven Chinese families[J]. Postgrad Med, 2017, 129(8): 934−942.

[34] Bansal V, Kumar S, Arunkumar KV, et al. Dental management in autosomal recessive (intermediate) osteopetrosis: a case report[J]. Pediatr Dent, 2010, 32(7): 542−545.

[35] Okamoto N, Kohmoto T, Naruto T, et al. Novel *CLCN7* compound heterozygous mutations in intermediate autosomal recessive osteopetrosis[J]. Hum Genome Var, 2017, 4(17036).

[36] Zhang Y, Ji D, Li L, et al. ClC−7 Regulates the pattern and early development of craniofacial bone and tooth[J]. Theranostics, 2019, 9(5): 1387−1400.

[37] Pangrazio A, Pusch M, Caldana E, et al. Molecular and clinical heterogeneity in *CLCN7*-dependent osteopetrosis: report of 20 novel mutations[J]. Hum Mutat, 2010, 31(1): E1071−E1080.

[38] Frattini A, Orchard PJ, Sobacchi C, et al. Defects in TCIRG1 subunit of the vacuolar proton pump are responsible for a subset of human autosomal recessive osteopetrosis[J]. Nat Genet, 2000, 25(3): 343−346.

[39] Sobacchi C, Pangrazio A, Lopez AG, et al. As little as needed: the extraordinary case of a mild recessive osteopetrosis owing to a novel splicing hypomorphic mutation in the *TCIRG1* gene[J]. J Bone Miner Res, 2014, 29(7): 1646−1650.

[40] Driessen GJ, Gerritsen EJ, Fischer A, et al. Long-term outcome of haematopoietic stem cell transplantation in autosomal recessive osteopetrosis: an EBMT report[J]. Bone Marrow Transplant, 2003, 32(7): 657−663.

[41] Key LL, Jr., Rodriguiz RM, Willi SM, et al. Long-term treatment of osteopetrosis with recombinant human interferon gamma[J]. N Engl J Med, 1995, 332(24): 1594−1599.

[42] Moscatelli I, Almarza E, Schambach A, et al. Gene therapy for infantile malignant osteopetrosis: review of pre-clinical research and proof-of-concept for phenotypic reversal[J]. Mol Ther Methods Clin Dev, 2021, 20: 389−397.

病例14 *TCIRG1*基因突变致常染色体隐性遗传骨硬化症（中间型）

患者3岁,女孩。

【主诉】

头颅畸形3年,发现广泛骨密度异常增高1个月。

【病史摘要】

患者出生后即发现有头颅畸形,6月龄时于外院就诊头颅MRI检测,提示颅板明显增厚,无脑积水,考虑"窄颅症"可能,建议手术治疗,但患儿智力正常,父母亲拒绝手术。2岁时,发现轻度贫血,多次血常规提示血红蛋白波动在110 g/L左右。1月前,患儿无明显诱因出现发热,外院就诊时胸片提示"上呼吸道感染,附见诸骨密度弥漫性增高",继而脊柱、骨盆和双侧胫腓骨X线摄片均显示骨密度弥漫性增高。进一步予以全外显子组测序结果显示患儿为*TCIRG1*复合杂合突变(c.117+5G>A和c2236+6T>G),诊断为"骨硬化症"。为明确进一步治疗方案,于2019年12月来我科就诊。

患儿既往无手术史、外伤史、输血史,否认食物、药物过敏史,按规定接种疫苗,无传染病及慢性病病史。患儿父母非近亲结婚,患儿系第二胎第一产,足月顺产,出生体重2850 g,母乳喂养,按时序添加辅食,9月出牙,现乳牙20颗,智力发育正常。家庭成员健康,否认遗传病家族史。

【入院查体】

T 36.3℃, R 18次/分, BP 98/58 mmHg, P 100次/分, 身高102 cm, 体重16 kg。神志清楚, 体位自主, 发育正常, 头颅增大, 前额突出, 下颌细小, 心肺查体无殊, 肝脾肋下未触及, 腹软无压痛、触痛; 颈软无抵抗, 肌力、肌张力正常, 生理发射正常, 脑膜刺激征、病理反射未引出。

【辅助检查】

1. 实验室检查

（1）血常规: WBC 5.55×10^9/L, RBC 3.59×10^9/L, Hb 95 g/L, PLT 228×10^9/L, 余正常。

（2）血生化: AST 11 U/L, ALT 22 U/L, TP 59.7 g/L, Alb 39.7 g/L, ALP 110 U/L, γ-GGT 33 U/L, TBIL 9.8 μmol/L, DBIL 2.7 μmol/L, Cr 25 μmol/L, UA 237 μmol/L, K 3.75 mmol/L, P 1.61 mmol/L, Ca 2.24 mmol/L, Mg 0.77 mmol/L, Na 135.7 mmol/L, Cl 102 mmol/L, Glu 5.8 mmol/L。

2. 骨密度检查

DXA骨密度检查: L1～L4 1.528 g/cm², Z值为16.4; 股骨颈1.703 g/cm², Z值为16.5; 全髋1.568 g/cm², Z值为15.9。

3. 影像学检查

（1）X线摄片: 脊柱正侧位与骨盆X线摄片显示骨骼弥漫性骨密度显著增高（图14-1和图14-2）。

（2）CT检查: 头颅CT显示颅骨形态及密度异常, 两侧乳突积液。

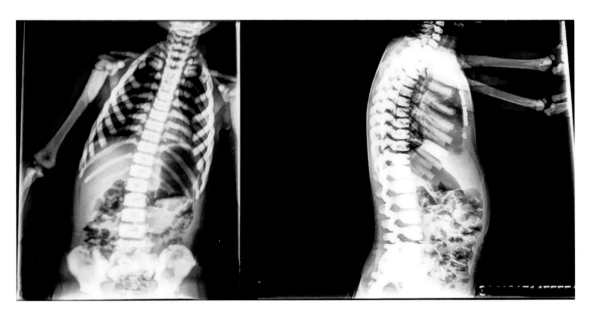

图 14-1　胸腰椎 X 线摄片
骨骼广泛密度增高,椎体呈"三明治样"密度增高

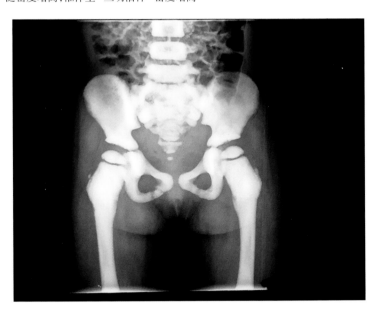

图 14-2　骨盆正位 X 线摄片
骨盆及双股骨密度显著增加,双股骨骨皮
质增厚,无髓腔

（3）B 超检查：腹部 B 超显示肝胆胰脾未见明显异常。

（4）MRI 检查：眼眶 MRI 显示左侧嗅神经、视神经较对侧增粗。

4. *TCIRG* 基因突变检测

发现 *TICRG1* 基因存在复合突变,为 c.117+5G>A,c2236+6T>G。分别来源于父、母亲。

【诊断】

常染色体隐性遗传骨硬化症（*TCIRG1* 复合杂合突变）。

【处理意见】

患者*TCIRG1*突变致骨硬化症诊断明确，一般情况可，无移植禁忌证，建议行异基因造血干细胞移植。

【治疗及转归】

患者于2020年6月14日开始接受"白消安＋环磷酰胺＋抗胸腺细胞球蛋白"方案预处理，于6月23日回输外周血造血干细胞（MUD，F/F，10/10），过程顺利。7月3日患儿粒系造血重建，7月9日出移植仓。7月18日患儿血清电解质检查结果显示高钙血症，入院后予以补液、水化、利尿、降钙素及唑来膦酸治疗后血钙恢复正常出院，继续服用环孢素、甲泼尼龙预防移植物抗宿主病，另服用氟康唑、复方磺胺甲恶唑预防感染。在后续随访中，患儿移植物植入稳定，贫血纠正并维持正常，未再发生高钙血症。2021年12月患儿来我科复诊，目前4岁，身高118.9 cm，体重22.3 kg，一般情况可，复查DXA骨密度提示股骨颈和L1～L4均有明显下降，其中股骨颈较前下降47.4%（0.896 g/cm^2），L1～L4较前下降18.4%（1.254 g/cm^2）。实验室检查显示WBC 5.55×10^9/L、Hb 128 g/L、PLT 242×10^9/L、Ca 2.39 mmol/L、P 1.58 mmol/L、ALP 284 U/L、β－CTX 1 949 ng/L、OC 78.83 ng/mL、P1NP 804.8 ng/mL、PTH 21.23 pg/mL、25OHD 26.21 ng/mL。

【讨论与分析】

骨硬化症（osteopetrosis）是一类因破骨细胞数量缺乏或功能障碍导致广泛骨密度异常增高的遗传性代谢性骨病。根据遗传方式的差异，分为常染色体显性遗传骨硬化症（autosomal dominant osteopetrosis，ADO）、常染色体隐性遗传骨硬化症（autosomal recessive osteopetrosis，ARO）和非常罕见的X染色体连锁遗传骨硬化症[1,2]。骨硬化症患者的临床表现差异较大，轻症者可无任何症状仅表现为影像学异常，而重症患者可以出现造血衰竭、多发骨折等表现。因此从疾病严重程度出发，还可以分为幼年型恶性骨硬化症（malignant infantile osteopetrosis，MIOP）、中间型骨硬化症（intermediate osteopetrosis，IMO）以及轻型骨硬化症（mild osteopetrosis，MDO），值得注意的是IMO的临床表现同样十分严重，但与MIOP相比患者血液系统受累较轻，不需要输注血液制品。ADO系*CLCN7*杂合突变所致，其发病率约为1∶20 000，患者临床表现相对较轻，多为MDO，但有极少部分患者可表现为IMO甚至是MIOP[1,3-5]。ARO发病率仅为1∶250 000，但临床表现严重，绝大多数ARO患者为MIOP，常以严重贫血、反复感染、多发骨折等起病，若不加以干预，多在2岁左右死亡[1,6]。最常见的致病基因型是*TICRG1*突变，约占50%，其次是*CLCN7*[2]。骨硬化症的诊断依赖典型的影像学表现，而基因检测有助于明确患者的分子诊断、提示预后并指导治疗。本例患者影像学表现典型且基因检测显示存在*TCIRG1*复合杂合突变，ARO诊断明确；患儿存在轻度贫血，血红蛋白最低为95 g/L，无肝脾肿大等髓外造血表现，亦无多发骨折、骨髓炎等表现，诊断为IMO。

造血干细胞移植（hemopoietic stem cell transplantation，HSCT）是目前治愈骨硬化症的唯一手段[7,8]。接受HSCT的患者5年无病生存率约为42%～93%，其中以接受直系亲属全相合HSCT的患者生存期最佳，其次是直系亲属半相合HSCT；对于半相合HSCT来说，使用去除T细胞的策略能够提高移植的疗效；此外，有研究指出，采用基于氟达拉滨的预处理方案也能够改善骨硬化症患者的生存期[9]。然而HSCT并不适用于所有骨硬化症患者，欧洲免疫缺陷学会及欧洲血液和骨髓移植学会遗传病工作组（European Society for Immunodeficiencies and the European Society for Blood and Marrow Transplantation Inborn Errors Working Party，EMBT）发布的共识指出：造血衰竭、即将失明是HSCT的绝对适应证；多发脆性骨折、严重的骨骼畸形（尤指颅骨）、反复感染、神经系统症状（脑积水、中枢神经卡压等）则视为移植的相对适应证，而存在神经退变（neurodegeneration）、非破骨细胞本身缺陷的骨硬化症（如*TNFSF11*突变）是移植的绝对禁忌证[8]。该患儿存在颅骨畸形，一般情况可，无移植绝对禁忌证；此外EMBT共识指出虽然部分*TCIRG1*、*SNX10*、*CLCN7*和*RANK*突变致ARO患者血液系统受累并不显著，但HSCT的不良反应会随年龄而增加，疾病也随时可能进展，因此上述患者也是HSCT的适应人群。综合该患儿的情况和共识意见，尽快行HSCT是最佳选择。

HSCT疗效确切但相关的并发症不容忽视。除了肝血窦阻塞综合征（veno-occlusive disease）、移植物抗宿主病（graft-versus-host disease）、肺动脉高压等常见并发症外，还要特别关注移植后骨硬化症患者的血钙水平[8-10]。本例患儿在造血恢复后的第15天发生了高钙血症，经过水化、利尿及双膦酸盐等处理后缓解。高钙血症是骨硬化症移植后1～2年内常见的并发症，其发生率为28.5%～63%，最常发生于移植后的20天左右，可表现为无症状的高钙血症甚至高钙危象；移植年龄大于2岁及高骨量是高钙血症发生的危险因素，因此有明确适应证的患者应尽早行HSCT[10, 11]。有学者认为移植相关高钙血症的发生可能与供体干细胞成功植入后产生的破骨细胞在骨硬化症的环境中被过度激活有关，但该现象究竟如何产生以及是否与移植的预后相关仍需要进一步的研究来明确。骨硬化症移植相关的高钙血症在治疗上与其他高钙血症并无差异，可酌情使用水化、利尿、糖皮质激素、降钙素以及双膦酸盐或地舒单抗[12-15]。

专家点评

常染色体隐性遗传骨硬化症（autosomal recessive osteopetrosis，ARO）是罕见的代谢性骨病，患者常以严重贫血、多发骨折、反复感染、视力受损、骨髓炎甚至造血衰竭起病，预后较差。在X线摄片上，ARO也与ADO一样，可表现出"骨中骨"样改变，椎体"三明治"样表现，长骨干骺端"杯口"样等典型征象，因此，通过影像学即可明确临床诊断，而基因诊断在明确患者的病因同时还可以指导进一步治疗和判断预后。一旦明确致病基因后应当尽快对患者进行移植适应证评估，对于符合HSCT的患者应尽快安排进行造血干细胞移植，对于无移植意愿或无移植条件的患者进行规律随访，积极防治并发症。移植相关的高钙血症是HSCT的常见并发症，除了采用水化、利尿、皮质激素以及降钙素治疗外，还可使用骨吸收抑制。地舒单抗是强效骨吸收抑制剂且具有较好的安全性，在治疗移植相关的高钙血症方面可能是较双膦酸盐更优的选择。

本文报道了一例临床表现相对较轻的ARO患儿，经过系统评估后最终接受了造血干细胞移植，移植后患儿贫血好转，骨密度较前显著下降，且移植相关不良反应轻微，在移植后曾出现高钙血症，经过治疗后得以纠正。本文有助于提高广大临床医生对骨硬化症的认识，同时强调了规范治疗的重要性，对于临床具有参考价值。

整理：李　想

述评：汪　纯

参考文献

[1] Wu CC, Econs MJ, Dimeglio LA, et al. Diagnosis and management of osteopetrosis: consensus guidelines from the osteopetrosis working group[J]. J Clin Endocrinol Metab, 2017, 102(9): 3111−3123.

[2] Palagano E, Menale C, Sobacchi C, et al. Genetics of osteopetrosis[J]. Curr Osteoporos Rep, 2018, 16(1): 13−25.

[3] Stark Z, Savarirayan R. Osteopetrosis[J]. Orphanet J Rare Dis, 2009, 4: 5.

[4] Bollerslev J, Andersen PE, Jr. Radiological, biochemical and hereditary evidence of two types of autosomal dominant osteopetrosis[J]. Bone, 1988, 9(1): 7−13.

[5] Del Fattore A, Peruzzi B, Rucci N, et al. Clinical, genetic, and cellular analysis of 49 osteopetrotic patients: implications for diagnosis and treatment[J]. J Med Genet, 2006, 43(4): 315−325.

[6] Tolar J, Teitelbaum SL, Orchard PJ. Osteopetrosis[J]. N Engl J Med, 2004, 351(27): 2839−2849.

[7] Driessen GJ, Gerritsen EJ, Fischer A, et al. Long-term outcome of haematopoietic stem cell transplantation in autosomal recessive osteopetrosis: an EBMT report[J]. Bone Marrow Transplant, 2003, 32(7): 657−663.

[8] Schulz A, Moushous D, Steward Cg, et al. Osteopetrosis: consensus guidelines for diagnosis and follow up.2015.

[9] Orchard PJ, Fasth AL, Le Rademacher J, et al. Hematopoietic stem cell transplantation for infantile osteopetrosis[J]. Blood, 2015, 126(2): 270−276.

[10] Solh H, Da Cunha AM, Giri N, et al. Bone marrow transplantation for infantile malignant osteopetrosis[J]. J Pediatr Hematol Oncol, 1995, 17(4): 350−355.

[11] Eapen M, Davies SM, Ramsay NK, et al. Hematopoietic stem cell transplantation for infantile osteopetrosis[J]. Bone Marrow Transplant, 1998, 22(10): 941−946.

[12] Shroff R, Beringer O, Rao K, et al. Denosumab for post-transplantation hypercalcemia in osteopetrosis[J]. N Engl J Med, 2012, 367(18): 1766−1767.

[13] Natsheh J, Drozdinsky G, Simanovsky N, et al. Improved outcomes of hematopoietic stem cell transplantation in patients with infantile malignant osteopetrosis using fludarabine-based conditioning[J]. Pediatr Blood Cancer, 2016, 63(3): 535−540.

[14] Martinez C, Polgreen LE, Defor TE, et al. Characterization and management of hypercalcemia following transplantation for osteopetrosis[J]. Bone Marrow Transplant, 2010, 45(5): 939−944.

[15] Gerritsen EJ, Vossen JM, Fasth A, et al. Bone marrow transplantation for autosomal recessive osteopetrosis. A report from the Working Party on Inborn Errors of the European Bone Marrow Transplantation Group[J]. J Pediatr, 1994, 125(6 Pt 1): 896−902.

病例 15　*TCIRG1* 基因突变致常染色体隐性遗传骨硬化症

患者 25 岁，男性。

【主诉】

贫血伴多次脆性骨折 20 余年。

【病史摘要】

患者20余年前因反复上呼吸道感染于当地医院就诊,提示血红蛋白60～70 g/L,血小板及白细胞正常;腹部B超提示脾肿大(报告均遗失),遂诊断患者"贫血、脾大",予以患者口服泼尼松龙15 mg 1次/日治疗,经治疗血红蛋白改善至100 g/L左右,遂调整泼尼松龙剂量至10 mg 1次/日,糖皮质激素治疗延续至患者10岁龄。12年前,患者骑自行车时跌倒致左上肢疼痛,患者于当地医院就诊,完善X线摄片检查提示"左肱骨骨折,多骨骨质增厚"。该院予以患者行石膏固定,骨折愈合可。8年前,患者轻微跳跃后致右股骨骨折,外院予以患者保守治疗,骨折畸形愈合,治疗期间多次X线摄片均提示多骨骨质增厚。2年前,患者无明显诱因出现右上第一磨牙松动,遂接受拔牙治疗,术后出现右颌面部疼痛、肿胀、局部皮温升高,外院诊断患者"下颌骨骨髓炎",予以抗感染及多次局部治疗,病灶迁延近2年后方愈合。为明确病因,患者遂前来我院就诊。

起病以来,患者无视野缺损、视力减退、听力受损、面瘫、感觉异常等不适,食欲、精神、睡眠可,二便正常,近期体重无明显变化。

患者父母系近亲结婚,直系亲属均表型正常,家系图见图15-1。患者为足月顺产,出生体重4 kg,15岁发育,未婚未育,硕士学历,职业为公司职员,否认吸烟饮酒史。曾因"龋齿"接受局部治疗,余无特殊。

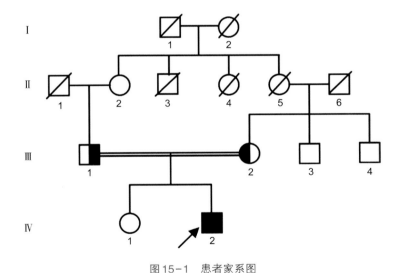

图15-1　患者家系图

【入院查体】

身高157 cm,体重52 kg,生命体征稳定,一般情况可。诸系统查体均未见异常,脑神经(-)。

【辅助检查】

1. 实验室检查

(1) 血常规:WBC 5.4×10^9/L,RBC 4.38×10^9/L,PLT 248×10^9/L,Hb 101 g/L。

(2) 血生化:ALT 9 U/L,AST 14 U/L,ALP 102 U/L,γ-GGT 30 U/L,Cr 61.6 μmol/L,Ca

2.22 mmol/L，P 1.45 mmol/L，Tp、Alb、BUN、UA、血脂、K、Na、Glu均正常。

（3）骨代谢：β-CTX 938.5 ng/L，OC 24.25 ng/mL，PTH 32.37 pg/mL，25OHD 20.14 ng/mL。

（4）C反应蛋白、血沉：均正常。

2. 骨密度检查

双能X线吸收仪：L1～L4 3.042 g/cm²，Z值为16.6；股骨颈3.367 g/cm²，Z值为18.4；全髋3.141 g/cm²，Z值为16.6。详见图15-2。

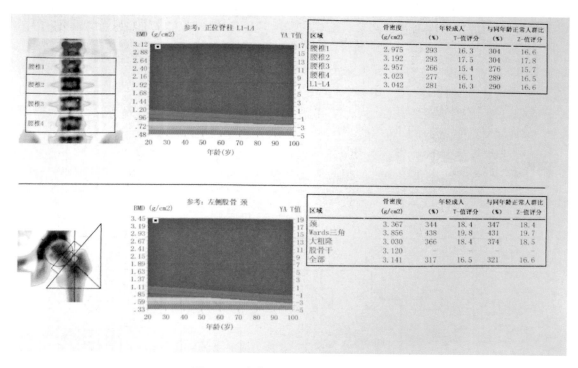

图15-2 患者的DXA检查骨密度报告

3. 影像学检查

右股骨骨折后畸形，骨量、股骨密度显著增高，股骨髓腔缩小，皮质厚，胸腰椎呈"夹心饼"样密度增高（图15-3）。腹部超声常规，肝胆胰脾未见明显异常。

【初步诊断】

（1）骨硬化症。

（2）轻度贫血。

【治疗及转归】

补充检查：患者及父母外周血中提取基因组DNA，先后送检 *TCIRG1*、*CLCN7* 及 *LRP5*、*TNFSF11*、*TNFRSF11A*、*OSTM1*、*SNX10*、*PLEKHM1*、*CAII* 基因Sanger测序，均未检出基因突变。进一步完善患者外周血DNA全外显子组测序（whole-exome sequencing），亦未发现致病突变基因。患者临床表现典型，结合基因检测结果，考虑存在非编码区（untranslated region，

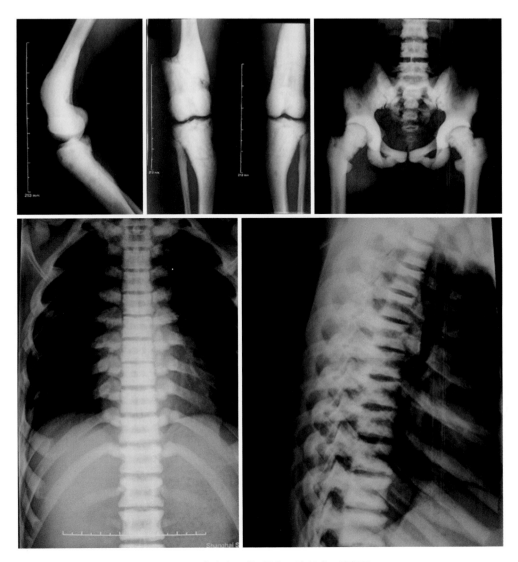

图15-3　患者胸腰椎、骨盆及膝关节X线摄片

UTR）基因突变可能性大，遂完善 *TCIRG1*、*CLCN7* 基因3′UTRs检测，结果提示（图15-4）：患者 *TCIRG1* 基因18号内含子存在c.2236+6T>G纯合突变，表现为（G/G）；患者父母该位点均为杂合（T/G）。

　　治疗及随访：患者目前病情稳定，暂无药物治疗，我科密切随访中。

【讨论与分析】

　　患者系青年男性，幼年起病，慢性病程，此次因"贫血20余年伴多次脆性骨折"前来我院就诊。患者明确存在两次低暴力骨折，X线摄片可见患者双侧骨质增生显著，股骨、胫骨等长骨明显髓腔狭窄；脊柱摄片示椎体呈现"三明治"样改变。患者腰椎、股骨颈、全髋骨密度均显著升高，较患者同龄人升高16.6～18.4个标准差。结合患者病史及典型影像学表现，骨硬

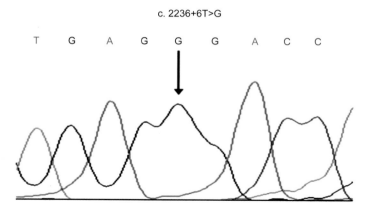

c. 2236+6T>G

T G A G G G A C C

图15-4　患者 *TCIRG1* 基因突变检测结果

化症(osteopetrosis)诊断较为明确。患者父母系近亲结婚,虽然各自携带致病突变,但表型均正常。患者有明确的贫血病史,最低血红蛋白60 g/L,伴脾肿大,曾接受数年糖皮质激素治疗,已停药十余年,目前血红蛋白水平维持在100 g/L左右;其年幼时曾患龋齿,曾明确诊断下颌骨骨髓炎,目前无神经系统受累征象。根据其临床表现、父母为近亲婚配以及测序结果并结合遗传模式,最终诊断患者为 *TCIRG1* 基因突变所致常染色体隐性遗传骨硬化症(autosomal recessive osteopetrosis,ARO)。

　　ARO应与其他以骨骼密度异常增高为主要临床表现的疾病进行鉴别[1,2]。① 骨斑点症(osteopoikilosis,OPK):OPK系 *LEMD3* 基因失能(loss of function)突变引起的常染色体显性遗传性骨代谢病,OPK患者常无明显的临床症状。OPK病变在X线摄片中多表现为多发的圆形或类圆形的高密度影,似内生骨疣,常见于短管状骨、长骨干骺端及跗骨、腕骨、骨盆等部位。此外,OPK患者还常常合并皮肤病变。② 纹状骨瘤(osteopathia striata):该疾病的遗传模式目前仍不明确,常累及长骨、管状骨的骨骺或骨干,典型影像学表现为平行于受累骨长轴的条纹状致密影。③ 进行性骨干发育不良(progressive diaphyseal dysplasia,PDD):PDD系 *TGF-β1* 基因突变所致的常染色体显性遗传性骨代谢病。PDD多幼年起病并逐渐进展,患者常诉骨痛、肌痛、乏力等不适,可伴鸭步。影像学上表现为双侧长骨皮质对称性增厚,并可伴髓腔狭窄,但骨骺及干骺端不受累,病变多见于胫骨、股骨、腓骨等。④ 蜡油样骨病(melorheostosis,MEL):MEL多为散发,散发的MEL系由体细胞突变所致,*MAP2K1* 和 *SMAD3* 为已知致病基因。MEL常累及单侧肢体,下肢较上肢多见,可表现为单骨病变亦可累及相邻诸骨,影像学表现为皮质或髓腔内骨肥厚,典型的MEL影像学表现似蜡油从燃烧的蜡烛上滴落(wax dripping)。此外,MEL患者还可以合并皮肤病变。⑤ Erdheim-Chester病(Erdheim-Chester disease,ECD):ECD是累及多系统的非朗格汉斯细胞组织细胞增生症,ECD病变常累及四肢骨,下肢骨病变更为多见且严重;病变呈双侧、对称性分布,累及骨干和干骺端,影像学上多表现为皮质增厚,可伴髓腔狭窄。ECD的骨外表现包括尿崩症、肺纤维化、突眼等。⑥ 畸形性骨炎(Paget disease of bone,PDB):PDB的

发生被认为与 *SQSTM1*、*TNFRSF11A*、*VCP* 等基因突变相关。该疾病临床表现差异较大，多数患者无明显症状；在有症状患者中，疼痛、受累部位畸形为最常见的临床表现。早期 PDB 在 X 线摄片上以溶骨性改变为主，随时间推移受累骨可增大、皮质增厚，晚期可表现为高骨密度。PDB 核素骨扫描（bone scintigraphy）中表现为放射性核素摄取增加，核素骨扫描较 X 线摄片诊断 PDB 更为敏感，且有助于判断病变累及范围。此外，骨硬化症还需要与转移性骨肿瘤、慢性肾脏病矿物质和骨异常（chronic kidney disease-mineral and bone disorder）等继发性高骨量综合征进行鉴别。

骨硬化症是因破骨细胞数量缺乏或功能障碍导致骨吸收异常引起的遗传性骨疾病。根据遗传方式的不同，骨硬化症可分为 ARO、常染色体显性遗传骨硬化症（autosomal dominant osteopetrosis，ADO）以及 X 染色体连锁遗传的骨硬化症（X-linked osteopetrosis，XLD）[3]。其中 ARO 发病率约为 1/250 000，ADO 发病率约 1/20 000，XLD 极为罕见[6]。就 ARO 而言，约 50% 的 ARO 系 *TCIRG1* 基因突变引起，*CLCN7* 基因突变约占所有 ARO 的 17%，*OSTM1*、*SNX10*、*PLEKHM1*、*SLC29A3*、*CAII* 等基因突变亦可导致 ARO 的发生[4,5]。而 *TNSF11*、*TNSRSF11A* 基因突变则会引起破骨细胞缺乏的 ARO[6]。ARO 患者起病早且临床表现严重，常危及生命，可表现为血三系减少、脑神经受累、骨折风险增加、骨折延迟愈合、骨髓炎等。此外，不同基因突变所致的 ARO 可有各自独特的临床表现。其中 *OSTM1* 突变导致的 ARO 合并严重的神经系统受累，常表现为大脑萎缩及脱髓鞘；*CAII* 基因突变所致 ARO 常常合并肾小管酸中毒、颅内钙化及肾结石；而 *TCIRG1* 突变的 ARO 患者易合并低钙血症、继发性甲状旁腺功能亢进症、佝偻病[6]。

ARO 目前仍缺乏切实有效的对因治疗措施。存在骨髓衰竭或诊断年龄小于 1 岁的患者应尽快接受造血干细胞移植（hemopoietic stem cell transplantation，HSCT）治疗[7]。需要注意的是，HSCT 不用于治疗 *TNFSF11* 基因突变所致 ARO，因为 *TNFSF11* 基因是护骨素（osteoprotegerin，OPG）编码基因，而 OPG 系由成骨细胞分泌，而成骨细胞起源于基质细胞（stromal cell），并非造血干细胞起源。*OSTM1* 基因突变及合并神经退行性病变的 *CLCN7* 基因突变所致 ARO 患者亦不建议行 HSCT[6]。这些不能接受 HSCT 治疗的 ARO 患者可考虑接受糖皮质激素治疗。而干扰素 γ-1b（Interferonγ-1b）亦于 2000 年被美国食品药品监督管理局（Food and Drug Administration，FDA）批准用于治疗恶性 ARO[7]。近年来，基因编辑技术发展迅猛，为 ARO 的病因治疗奠定了坚实的基础，目前已有相关临床试验正在进行中[8]。根据骨硬化症协作组共识（Consensus Guidelines From the Osteopetrosis Working Group）意见[7]，骨硬化症的诊断应基于典型的影像学表现，基因检测有助于识别病因进而提示疾病走向；该共识建议持续监测骨硬化症患者矿盐代谢以及脑神经受累、贫血、白细胞减少等并发症的变化；在药物治疗方面，应该避免使用大剂量骨化三醇；由于非婴儿型骨硬化症（noninfantile osteopetrosis）缺乏有效的治疗措施，故在治疗上应以对症支持治疗为主。

【最终诊断】

（1）骨硬化症（ARO，*TCIRG1* 基因突变）。

（2）轻度贫血。

专家点评

临床实践中一般将骨密度值较同龄人升高大于4个标准差，即Z值大于+4.0视为高骨量。在老年人群中，单部位骨密度异常增高，特别是腰椎骨密度增高常与骨质增生相关[9]。而在幼儿、儿童、青少年中出现的多部位高骨密度则应考虑存在高骨量综合征的可能。从病因角度高骨量综合征可分为遗传性、非遗传性和获得性高骨量综合征，鉴别诊断也应从这三个方面展开。骨硬化症是较为常见的遗传性高骨量综合征，典型病例可表现为贫血、白细胞减少、血小板减少、肝脾肿大、脑神经受累导致视力和听力受损、反复骨折、下颌骨骨髓炎等。在X线摄片上可表现为普遍的骨皮质增厚、骨小梁消失及髓腔狭窄，亦可出现典型的椎体"三明治样"或骨盆"骨中骨"改变。骨硬化症系单基因遗传病，其最终确诊依赖于致病基因的检测。在治疗上，轻症患者以对症治疗为主；婴幼儿恶性骨硬化症（infantile malignant osteopetrosis）预后差，应尽早行造血干细胞移植。

整理：李　想
述评：汪　纯

参考文献

[1] Ihde LL, Forrester DM, Gottsegen CJ, et al. Sclerosing bone dysplasias: review and differentiation from other causes of osteosclerosis[J]. Radiographics, 2011, 31(7): 1865-1882.
[2] Boudin E, Van Hul W. Sclerosing bone dysplasias[J]. Best Pract Res Clin Endocrinol Metab, 2018, 32(5): 707-723.
[3] Tolar J, Teitelbaum SL, Orchard PJ. Osteopetrosis[J]. N Engl J Med, 2004, 351(27): 2839-2849.
[4] Palagano E, Menale C, Sobacchi C, et al. Genetics of osteopetrosis[J]. Cur Osteoporos Rep, 2018, 16(9): 1-13.
[5] Stark Z, Savarirayan R. Osteopetrosis[J]. Orphanet J Rare Dis, 2009, 20(4): 5.
[6] Sobacchi C, Schulz A, Coxon FP, et al. Osteopetrosis: genetics, treatment and new insights into osteoclast function[J]. Nat Rev Endocrinol, 2013, 9(9): 522-536.
[7] Insogna, Karl L, Polgreen, et al. Diagnosis and management of osteopetrosis: Consensus Guidelines From the Osteopetrosis Working Group[J]. Journal of Clinical Endocrinology & Metabolism, 2017.
[8] Moscatelli I, Almarza E, Schambach A, et al. Gene Therapy for Infantile malignant osteopetrosis: review of pre-clinical research and proof-of-concept for phenotypic reversal[J]. Mol Ther Methods Clin Dev, 2020, 20(Suppl 1).
[9] Paccou J, Javier RM, Henry-Desailly I, et al. The French multicentre elevated bone mass study: prevalence and causes[J]. Osteoporos Int, 2021, 32(9): 1763-1775.

病例16　TNFRSF11A基因突变致常染色体隐性遗传性骨硬化症

患者3岁，女孩。

【主诉】

外院CT摄片发现骨密度异常增高1月余。

【病史摘要】

（1）现病史：1月前，患者因行腺样体切除术需完善颌面部CT，CT提示颌面部诸骨质致密，髓腔缩小，考虑骨硬化症，遂来院就诊。患者为第一胎第一产，足月剖宫产，出生时无窒息，体重3.5 kg，母乳喂养，生长发育落后于同龄人。

（2）既往史：患者1年前右踝、半年前左腕在未受到明显外力碰撞、挤压的情况下发生骨折，当地医院行石膏固定等对症处理。

（3）个人史：1岁时开始萌牙，牙齿长出后易脱落，3个月前上中切牙已脱落。听力、视力发育均正常。父母体健，非近亲结婚。余病史无殊。

【入院查体】

生命体征平稳，身高91.4 cm，小于同龄人的−2SD～−1SD，体重13.7 kg，臂长86 cm，坐高54 cm，头围51 cm。神志清楚，体位自主，姿势与步态正常。皮肤与睑结膜红润，无皮损、皮下出血和红肿，皮温不高，未触及肿大淋巴结。鸡胸，腹部平坦，腹软无抵抗，无压痛与反跳痛，肝脾肋下未触及。呼吸、循环和神经系统查体均无异常。

【辅助检查】

1. 实验室检查

（1）血常规：WBC 6.1×10^9/L，RBC 4.42×10^{12}/L，Hb 116 g/L，PLT 252×10^9/L，LYMPH 63.9%，GRAN 25.1%。

（2）血生化：TP 66.9 g/L，ALB 45.7 g/L，CK 126 U/L，CK−MB 20.4/L，LDH 267 U/L，γ−球蛋白9.5%。

（3）骨代谢：β−CTX 309.50 ng/L，P1NP 286.60 ng/mL，PTH 31.59 pg/mL，25OHD 40.77 ng/mL，ALP 114 U/L，Ca 2.51 mmol/L，P 1.38 mmol/L。

2. 骨密度检查

双能X线吸收仪（DXA），患者L1～L4骨密度1.203 g/cm^2，股骨颈骨密度1.403 g/cm^2。

3. 影像学检查

（1）X线摄片

左右膝关节站立正位X线摄片：提示双股骨远端及胫腓骨近段膨大，诸骨骨密度增高（图16−1A）。

胸腰椎正侧位X线摄片：提示胸腰椎序列光滑，生理曲度变直，诸椎体骨密度增高（图16−1B，C）。

头颅正侧位X线摄片：提示头颅诸骨骨密度增高，各颅缝未见明显增宽（图16−1D，E）。

骨盆正位X线摄片：提示骨盆诸骨骨密度增高（图16−1F）。

左腕关节正位X线摄片：提示左尺桡骨远端膨大，诸骨骨密度增高（图16−1G）。

（2）腹部超声：肝胆胰脾部位未见异常。

4. 基因检测

患者于外院行全外显子组测序提示*TNFRSF11A*基因为复合杂合突变。为进一步验证二代测序结果，征得患儿父母知情同意并签名给予患儿及其父母*TNFRSF11A*已知位点的

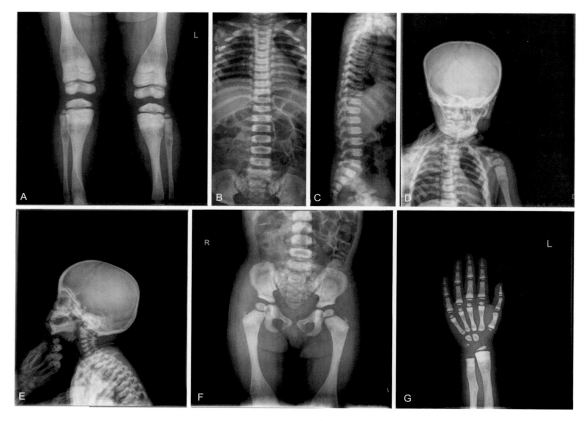

图 16-1　X 线摄片

A. 左右膝关节站立正位 X 线摄片。B. 胸腰椎正位 X 线摄片。C. 胸腰椎侧位 X 线摄片。D. 头颅正位 X 线摄片。E. 头颅侧位 X 线摄片。F. 骨盆正位 X 线摄片。G. 左腕关节正位 X 线摄片

Sanger 验证。验证结果表明患者 *TNFRSF11A* 基因的 7 号外显子处发生无义突变（c.630C>G，p.Tyr210X），该突变来源于母亲。此外，9 号内含子处发生剪切突变（c.1567+2T），该突变来源于父亲（图 16-2）。

【初步诊断】

（1）常染色体隐性遗传性骨硬化症。

（2）轻度贫血。

【治疗与转归】

因患者除有轻度的贫血，造血、神经系统功能暂时未有明显受损，但考虑疾病进程，嘱患者每 3 个月复查血常规、腹部 B 超与视、听功能等，若出现头晕乏力等贫血症状立即血液科就诊。我科定期随访。

【讨论与分析】

骨硬化症（osteopetrosis，OPT）是一类由破骨细胞功能缺陷或数量减少从而导致骨吸收异常，以骨量异常增加为特点的一类遗传性代谢性骨病。骨硬化症按照遗传方式可分为常

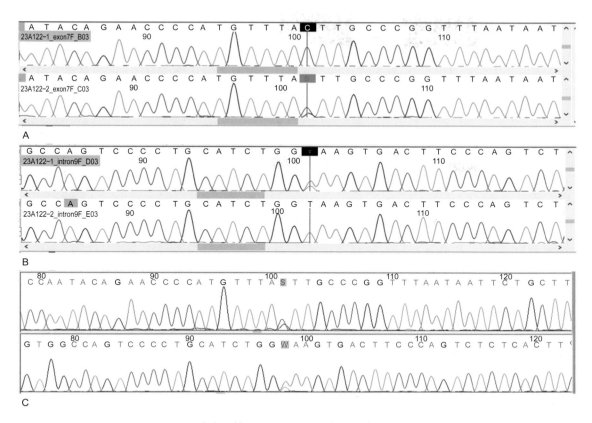

图16-2　患者及其父母 *TNFRSF11A* 基因突变Sanger测序图

A. 患者母亲 *TNFRSF11A* 基因突变Sanger测序图。B. 患者父亲 *TNFRSF11A* 基因突变Sanger测序图。C. 患者 *TNFRSF11A* 基因突变Sanger测序图

染色体显性遗传（autosomal dominant osteopetrosis，ADO）和常染色体隐性遗传（autosomal recessive osteopetrosis，ARO）。与ADO相比，典型ARO的发病年龄早，临床症状包括贫血、感染、出血倾向、肝脾肿大、生长发育迟缓、颅骨发育异常、视力或听力下降及脑积水等，病程进展快且预后相对较差。目前与ARO相关的致病基因有氯离子通道蛋白7（*CLCN7*）、T细胞免疫调节因子1（T-cell immune regulator 1，TCIRG1）、核因子-κB受体活化因子（receptor activator for nuclear factor-κB，RANK）、核因子-κB受体活化因子配体（receptor activator for nuclear factor-κB Ligand，RANKL）、碳酸酐酶Ⅱ（carbonic anhydrase Ⅱ，CA Ⅱ）等，其中70%的ARO与 *TCIRG1* 和 *CLCN7* 基因突变有关[1]。*RANK* 与 *RANKL* 基因突变影响了破骨细胞的分化、成熟过程，破骨细胞数量减少，从而导致骨吸收障碍，这一类骨硬化症我们称之为"破骨细胞数量减少的骨硬化症（osteoclast-poor osteopetrosis，oc-poor OPT）"。

　　RANK存在于破骨细胞及其前体细胞膜上，是由 *TNFRSF11A* 基因（MIM 603499）编码的由616个氨基酸构成的同源三聚体跨膜蛋白。RANKL与破骨细胞前体细胞表面的RANK结合，能促进破骨细胞特异性基因的转录，诱导破骨细胞前体细胞分化为成熟的破骨细胞，并能抑制破骨细胞的凋亡。RANK、RANK与OPG便构成了调控破骨细胞分化和成熟

的最重要的通路[2]。TNFRSF11A基因突变导致的骨硬化症由Guerrini等[3]于2008年首次报道，共报道了7个家系8名患者，所有患者均因TNFRSF11A基因纯合突变或复合杂合突变从而导致该基因编码的RANK失去其功能，破骨前体细胞不能正常分化。8例患者的发病年龄均在1岁以内，最早的发病年龄仅仅只有出生后1周。所有患者均表现为骨密度增高、骨质硬化、发育迟缓、贫血、血小板减低、视功能受损，影像学检查提示全身骨骼致密，4例患者出现肝脾肿大，3名患者行骨活检术，均提示髓腔缩小，软骨与骨小梁数量增加，破骨细胞数量很少或无。除上述临床表现，有4例患者检测了外周血丙种球蛋白的含量，其中3例患者存在丙种球蛋白偏低的现象。目前国外报道的TNFRSF11A基因突变共有20个，单核苷酸位点突变16个，插入/缺失3个，插入1个。其中有12个突变，包括8个错义突变，2个移码突变和2个无义突变，均影响了胞外的羟脯氨酸富含区域，该区域为核因子-κB受体活化因子配体的结合区域[4]。据统计，在所有已发表的骨硬化症的病例报道中，TNFRSF11A基因突变导致的骨硬化症约占4.5%[5]。

　　TNFRSF11A基因的功能缺失还会引起与OPT临床表现不同的骨骼异常硬化症，最早是由Spranger等[6]描述，称之为"Dysosteosclerosis"（DSS）。在2023年版的《遗传性骨骼疾病病因学和分类》中归为"骨硬化症与相关破骨细胞功能异常"一类[7]，也呈常染色体隐性遗传。DSS的影像学特征表现为四肢长骨干骺端局灶性骨硬化，长骨骨干透亮，骨皮质菲薄，伴或不伴椎体异常扁平或呈"夹心饼干征"，随着患者年龄增加，骨骼影像学表现逐步好转[8]。和OPT类似，DSS患者根据骨骼受累情况会出现视神经受累、骨折或生长受限等临床表现，但很少出现骨髓衰竭累及造血系统的情况。不同的是，若TNFRSF11A基因出现小片段的串联重复插入突变，影响了RANK信号肽区域，则会上调NF-κB信号通路导致破骨细胞功能异常活跃从而出现Paget骨病类似表现的三种疾病，分别是家族性扩张性骨溶解（familial expansile osteolysis，FEO）[9]、早发型Paget骨病（early onset Paget's disease of bone，EOPDB）[10]和扩张性骨骼高磷酸酶症（expansile skeletal hyperphosphatasia, ESH）[11]。

　　对于TNFRSF11A基因突变所致的骨硬化症患者，造血干细胞移植（HSCT）是目前唯一的治疗方法。值得注意的是，除了神经退变为HSCT禁忌证外，同为oc-poor OPT类型的TNFSF11（RANKL）基因突变导致的骨硬化症，因其破骨细胞功能本身未存在缺陷，因此HSCT不能重建破骨细胞功能，为HSCT禁忌证之一。HSCT存在一定的风险，术后并发症有感染、高钙血症、移植物抗宿主症（GVHD）、肝血窦阻塞综合征等。Pangrazio[12]等曾报道了5例进行HSCT的TNFRSF11A基因突变所致的骨硬化患者，对其进行了3.5个月到3年的随访与观察。5名患者均存活且造血功能、骨密度及骨结构均有改善，但都出现了从轻度到严重的高钙血症，在血液透析和双膦酸盐类、降钙素和地舒单抗等药物的作用下均得到了控制。HSCT对于改善骨硬化引起的视、听神经功能退化有限，且患者行HSCT的年龄越大，术后发生高钙血症的概率和严重程度、难治程度也越高[12]。因此尽早诊断和治疗，对于提高HSCT的长期疗效，减少术后并发症都是极为重要的。

　　本例患者因影像学检查偶然发现骨密度增高，伴轻度贫血并有非暴力骨折史。X线摄片提示颅骨、腕骨、胸椎、腰椎、骨盆、股骨、胫腓骨等全身骨骼均出现骨密度增加，髓腔缩小，骨密度检查也符合骨硬化症这一诊断。且基因检测显示*TNFRSF11A*基因复合杂合变异，虽未出现既往国外报道的突变位点，但两个位点的美国遗传学和基因组学学院（American College of Medical Genetics and Genomics，ACMG）致病等级评分均为致病（Pathogenic），进而诊断为*TNFRSF11A*基因突变导致的常染色体隐性遗传性骨硬化症。本例患者确诊时间相较于既往文献报道患者的起病年龄晚，症状也较轻，但考虑若颅骨硬化的骨骼导致视、听功能不可逆转，且行HSCT的年龄越大，术后并发症也相对较多，建议早日行HSCT，日常活动需预防摔倒和骨折的发生。

【最终诊断】

（1）常染色体隐性遗传性骨硬化症（*TNFRSF11A*基因复合杂合突变）。

（2）轻度贫血。

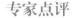

专家点评

常染色体隐形遗传性骨硬化症是一种罕见的因破骨细胞功能障碍或数量减少导致的以骨密度增加、髓腔缩小、累及造血系统、神经系统的遗传性骨病。其中因*TNFRSF11A*基因突变导致的骨硬化症更为罕见，查阅PubMed、维普、万方、中国知网等数据库，国外共有25例报道，国内尚无，且该病例的两个突变位点国外尚未报道，因此，进一步研究该突变对基因表达与功能的影响十分有必要。HSCT仍是治疗ARO的唯一有效办法，HSCT能重塑破骨细胞功能，有效改善骨质硬化表现，甚至能在一定程度上改善患者听力[13]。由于国内外报道的病例数较少，对于*TNFRSF11A*基因突变引起的ARO仍有一些问题需要思考，例如，该类型患者行造血干细胞移植的术后生存时间，该类型患者何时进行造血干细胞移植收益最大？因本例患者尚未进行造血干细胞移植，故需随访观察疾病的转归。

整理：翁　柔

述评：章振林

参考文献

[1] Cao W, Wei W, Wu Q. Ophthalmic phenotype of TCIRG1 gene mutations in Chinese infantile malignant osteopetrosis[J]. BMJ open ophthalmology, 2018, 3(1): e000180.

[2] Ikebuchi Y, Aoki S, Honma M, et al. Coupling of bone resorption and formation by RANKL reverse signalling[J]. Nature, 2018, 561(7722): 195−200.

[3] Guerrini MM, Sobacchi C, Cassani B, et al. Human osteoclast-poor osteopetrosis with hypogammaglobulinemia due to TNFRSF11A (RANK) mutations[J]. The American Journal of Human Genetics, 2008, 83(1): 64−76.

[4] Sobacchi C, Abinun M. Osteoclast-poor osteopetrosis[J]. Bone, 2022, 164: 116541.

[5] Penna S, Capo V, Palagano E, et al. One disease, many genes: implications for the treatment of osteopetroses[J]. Frontiers in Endocrinology, 2019, 10: 85.

[6] Spranger J, Albrecht C, Rohwedder HJ, et al. Dysosteosclerosis — a special form of generalized osteosclerosis[J]. Fortschritte Auf Dem Gebiete Der Rontgenstrahlen Und Der Nuklearmedizin, 1968, 109(4): 504−512.

[7] Unger S, Ferreira CR, Mortier GR, et al. Nosology of genetic skeletal disorders: 2023 revision[J]. American Journal of Medical Genetics Part A, 2023, 191(5): 1164−1209.

[8] Turan S. Osteopetrosis: gene-based nosology and significance dysosteosclerosis[J]. Bone, 2023, 167: 116615.

[9] Wallace RG, Barr RJ, Osterberg PH, et al. Familial expansile osteolysis[J]. Clinical Orthopaedics and Related Research, 1989(248): 265−277.

[10] Whyte MP. Paget′s disease of bone and genetic disorders of RANKL/OPG/RANK/NF-kappaB signaling[J]. Annals of the New York Academy of Sciences, 2006, 1068: 143−164.

[11] Whyte MP, Mills BG, Reinus WR, et al. Expansile skeletal hyperphosphatasia: a new familial metabolic bone disease[J]. Journal of Bone and Mineral Research: The Official Journal of the American Society for Bone and Mineral Research, 2000, 15(12): 2330−2344.

[12] Pangrazio A, Cassani B, Guerrini MM, et al. RANK-dependent autosomal recessive osteopetrosis: characterization of five new cases with novel mutations[J]. Journal of Bone and Mineral Research, 2012, 27(2): 342−351.

[13] 李想, 王梓媛, 任娜, 等. 造血干细胞移植在骨硬化症患者血液系统以外的作用[J]. 中华骨质疏松和骨矿盐疾病杂志, 2022, 15（5）: 545−555.

第四章
成骨不全症

病例 17　　*COL1A1* 基因突变致 Ⅰ 型成骨不全症（1）

患者7岁，女孩。

【主诉】

4年来多次发生脆性骨折，进行性跛行1年。

【病史摘要】

（1）现病史：患者2010年12月滑倒后左膝肿痛活动受限，于当地医院行X线摄片示左胫骨近端骨折。经保守治疗后效果不佳，后至当地医院就诊，于2011年1月24日行病理活检探查术，病检报告未见肿瘤组织，后明确诊断为左胫骨近端陈旧性骨折。于2011年1月31日行左胫骨近端骨折切开复位内固定术。术后发现左下肢力线不佳，行石膏力线矫形，于2011年6月初拆除石膏后，家长诉患者轻微外伤后左大腿肿痛并活动受限，于2014年3月至我院就诊。X线摄片（本院，2011年6月17日）显示：左膝关节多发骨折术后。CT（本院，2011年6月17日）：① 左股骨远端粉碎性骨折，累及关节面；左胫骨上段骨折内固定中，请结合临床。② 左膝关节积液。MRI（本院，2011年6月18日）显示：① 左胫骨上段骨折内固定术后；② 左股骨下段骨折；③ 左股骨内侧髁异常信号，结合DR片考虑外伤后改变，请结合临床；④ 左膝内侧半月板后角损伤，外侧半月板前后角损伤；⑤ 左膝前后交叉韧带损伤；⑥ 左膝髌上囊、关节腔积液。2011年6月27日于我院全麻下行左股骨髁陈旧性骨折切复内固定术。术后予以抗炎对症处理，石膏外固定。患者2012年3月因轻微外伤致右小腿疼痛、活动受限2月就诊于我院，当地X线摄片提示：右胫骨陈旧性骨折。入院后完善相关检查，于2012年3月21日全麻下行右胫骨病灶清除骨折复位取髂骨植骨内固定术。术后病理检查报告提示：右胫骨近端（右胫骨近端髓腔内、外）：送检组织镜下为骨折后骨痂组织，包括成骨性、软骨性和纤维性骨痂及小血管瘤样增生，局部区有滑膜组织化生，提示有假关节形成。2013年9月起患者逐渐出现左侧髋关节活动受限，出现进行性跛行，后出现无法自主行走。现患者为明确反复发生轻微外伤后骨折原因，就诊于我科门诊。

（2）既往史：否认高血压、糖尿病、心脏病等疾病史。否认乙肝、结核等传染病病史；否认发病前有相关手术史；否认发病前有相关输血史；否认相关食物过敏史；否认药物过敏史。

（3）个人史：无异地及疫区久居史、毒物接触史，否认吸烟、嗜酒史。

（4）月经史：至今初潮未至。

（5）家族史：家族中无类似骨折史，父母非近亲结婚，父亲身高171 cm，母亲身高160 cm，患者父母24岁时生下患者，足月顺产。

【入院查体】

T 37.3℃，P 80次/分，R 20次/分，BP 128/70 mmHg。身高124 cm，体重19 kg。

神志清醒，呼吸平稳，轮椅推入病区，对答切题，查体合作。全身皮肤未见瘀点瘀斑，全身浅表淋巴结未及肿大。头颅大小正常。眼睑正常，双侧巩膜淡蓝色。皮肤无黄染。双侧瞳孔等大等圆，直径2.5 mm，对光反射灵敏。外耳道无畸形，耳道无溢液，乳突无压痛，听力正常。双侧鼻唇沟对称，鼻中隔无偏曲，无分泌物，副鼻窦无压痛。口唇无发绀，伸舌居中，牙龈无肿胀，未见牙面缺损、龋齿、牙釉质发育不全。咽喉部无充血，扁桃体无肿大。颈软，气管居中，颈静脉无充盈，颈动脉搏动正常，甲状腺无肿大。胸廓不对称，胸骨无压痛，双侧呼吸运动不对称，无"三凹征"，无胸膜摩擦感。双肺叩诊清音，双肺听诊呼吸音清音，双肺未闻及干、湿啰音。心前区无异常隆起，心前区无震颤。叩诊心浊音界正常范围，心率80次/分，心律齐，各瓣膜听诊区未及病理性杂音。腹部平坦，无腹壁静脉曲张，无胃肠型蠕动波。腹壁柔软，无压痛及反跳痛，肝脾肋下未触及，移动性浊音阴性，肾区无叩痛，肠鸣音正常。双侧足背动脉搏动正常。胸腰椎部分可见脊柱侧弯。右小腿石膏外固定中。左下肢内翻畸形，左大腿上段及左小腿上段分别可见长约15 cm、12 cm陈旧性手术瘢痕。生理反射存在，病理征阴性。

【辅助检查】

1. 实验室检查

（1）血常规和CRP：WBC 5.7×10^9/L，RBC 4.28×10^{12}/L，Hb 111 g/L，PLT 162×10^9/L，GRAN百分比42.7%，GRAN绝对值2.4×10^9/L，CRP 0.37 mg/L。

（2）血生化：肝肾功能正常。

（3）骨代谢、钙磷：β-CTX 278.80 ng/L，OC 47.20 ng/mL，ALP 56 U/L，25OHD 26.4 ng/mL，PTH 30.38 pg/mL，Ca 2.17 mmol/L，P 0.92 mmol/L。

2. DXA骨密度检查

L1～L4 0.784 g/cm²，Z值为-2；股骨颈0.606 g/cm²，Z值为-2.1；股骨大转子0.443 g/cm²，Z值为-2.5；全髋0.562 g/cm²，Z值为-2.8。

3. 影像学检查

（1）X线摄片：胸部正位片，显示两肺野纹理清晰，走行自然，未见明显活动性病灶；两侧肺门清晰，大小正常范围；两侧肋膈角锐利，横膈光滑；纵隔影无明显增宽，心影形态轮廓未见明显异常，心肺X线摄片未见明显活动性病变，脊柱侧弯（图17-1）。

（2）髋关节CT平扫+三维重建：2014年3月31日 髋关节CT平扫+三维重建，提示左侧髋臼较浅，左髋关节脱位，左股骨术后，内固定中，位线可，周围软组织肿胀；右侧髋臼略浅，右侧髋关节在位，关节面光滑，关节

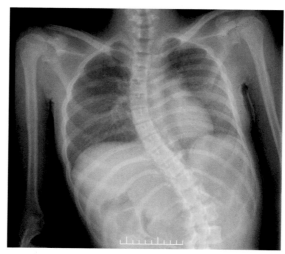

图17-1 胸部正位片

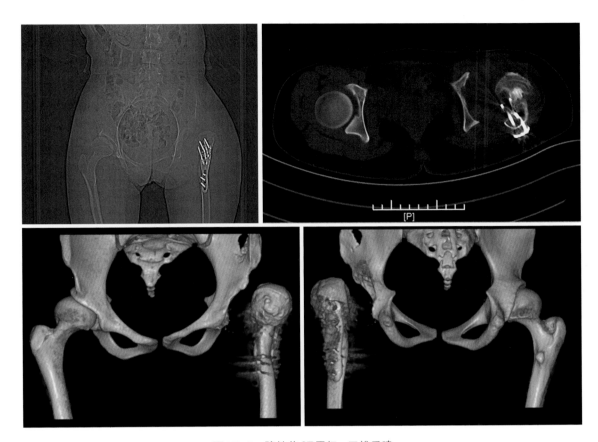

图17-2　髋关节CT平扫＋三维重建

间隙无明显狭窄（图17-2）。报告：左股骨术后，左侧髋关节发育不良伴左髋关节脱位。

（3）病理报告：2014年3月29日病理检查报告，右胫骨近端（右胫骨近端髓腔内、外）：送检组织镜下为骨折后骨痂组织，包括成骨性、软骨性和纤维性骨痂及小血管瘤样增生，局部区域有滑膜组织化生，提示有假关节形成。

【初步诊断】

（1）脆性骨折伴低骨量原因待查，成骨不全症？

（2）脊柱侧弯。

（3）左侧股骨骨折术后，左侧胫骨骨折术后，左侧髋关节发育不良伴左髋关节脱位，左侧后天性膝内翻，右侧胫骨骨折术后。

【治疗及转归】

取患者及其父亲、母亲外周血基因DNA，基因检测结果提示患者和患者父亲存在 *COL1A1* 基因11号外显子发生错义突变 c.769G>A（p.Gly257Arg），而患者母亲无突变，故患者反复脆性骨折考虑为成骨不全症所致，予以固邦10 mg每周3片口服，半年后复查，未发生骨折。

【讨论与分析】

成骨不全症（osteogenesis imperfecta，OI），又称脆骨病，是一种危害大、致残率高的单基因遗传性骨病。新生儿患病率为1/20 000～1/15 000[1]。OI多于儿童期发病，典型表现为反复发生的脆性骨折，可伴有进行性骨骼畸形及不同程度的活动障碍。OI患者常见结缔组织受累（骨骼外表现），如蓝色巩膜、关节韧带松弛、牙本质发育不全、听力障碍等。骨骼X线摄片影像学特征主要包括：骨皮质菲薄、骨畸形、椎体楔形变、脊柱侧弯、颅面骨发育不全、颅骨缝间骨等。当患者出现频繁的轻微外伤下骨折、低骨量、阳性骨折家族史等临床表现时均需考虑OI的诊断。做出OI的临床诊断前应排除其他遗传性或代谢性骨病，并评估疾病的严重程度[2]，建议完善相关检查，如骨转换标志物及血钙、磷等骨代谢生化指标，骨密度检查，骨骼X线摄片影像学检查等。OI患者骨转换标志物及血钙、磷等指标多在正常范围内，而血清色素上皮衍生生长因子（pigment epithelium-derived factor，PEDF）水平显著降低是VI型OI患者的独特生化指标异常表现。

OI有多种致病基因，进行致病基因检测有助于明确OI的遗传方式，并分析基因突变的致病性。由于85%～90%的OI为COL1A1或COL1A2基因突变所致，呈常染色体显性遗传，所以针对临床表现典型的OI患者或呈常染色体显性遗传的OI患者，可采用PCR-Sanger DNA测序法直接对COL1A1和COL1A2基因的编码区进行序列分析[3]。此外，若COL1A1和COL1A2基因测序无阳性发现，若患者具有V型OI独特临床表现，可对IFITM5基因进行突变检测。根据中国人群OI致病基因突变谱[4]，可对较常见的WNT1、SERPINF1和FKBP10基因进行PCR-Sanger测序分析，二代测序技术（next generation sequencing，NGS）适合对大样本或未发现已知基因突变的OI患者进行检测。

该病例病程较长，患病期间已完善相关检查并多次行手术治疗。现将该病例特点总结如下：① 病史提示患者幼年起病，病程内反复出现轻微外伤后骨折（脆性骨折），多次手术治疗后仍有活动障碍，表现为进行性跛行，逐渐发展为无法自主走，既往无慢性病史。② 体格检查提示该患者身高体重无明显异常，但可见胸廓双侧不对称、胸腰段脊柱侧弯畸形，且有肌肉骨骼系统外的阳性体征，主要为淡蓝色巩膜。③ 辅助检查提示患者常规生化等指标无明显异常，骨转换标志物及血钙血磷为正常范围内，骨密度报告提示该患儿各部位Z值均在-2以下，有明显低骨量，影像学检查提示患者有脊柱侧弯、左侧髋关节发育不良伴左髋关节脱位等骨骼畸形，病理报告提示患者最近一次骨折部位（右胫骨近端）骨组织镜下为骨折后骨痂组织，未见肿瘤细胞。④ 患者家族史提示患者父母非近亲结婚，父母身高大致正常、无蓝巩膜，父母双方均为24岁时生下患者，且家族内无类似骨折史。⑤ 予以固邦（骨吸收抑制剂）规律治疗半年后患者未再发生骨折。根据以上特点分析，患者符合OI幼年起病、反复脆性骨折的典型特征，有骨骼畸形、进行性活动障碍的体征及蓝色巩膜等OI典型骨骼外表现，故初步诊断考虑患者为OI。患者辅助检查结果中，骨代谢指标及血钙、血磷均为正常范围，骨密度提示低骨量，骨骼X线摄片、CT平扫可见脊柱侧弯、左侧髋关节发育不良等骨骼畸形，右侧胫骨上段病理提示镜下为骨折后骨痂组织，未见肿瘤细胞；以上结果可排除低磷性佝偻病、维生素D依赖性佝偻病、低磷酸酶血症、肿瘤相关骨病等疾病，均支持患者OI诊断。此外，对患者及患者父母血样本进行OI致病基因检测后提示患者及患者父亲COL1A1基因11号外显子发生错义突变c.769G>A（p.Gly257Arg），从基因诊断角度进一步明确了OI诊断[2]。

明确了患者OI诊断后，进一步对其进行分型。OI的致病基因较多且表型庞杂，国内有研究[5]表明,即使在同一家系中相同突变的家系成员间也存在差异较大的不同表型,甚至可能无任何OI的临床表现,正如此病例中,患儿父亲与患儿存在相同的致病基因突变,但患儿父亲未表现出OI的骨骼及骨骼外症状和体征。根据致病基因对OI的细分目前仍在讨论中,而临床分型便于迅速区分患者的疾病严重程度及表型特征,根据2009年国际骨骼人类遗传学疾病命名组织对OI的分型,将OI分为5型(表17-1),此分型可纳入不同致病基因所致的OI表型。根据此分型标准,该患者的临床诊断考虑为Ⅰ型OI。

表17-1　OI的临床表型分型

临床表型分型	表 型 特 点
1型	症状轻,蓝巩膜,无畸形
2型	宫内骨折或围产期死亡
3型	正常巩膜,渐进性发展,严重畸形
4型	正常巩膜,中等程度畸形
5型	骨间膜钙化,巨大骨痂,桡骨小头脱位

注:OI,成骨不全症。

【最终诊断】
(1) *COL1A1*基因突变导致成骨不全症(Ⅰ型)。
(2) 脊柱侧弯。
(3) 左侧股骨骨折术后,左侧胫骨骨折术后,左侧髋关节发育不良伴左髋关节脱位,左侧后天性膝内翻,右侧胫骨骨折术后。

专家点评

　　成骨不全症虽然属于罕见病,但却是最常见的遗传性骨骼发育不良疾病之一。成骨不全症患者往往幼时起病,反复脆性骨折,蓝巩膜是其较特征性的表型,常伴有家族史,但并非所有患者都有典型的临床表型。对于反复脆性骨折的年轻患者,即使无其他典型的临床表型,也要考虑本病可能。患者的骨代谢指标基本在同年龄正常范围内,确诊靠基因诊断。一旦确诊本病,如果患者反复骨折,有用药适应证,则可以用双膦酸盐等药物治疗,药物治疗虽然只是对症治疗,无法改变其基因突变的本质,但能增加患者的骨密度,减少骨折的发生,提高患者的生活质量。就如本例患儿,在前几次骨折发生后,因未确诊该病,经数次手术治疗,但仍反复发生骨折,且畸形明显,在确诊此病后,患者用药物治疗后,骨折次数明显减少。因此,对此类患者,还是要及早确诊,对以后的治疗、遗传的咨询都非常有益。

整理:蔡诗雅
述评:张　浩

参考文献

[1] Forlino A, Marini J C.Osteogenesis imperfecta[J]. Lancet, 2016, 387: 1657-1671.
[2] 中华医学会骨质疏松和骨矿盐疾病分会.成骨不全症临床诊疗指南[J].中华骨质疏松和骨矿盐疾病杂志,2019,12（01）: 11-23.
[3] 赵秀丽,肖继芳,汪涵,等.成骨不全症患者COL1A1 /2致病突变谱和基因诊断研究[J].中华医学杂志,2015,95: 3484-3489.
[4] Liu Y, Song LJ, Lv F, et al. Gene mutation spectrum and genotype-phenotype correlation in Chinese osteogenesis imperfecta patients revealed by targeted next generation sequencing[J]. Osteoporos Int, 2017, 28: 2985-2995.
[5] 张浩,汪纯,岳华,等.国人COL1A1和COL1A2突变致成骨不全家系内表型不一[J].中华骨质疏松和骨矿盐疾病杂志,2018,11（06）: 532-539.

病例18　*COL1A1*基因突变致Ⅰ型成骨不全症（2）

患者14岁,男孩。

【主诉】

腰背痛1月余。

【病史摘要】

（1）现病史：1个月前患者无明显诱因出现腰背疼痛,于当地医院行胸腰椎正侧位摄片检查,提示T12～L3多发性椎体楔形变（图18-1）；左肘X线摄片（图18-2）提示左肘关节术后,骨质疏松,骨性关节炎可能；完善X线骨盆正位摄片（图18-3）提示骨盆诸骨骨骺板增厚,密度增高。患者自幼有反复脆性骨折病史。1岁时患者在平地行走中不慎摔倒后出现右上臂肿痛伴活动障碍,于当地医院行X线摄片提示右侧肱骨骨折（具体影像图片及报告未保留）,当时予以保守治疗后症状逐渐缓解。11岁时患者课间跑跳时扭伤右下肢并跌倒,致右小腿疼痛肿胀,当地医院行右下肢X线摄片可见右侧胫腓骨骨折（具体不详）。12岁时患者因上体育课时受同学轻微外力碰撞,双上肢接触墙面后出现左侧肘部及右侧腕部肿痛伴活动障碍,当地医院行左侧肘关节及右侧腕关节X线摄片后提示左侧肘部及右侧腕部骨折（具体不详）,当时予以左尺骨鹰嘴内固定术及右侧腕部石膏外固定治疗,术后患者左肘活动受限。为明确患者反复脆性骨折原因,患者母亲携患者至我科门诊就诊。

（2）既往史：否认高血压、糖尿病、心脏病等疾病史。否认乙肝、结核等传染病病史；否认发病前有相关手术史,否认发病前有相关输血史,否认相关食物过敏史,否认药物过敏史。

（3）个人史：无异地及疫区久居史、毒物接触史,否认吸烟、嗜酒史。

（4）婚育史：未婚未育。

（5）家族史：患者母亲巩膜为蓝色,16岁以前因外伤致双侧前臂骨折2～3次,具体情况回忆不详,患者父亲巩膜颜色正常,无其他脆性骨折家族史,父母非近亲结婚,父亲身高170 cm,母亲身高155.6 cm,患者父母24岁时生下患者,患者足月产。

【入院查体】

T 37.3℃,P 80次/分,R 20次/分,BP 128/70 mmHg。身高158.7 cm,体重49 kg。

神志清醒,呼吸平稳,步入病区,对答切题,查体合作。全身皮肤未见瘀点瘀斑,全身浅表淋巴结未及肿大。头颅大小正常。眼睑正常,双侧巩膜淡蓝色。皮肤无黄染。双侧瞳孔等大等圆,直径 2.5 mm,对光反射灵敏。外耳道无畸形,耳道无溢液,乳突无压痛,听力正常。双侧鼻唇沟对称,鼻中隔无偏曲,无分泌物,副鼻窦无压痛。口唇无发绀,伸舌居中,牙龈无肿胀,未见牙面缺损、龋齿、牙釉质发育不全。咽喉部无充血,扁桃体无肿大。颈软,气管居中,颈静脉无充盈,颈动脉搏动正常,甲状腺无肿大。胸廓不对称,胸骨无压痛,双侧呼吸运动不对称,无"三凹征",无胸膜摩擦感。双肺叩诊清音,双肺听诊呼吸音清音,双肺未闻及干、湿啰音。心前区无异常隆起,心前区无震颤。叩诊心浊音界正常范围,心率 80 次 / 分,心律齐,各瓣膜听诊区未及病理性杂音。腹部平坦,无腹壁静脉曲张,无胃肠型蠕动波。腹壁柔软,无压痛及反跳痛,肝脾肋下未触及,移动性浊音阴性,肾区无叩痛,肠鸣音正常。双侧足背动脉搏动正常。脊柱无明显侧弯、棘突无压痛。左侧肘部可见陈旧性手术瘢痕,左侧肘关节挛缩、伸直受限,被动活动时有疼痛。生理反射存在,病理征阴性。

【辅助检查】

1. 实验室检查

（1）血常规、CRP：WBC 6.5×10^9/L,RBC 5.04×10^{12}/L,Hb 148 g/L,PLT 278×10^9/L,GRAN 百分比 48.2%,GRAN 绝对值 3.1×10^9/L,CRP 0.37 mg/L。

（2）生化：血钙、血磷、血碱性磷酸酶及肝肾功能均正常。β-CTX 266.80 ng/L,OC 43.20 ng/mL,ALP 48 U/L,25OHD 32.2 ng/mL,PTH 32.16 pg/mL。

2. DXA 骨密度检查

L1 ～ L4 骨密度 0.509 g/cm^2,Z 值为 -1.9；股骨颈骨密度 0.641 g/cm^2,Z 值为 -1.9。

3. 影像学检查

X 线摄片

胸腰椎 X 线正侧位摄片（2017-06）,提示患者胸腰椎皮质上下缘皮质稍厚致密,T12 ～ L3 多发性椎体楔形变（图 18-1）。

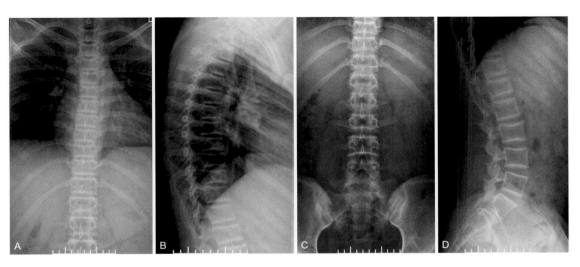

图 18-1　胸腰椎 X 线正侧位摄片

A、B. 胸椎正侧位片。C、D. 腰椎正侧位片

左侧肘部X线摄片，提示左肘关节术后，关节在位，肱骨远端局部皮质增厚，左肘关节间隙变直、关节面毛糙，尺骨桡骨诸骨骨质疏松，骨质密度减低，提示骨质疏松，骨性关节炎可能（图18-2）。

骨盆正位X线摄片，提示骨盆诸骨骺板增厚，密度增高，两侧骶髂关节和两髋关节间隙未见明显狭窄，关节面光整，关节在位（图18-3）。

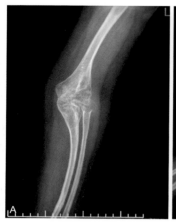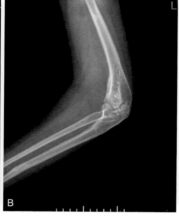
图18-2　左肘关节正侧位片
A. 左肘关节正位片。B. 左肘关节侧位片

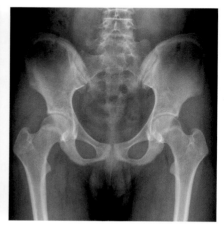
图18-3　骨盆正位X线摄片

4. 基因检测

检测到 *COL1A1* 基因21号内含子 c.1461+1G>A 突变，患者母亲基因检测结果与患者相同，但患者父亲无突变。

【初步诊断】

1型成骨不全症。

【治疗及转归】

予以阿仑膦酸钠70 mg（口服，每周1次）治疗2年，2年后患者因左肘持续性活动受限就诊于我院骨科，完善相关检查后行左肘关节稳定术+松解术+外固定支架术。手术顺利，术中出血少，未输血。术后予以消肿、镇痛等治疗。现患者左肘伸直受限较前好转，开始阿仑膦酸钠治疗起至今未再发生骨折。

【讨论与分析】

成骨不全症（osteogenesis imperfecta，OI），又称脆骨病，是一种危害大、致残率高的单基因遗传性骨病。新生儿患病率约为1/20 000～1/15 000[1]。OI多于儿童期发病，典型表现为反复发生的脆性骨折，可伴有进行性骨骼畸形及不同程度的活动障碍。OI患者常见结缔组织受累（骨骼外表现），如蓝色巩膜、关节韧带松弛、牙本质发育不全、听力障碍等。骨骼X线摄片影像学特征主要包括：骨皮质菲薄、骨畸形、椎体楔形变、脊柱侧弯、颅面骨发育不全、颅骨缝间骨等。当患者出现频繁的轻微外伤下骨折、低骨量、阳性骨折家族史等临床表现时均需考虑 OI 的诊断。做出 OI 的临床诊断前应排除其他遗传性或代谢性骨病,并评估疾病的严重程度[2],建议完善相关检查,如骨转换标志物及血钙、血磷等骨代谢生化指标,骨密度检查,骨骼 X 线摄片影像学检查等。

OI 有多种致病基因,进行致病基因检测有助于明确 OI 的遗传方式,并分析基因突变的致病性。由于 85%～90% 的 OI 为 COL1A1 或 COL1A2 基因突变所致,呈常染色体显性遗传,所以针对临床表现典型的 OI 患者或呈常染色体显性遗传的 OI 患者,可采用 PCR－Sanger DNA 测序法直接对 COL1A1 或 COL1A2 基因的编码区进行序列分析[3]。

既往我们发表的研究[4-6] 对国内 COL1A1 或 COL1A2 基因突变的 OI 患者进行观察后发现,此类患者家族性病例多于散发病例,其中超过半数患者表现为 I 型 OI;多达 98.9% 的患者有骨折史,骨折多发生于四肢长骨(最多见部位依次为股骨、胫腓骨、尺桡骨);蓝巩膜的发生率超过 70% 以上,脆性骨折最常见的发生部位依次为股骨、胫腓骨、尺桡骨。成年患者听力减退的发生率高于未成年患者;牙本质发育不全在 COL1A2 基因突变的患者中发生率高于 COL1A1 基因突变的患者。

现将该病例特点总结如下:① 患者因"腰背痛 1 月余"就诊,但回顾患者既往脆性骨折史,提示患者幼年起病,行手术治疗后遗留左肘关节挛缩伴伸直障碍。② 体格检查提示该患者身高体重无明显异常,左肘关节挛缩伴伸直受限、被动活动有疼痛,双侧巩膜为淡蓝色。③ 辅助检查提示患者常规生化等指标无明显异常,骨转换标志物及血钙血磷均为正常范围内,骨密度报告提示该患儿骨量低,影像学检查可见 T12～L3 多发性椎体楔形变;左肘关节骨质疏松,骨性关节炎可能;骨盆未见明显异常。④ 患者父母非近亲结婚,母亲有骨折史(尚未明确是否为脆性骨折)及蓝巩膜表现,父亲无相关病史,家族中其他成员无相关病史。⑤ 予以阿仑膦酸钠(骨吸收抑制剂)规律治疗后患者未再发生骨折。根据以上特点分析,患者符合 OI 幼年起病、反复脆性骨折的典型特征,阳性体征为左肘挛缩伴伸直障碍体征,有蓝色巩膜等 OI 典型骨骼外表现,母亲有蓝巩膜表现(脆性骨折史尚未明确),故初步诊断考虑患者为 OI。患者辅助检查结果中,骨代谢指标及血钙、血磷均为正常范围,骨密度提示低骨量,影像学检查见多发性椎体楔形变,以上结果可排除低磷性佝偻病、维生素 D 依赖性佝偻病、低磷酸酶血症等疾病。此外,对患者及患者父母血样本进行 OI 致病基因检测后提示患者及患者母亲 COL1A1 基因 21 号外显子发生 c.1461+1G>A 剪切突变,从基因诊断角度进一步明确了 OI 诊断[2]。

【最终诊断】

I 型成骨不全症,COL1A1 基因突变引起。

专家点评

成骨不全症虽然在临床上较为罕见,但它是最常见的遗传性骨骼疾病之一。成骨不全症患者往往幼时起病,反复脆性骨折是该疾病主要的表现,也是患者就诊的主要原因。蓝巩膜是其较主要的表现,常伴有家族史,但并非所有患者都有典型的临床表现。对于反复脆性骨折的年轻患者,即使无其他典型的临床表现,也要考虑本病可能。在我们既往的研究中发现，成骨不全症脆性骨折最常见的发生部位主要为股骨、胫腓骨、尺桡骨。成骨不全症患者在青少年时期，较易发生脊柱压缩性骨折。而在 *COL1A1* 突变的患者中，Ⅰ型和Ⅲ型患者较 *COL1A2* 突变更多见。患者的骨代谢指标基本在同年龄正常范围内，确诊靠基因诊断。一旦确诊本病，如果患者反复骨折有用药适应证，主要用双膦酸盐等药物治疗对症，虽无法改变其基因突变的本质，但能增加患者的骨密度，减少骨折的发生。本例患者，因腰背痛就诊，胸腰椎正侧位片检查，提示脊柱多发性椎体楔形变，而患者的自幼多发骨折史及蓝巩膜，临床医生就应考虑本病。通过基因确诊此病后，患者用双膦酸盐药物治疗后，骨密度上升，骨折次数明显减少。因此，对此类患者，还是要及早确诊，对以后的治疗、遗传咨询都非常有益。

整理：蔡诗雅

述评：张　浩

参考文献

[1] Forlino A, Marini JC. Osteogenesis Imperfecta[J]. Lancet, 2016, 387(10028): 1657−1671.
[2] 中华医学会骨质疏松和骨矿盐疾病分会.成骨不全症临床诊疗指南[J].中华骨质疏松和骨矿盐疾病杂志,2019,12（1）: 11−23.
[3] 赵秀丽,肖继芳,汪涵,等.成骨不全症患者COL1A1/2致病突变谱和基因诊断研究[J].中华医学杂志,2015,95: 3484−3489.
[4] Zhang ZL, Zhang H, Ke YH, et al. The identification of novel mutations in COL1A1, COL1A2, and LEPRE1 genes in Chinese patients with osteogenesis imperfecta[J]. J Bone Miner Metab, 2012, 30(1): 69−77.
[5] Zhang H, Yue H, Wang C, et al.Clinical characteristics and the identification of novel mutations of COL1A1 and COL1A2 in 61 Chinese patients with osteogenesis imperfecta[J]. Mol Med Rep. 2016;14(5): 4918−4926.
[6] Xi L, Zhang H, Zhang ZL. Clinical and Genetic Analysis in 185 Chinese Probands of Osteogenesis Imperfecta[J]. J Bone Miner Metab, 2021, 39(3): 416−422.

病例19　*IFITM5* 基因突变致Ⅴ型成骨不全症（1）

患者5岁，女孩。

【主诉】

前臂旋前旋后障碍4年，行走困难3年。

【病史摘要】

（1）现病史：患者自幼生长发育迟缓，1周岁时仍无法独自站立，双侧肘关节旋前旋后功能障碍，屈肘受限。患者1岁半时，因轻微扭伤致左股骨上段骨折，行支架外固定治疗。随后随访观察发现左大腿开始逐渐肿大（图19-1A），左股骨上端可扪及巨大包块，质硬，有压痛，外院摄片发现左股骨骨折处的股骨干周围骨皮质团块型增生，连续摄片可见不断增大（图19-2）。2岁时于我院骨科就诊，当时诊断为良性骨肿瘤。我院小儿骨科行手术切除左股骨上端包块，送术中病理检查示：良性骨增生，并送病理组织Sanger测序（16A058-1, *ACVR1*基因）未查出突变，术后患者能站立，但行走困难。患者4岁时，因从椅子上跌落致左侧股骨下端轻微骨折，行外固定治疗。1月余后发现患者左大腿逐渐肿大，左股骨下端可扪及又一新生包块，四肢X线摄片示：多骨多发性骨性突起。为求进一步诊治，于2018年4月到我科就诊。

（2）既往史：否认肝肾疾病史，否认麻疹、水痘等传染病史，否认输血史，否认糖皮质激素使用史，否认食物、药物过敏史，疫苗接种史不详。

（3）个人史：患者系足月顺产，第1胎第1产，10个月出牙。父母非近亲结婚。无异地及疫区久居史、毒物接触史。

（4）婚育史：未婚未育。

（5）家族史：患者父母亲皆体健，家族中无骨折史，亦无类似病史。

【入院查体】

T36.7℃，P91次/分，R27次/分，BP102/61 mmHg，身高102 cm，体重12 kg。

神志清，营养不良貌，被抱入诊室。双下肢肌肉萎缩，肢体纤细，皮下脂肪薄。浅表淋巴结未触及肿大。胸廓无畸形，双肺呼吸音清，未及干、湿啰音，心率88次/分，律齐，未及病理性杂音。腹平软无压痛，肝脾肋下未及，双下肢无水肿，神经系统检查正常。无蓝色巩膜，无听力减退，无脊柱畸形，牙本质发育不全，两颗中切牙已脱落（图19-1B），关节韧带略松弛，双侧肘关节膨大（图19-1C），左前臂上段可扪及硬质肿块（2 cm×2.5 cm大小），肘内翻，旋前旋后障碍，伸肘正常，屈肘受限。左大腿较右大腿明显增粗，左股骨下端可扪及一质硬包块（2 cm×3 cm大小）。

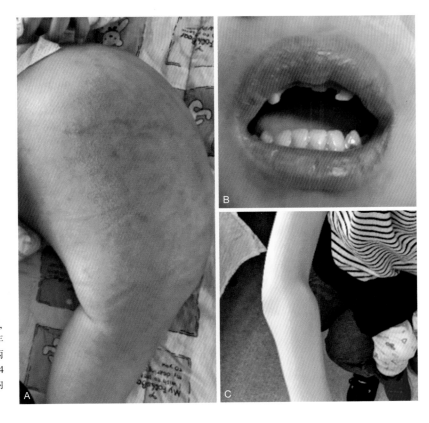

图19-1　体格检查照片

A. 左大腿肿胀明显，血管显露，未见溃疡及瘀斑，摄于2014年12月。B. 牙本质发育不全，两颗中切牙已脱落，摄于2018年4月11日。C. 肘关节膨大，肘内翻畸形，摄于2018年4月11日

【辅助检查】

1. 实验室检查

（1）2018年4月11日　血常规：WBC 8.6×10^9/L，RBC 5.22×10^{12}/L，Hb 125 g/L，PLT 496×10^9/L。

（2）2018年4月11日　血生化：CRP 21.80 mg/L（↑），ESR 28 mm/h（↑），ALP 308 U/L（↑），血钙2.62 mmol/L（↑），P 1.44 mmol/L（↑）。

（3）2018年4月11日　骨代谢：PTH 14.2 pg/mL，25OHD 38.44 ng/mL，OC 48 ng/mL，β-CTX 770.6 ng/L。

（4）肝、肾功能正常，尿、大便常规正常，心电图正常。

2. 骨密度检查

（1）2018年4月骨密度（Lunar）：L1～L4：0.311 g/cm^2（Z值为-2.6）。

（2）2019年8月复查骨密度（Lunar）：L1～L4：0.429 g/cm^2（Z值为-1.9），较2018年上升37.9%。

（3）2020年8月复查骨密度（Lunar）：L1～L4：0.678 g/cm^2（Z值为1.2），较2019年上升58%。

3. 影像学检查

X线摄片

2014年左股骨正位片：左股骨中段骨皮质异常增生，且逐渐增大，骨折线显现不清（图19-2）。

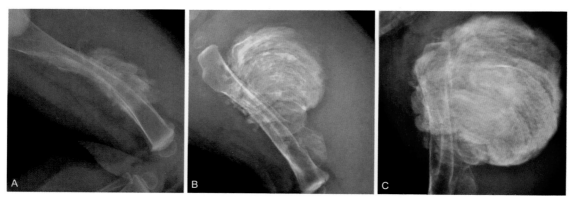

图19-2　左股骨正位X线摄片
A. 摄于2014年10月9日。B. 摄于2014年11月18日。C. 摄于2014年12月7日

2018年4月10日　左、右尺桡骨正侧位片：① 左尺桡骨形态异常，局部毛糙伴骨性突起，桡骨头脱位，尺桡关节间隙增宽，骨间膜钙化，左侧尺桡骨骨软骨瘤病可能（图19-3A，B）；② 右尺桡骨形态欠规整，局部毛糙伴骨性突起，桡骨头脱位，尺桡关节间隙增宽，骨间膜钙化，骨软骨瘤可能；③ 附见：右肱骨下端形态异常（图19-3C，D）。

2018年4月10日　左胫腓骨正侧位＋右胫腓骨正侧位片：① 两侧胫腓骨下端骨性突起，右腓骨近端皮质毛糙，左腓骨细小，股骨远端形态异常，密度欠均，两侧胫腓骨远端骨软骨瘤；② 附见：两侧股骨远端形态异常，密度欠均（图19-4）。

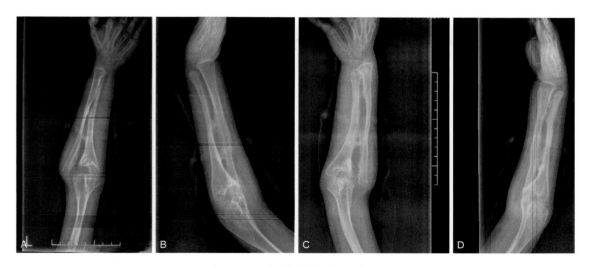

图19-3　左右侧尺桡骨正侧位片

A，B. 左侧尺桡骨正侧位显示局部毛糙伴骨性突起，桡骨头脱位，骨间膜钙化。C，D. 右侧尺桡骨正侧位显示局部毛糙伴骨性突起，桡骨头脱位，骨间膜钙化

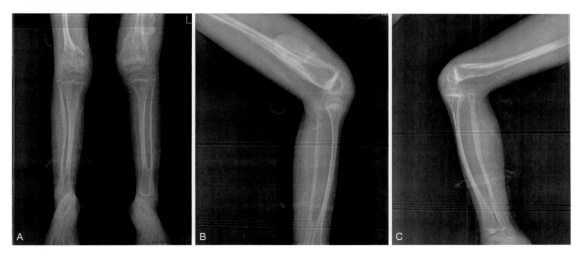

图19-4　左胫腓骨正侧位＋右胫腓骨正侧位

A. 左右胫腓骨正位显示两侧胫腓骨远端骨性突起，骨间膜钙化。B. 左胫腓骨侧位显示左腓骨细小，股骨远端形态异常，骨皮质异常增生。C. 右胫腓骨侧位显示右腓骨近端皮质毛糙

4. 基因检测

2018年4月26日　*IFITM5*基因突变检测：检测到*IFITM5*基因5′-UTR的c.-14C>T突变（图19-5）。

【初步诊断】

前臂及小腿骨间膜钙化伴股骨增生性骨痂待查，骨软骨瘤？

【治疗及转归】

结合临床表现以及基因检测结果，明确诊断为Ⅴ型成骨不全症。2019年3月开始服用阿

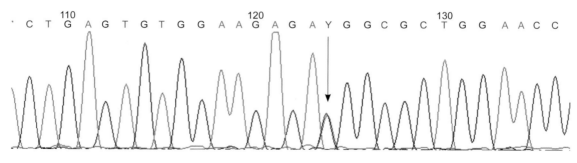

图19-5　*IFITM5*基因突变检测报告

仑膦酸钠70 mg 2周1次口服，治疗5个月后，因患儿不会吞药需要研碎服用，遂改为伊班膦酸钠1 mg每3个月1次静脉滴注的治疗方案，定期复查骨代谢指标、肝肾功能、电解质、血常规、血沉和骨密度，治疗期间无新发骨折。

【讨论与分析】

　　成骨不全症（osteogenesis imperfecta，OI）是一种以骨脆性增加和低骨量为特征的遗传性骨病。由于显著的表型变异性，Sillence等[1]根据临床特征和疾病严重程度对OI进行了分型：Ⅰ型OI，伴有蓝色巩膜，最常见，一般表型较轻；Ⅱ型OI，临床表型最为严重，常在围产期致死；Ⅲ型OI，患者有进行性加重的长骨畸形，不伴有蓝色巩膜；Ⅳ型OI，介于Ⅰ型和Ⅲ型之间，临床表现差异较大，巩膜正常。大多数OI的遗传方式都是常染色体显性遗传，由2种编码Ⅰ型胶原蛋白α链基因之一发生突变所致，即*COL1A1*或*COL1A2*基因。2000年，Glorieux等[2]根据7名患者的临床表现，描述了一种新的常染色体显性遗传方式的OI，将其称为Ⅴ型OI，该型在OI患者中所占比例不到5%。

　　Ⅴ型OI的临床表现除了有四肢长骨畸形、脊柱侧弯、多发骨折等OI的一般特征外，还具有其特异性的临床表现。首先，患者的骨间膜钙化，多累及尺、桡骨骨间膜，也可累及胫、腓骨骨间膜，骨间膜钙化也是Ⅴ型OI最常见的临床表现，几乎每一个Ⅴ型OI患者都会有这一表现。本例患者的影像学检查就显示其双侧前臂以及小腿骨间膜均有钙化。尺、桡骨骨间膜钙化会导致不同程度的前臂旋前、旋后功能障碍。除了骨间膜钙化，还可有其他部位的异位钙化，Kim等[3]发现了股骨近端的肌肉、肌腱钙化。其次，桡骨头脱位，许多患者都存在桡骨头脱位，是肘关节畸形、运动功能障碍的原因之一。桡骨头脱位患者大都有异常增大的尺骨鹰嘴和冠状突，Kim等[3]认为尺骨鹰嘴和冠状突的增大会妨碍桡骨头的发育，并最终导致桡骨头脱位。第三，增生性骨痂，超过一半的患者在骨折或手术后会在病灶处出现增生性骨痂，甚至可无诱因地出现增生性骨痂，体表可见巨大肿块，触之质硬，可有压痛。X线摄片可见骨痂巨大，附着在骨干周围，与骨皮质界限清楚，无骨质破坏，无骨膜反应。骨痂往往生长迅速，如本例患者在短时间内骨干增粗2～3倍以上，皮肤可见静脉怒张。早期密度低，后期骨痂内有不同程度钙化，密度增高与骨干无明显差异。手术切除后可见骨痂内为大量脂肪组织，骨痂壁皮质菲薄，骨质脆弱[4]。部分骨痂可呈自限性，生长到一定程度会逐渐缩小，甚至可恢复到正常形态。骨痂形成期碱性磷酸酶（alkaline phosphatase，ALP）和Ⅰ型胶原N端肽的水平会升高。

有研究显示发生增生性骨痂的患者红细胞沉降率（erythrocyte sedimentation rate，ESR）和C反应蛋白（C-reactive protein, CRP）均会有所增加，提示增生性骨痂的形成涉及炎症反应。最后，部分患者的影像学检查可见干骺端致密带，需要与疾病、精神压力等非特异性事件导致的"Harris线"以及双膦酸盐治疗引起的"斑马线"进行鉴别。此外，部分 V 型 OI 患者还有特殊的面部特征，如眼距宽、鼻子扁平、下巴宽、嘴唇小而薄和前额短而宽等；骨活检标本的组织学检查显示层状结构紊乱以及胶原纤维的直径发生很大变化。

V 型 OI 的发病机制至今仍未被确切阐明。2012 年，Cho[5] 和 Semler[6] 分别对患有 V 型 OI 的家系或个体进行全基因组外显子测序，均鉴定出一种杂合突变，该突变位于干扰素诱导跨膜蛋白 5（interferon-induced transmembrane protein 5，IFITM5）编码基因的 5′-非翻译区（5′-UTR），一个碱基 C 转换成 T（c.-14C>T），并认为该突变（IFITM5 c.-14C>T）是 V 型 OI 的致病突变。IFITM5 是干扰素诱导跨膜蛋白基因家族成员，由于没有干扰素反应元件，不能被干扰素诱导，故也被称作骨限制性 Ifitm 样蛋白（bone restricted ifitm-like protein, BRIL）。该基因位于 11 号染色体短臂 15 区 5 带（11p15.5），编码含 132 个氨基酸的蛋白质，具有两个跨膜结构域，N 端和 C 端均位于细胞外，细胞内是一个环。研究表明，IFITM5 基因在骨的矿化及成骨细胞的成熟过程中发挥了重要作用。IFITM5 基因的 c.-14C>T 突变产生了一个新的起始密码子，在 N 端增加了 5 个氨基酸（Met-Ala-Leu-Glu-Pro），使该蛋白被延长，从而改变了 IFITM5 的功能。IFITM5 基因敲除小鼠和一个 BRIL 等位基因缺失的人都没有表现出骨骼发育不良，另外 IFITM5 在体外过表达会增加碱性磷酸酶的表达和矿物质的沉积，而使该基因沉默则有相反的效应。因此研究者们认为 V 型 OI 的致病机制可能是成骨功能的增加[7]，如导致增生性骨痂、骨间膜钙化等表型。在成骨细胞中唯一已知的 BRIL 结合伴侣是 FKBP11，两者结合破坏了 CD9 与 FKBP11-CD81 的相互作用，进而导致免疫相关基因的表达，所以推测 IFITM5 突变不仅使骨形成过程失调而且还影响了骨骼中的免疫反应[8]。成骨作用失调可能是低骨量的原因，对免疫反应的影响可能使得骨折后的修复条件和过程发生改变，导致增生性骨痂的形成。

V 型 OI 的诊断依据除了多次脆性骨折史、四肢畸形、脊柱侧弯等 OI 的共性特征外，还包括上述的骨间膜钙化、巨大骨痂、桡骨头脱位等特征性表现，组织学表现以及 ALP、ESR、CRP 等实验室检查指标也可作参考，当然最终的确诊有赖于基因检测出 IFITM5 c.-14C>T 的致病突变。本例患者的临床表现、影像学特征以及突变基因检测结果都符合 V 型 OI 的诊断标准，所以诊断明确。

V 型 OI 还需要与以下疾病鉴别：① 骨软骨瘤：是儿童期常见的良性骨肿瘤，通常位于干骺端的一侧骨皮质，向骨表面生长。病变位于干骺端，骨疣内的骨髓中脂肪组织丰富，而 V 型 OI 患者增生的骨痂病变部位不限于干骺端。本例患者的影像学表现与骨软骨瘤相似，但结合全身的临床表现、病史以及基因检测结果可排除该疾病。② 骨化性肌炎：是一种进行性骨骼化的骨形成，表现为肌肉、结缔组织的骨化，可表现为先天性斜颈和颈部肌肉肿胀、变硬等，全身肌肉与骨骼均可累及，由遗传或非遗传因素引起。骨化性肌炎无论是影像学表现还是临床症状都以肌肉病变为特征，而 V 型 OI 的增生性骨痂多包裹在骨干周围，异位骨化以骨间膜为主，肌肉、肌腱等结缔组织少见，临床表现也与其相异。本例患者的病变部位和临床表现不是以肌肉为主，同时基因检测有致病突变,所以不考虑该疾病。③ 婴儿骨皮质增生症:又称Caffey病,为婴儿时期侵犯骨骼及肌肉筋膜的疾病,其特点为长管状骨和扁平骨在骨膜下有新生骨形成,以及患处的肿胀和疼痛,发病年龄大都在5个月以前,实验室检查也会有ALP、ESR、CRP的升高,所以极易与V型OI混淆。但是Caffey病的致病基因为COL1A1,所以仅通过临床表现及影像学表现鉴别困难时,可通过基因检测确诊。本例患者基因检测的结果为IFITM5突变,故可明确诊断。④ 骨肉瘤:由于V型OI患者巨大增生的骨痂在临床表现及影像学上与骨肉瘤类似,但骨肉瘤多位于长管状骨的干骺端,边缘不清,骨小梁破坏,肿瘤组织穿破骨皮质后,肿瘤将骨膜顶起,产生该病具有特征性的X线摄片征象——考德曼套袖状三角(Codman-三角),必要时需活检鉴别。该患者X线摄片表现及骨活检都排除骨肉瘤。此外V型OI还应与先天性桡骨头脱位等鉴别。

V型OI的治疗跟其他型OI一样以对症治疗为主,旨在增加患者的骨密度、降低骨折率、改善骨畸形、提高生活质量[9]。除了加强功能锻炼、补充足够的钙和维生素D外,增加骨密度的药物治疗至关重要。目前广泛使用的对OI较有效和经典的药物是双膦酸盐类(bisphosphonates,BPs)。本例患者静滴伊班膦酸钠一年之后,腰椎骨密度增幅显著,且治疗期间无新发骨折,可继续随访观察,评估双膦酸盐对其骨密度、身高、活动能力、骨转换指标、骨折发生次数等的影响,从而评价其临床疗效。对于存在不稳定性骨折、严重骨骼畸形等必要时行骨科手术或康复治疗,来提高患者的活动能力、改善生活质量。目前尚无针对V型OI增生性骨痂的有效药物及其他医疗干预手段。

【最终诊断】

V型成骨不全症。

专家点评

成骨不全症是一种由于基因突变致骨质量缺陷的遗传性骨病,有许多亚型,而V型是较为特殊的一类成骨不全症。该型患者无蓝巩膜,骨折处有增生的骨痂倾向,有些为巨大骨痂,常伴有桡骨头脱位,前臂骨间膜钙化以及桡骨干骺端下密集的骺线。更为奇特的是,与其他致病基因有众多的突变位点不同,该型患者绝大多数均为IFITM5(c.-14C>T)的同一突变。骨折后巨大骨痂是V型最具特征性的临床表型,这些骨痂好发于长骨。肥大骨痂的临床表现为肢体疼痛及肿大,受累部位皮温增高,皮肤紧绷经常伴随扩张的静脉,其临床表型有时和骨肉瘤非常相像,必要时需行骨活检来鉴别。本例患者的临床表现为较典型的V型成骨不全症,其具有前臂骨间膜钙化,前臂的旋前旋后障碍,且骨折后巨大的骨痂,由于未认识到该病,在其他科,被诊断为骨软骨瘤,最后患者在我科基因诊断明确了V型成骨不全症,用双膦酸盐后减少了再发骨折。所以对幼时起病,骨折后巨大骨痂,前臂骨间膜钙化或有桡骨小头脱位的患者,要高度怀疑V型成骨不全症,及早进行基因诊断确诊,并进行相应的药物干预。

整理:梅亚嬰

述评:张　浩

参考文献

[1] Sillence DO, Senn A, Danks DM. Genetic heterogeneity in osteogenesis imperfecta[J]. J Med Genet, 1979, 16(2): 101–116.

[2] Glorieux FH, Rauch F, Plotkin H, et al. Type V osteogenesis imperfecta: a new form of brittle bone disease[J]. J Bone Miner Res, 2000, 15(9): 1650–1658.

[3] Kim OH, Jin DK, Kosaki K, et al. Osteogenesis imperfecta type V: clinical and radiographic manifestations in mutation confirmed patients[J]. Am J Med Genet A, 2013, 161A(8): 1972–1979.

[4] 房凤岭, 任秀智, 王志勇, 等. V型成骨不全的特殊临床表现及影像特点[J]. 中华放射学杂志, 2016, 50 (7): 522–525.

[5] Cho TJ, Lee KE, Lee SK, et al. A single recurrent mutation in the 5′–UTR of *IFITM5* causes osteogenesis imperfecta type V[J]. Am J Hum Genet, 2012, 91(2): 343–348.

[6] Semler O, Garbes L, Keupp K, et al. A mutation in the 5′–UTR of *IFITM5* creates an in-frame start codon and causes autosomal-dominant osteogenesis imperfecta type V with hyperplastic callus[J]. Am J Hum Genet, 2012, 91(2): 349–357.

[7] Forlino A, Marini JC. Osteogenesis imperfecta[J]. Lancet, 2016, 387(10028): 1657–1671.

[8] Shapiro JR, Lietman C, Grover M, et al. Phenotypic variability of osteogenesis imperfecta type V caused by an *IFITM5* mutation[J]. J Bone Miner Res, 2013, 28(7): 1523–1530.

[9] 中华医学会骨质疏松和骨矿盐疾病分会. 成骨不全症临床诊疗指南[J]. 中华骨质疏松和骨矿盐疾病杂志, 2019, 12(1): 11–23.

病例20　*IFITM5* 基因突变致 V 型成骨不全症（2）

患者29岁, 女性。

【主诉】

19年内4次骨折。

【病史摘要】

（1）现病史: 先证者10岁时右侧尺骨干骺端骨折, 外固定治疗。12岁时因原骨折处出现所谓的"骨化性肌瘤"在外院行手术切除。12岁时从楼梯上摔倒致左侧股骨干骨折, 行钢板内固定, 至今未取出。2009年车祸致左侧髋关节骨裂, 右侧肱骨骨裂。此后无骨折史。患者为求进一步诊治, 来我科就诊。

入院以来, 患者精神尚可, 食欲佳, 睡眠可, 大小便正常, 体重无明显减轻。

（2）既往史: 否认肝肾疾病史, 否认麻疹、水痘等传染病史, 否认输血史, 否认糖皮质激素使用史, 否认食物、药物过敏史, 疫苗接种史不详。

（3）个人史: 患者系足月顺产, 第1胎第1产。无异地及疫区久居史、毒物接触史。

（4）月经及婚育史: 14岁月经初潮, 未婚未育。

（5）家族史: 先证者父母非近亲结婚, 父亲自幼有多次脆性骨折史, 母亲体健。

【入院查体】

T36.6℃, P76次/分, R18次/分, BP110/65 mmHg, 身高135 cm, 体重42 kg。

神志清, 步行入诊室。巩膜蓝色, 左下、右下第一前磨牙缺失, 脊柱侧弯, O型腿, 左下肢行走步态异常, 左足外展位。右侧肘关节内收最小角度为150°, 无法完全伸直; 左侧肘关节内收最小角度为90°，肘关节头可见一骨性突起，触之质硬。右前臂可见两个手术瘢痕，长约6～7 cm。髋关节僵硬，活动障碍，下蹲困难。左右两侧股骨下端及膝关节膨大、触之质硬，两侧膝关节活动僵硬，弯曲困难。胸廓无畸形，双肺呼吸音清，未及干、湿啰音，心率76次/分，律齐，未及病理性杂音。腹平软无压痛，肝脾肋下未及，双下肢无水肿，神经系统检查正常（图20-1）。

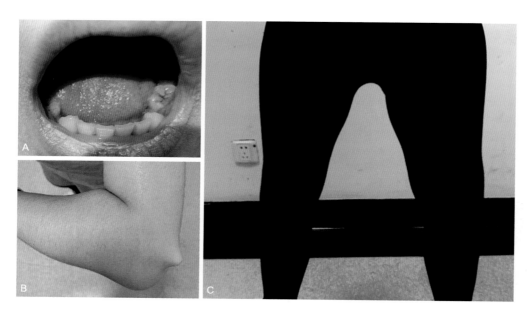

图20-1　患者牙齿、肘关节和下肢照片

A. 左下、右下第一前磨牙缺失。B. 肘关节头可见一骨性突起。C. 双下肢畸形、僵硬

【辅助检查】

1. 实验室检查

见表20-1。

表20-1　主要生化指标

时　间	血常规	血钙（mmol/L）	血磷（mmol/L）	ALP（U/L）	PTH（pg/mL）
2021-06	N	2.44	0.95	100	33.73
2021-09	N	2.37	1.02	78	30.27
2021-12	N	2.39	1.08	57	33.20

时　间	25OHD（ng/mL）	OC（ng/mL）	β-CTX（ng/L）	P1NP（ng/mL）	肾功能
2021-06	17.68	14.23	251.20	N/A	N
2021-09	22.10	12.13	171	36.54	N
2021-12	20.23	12.11	105.6	37.62	N

注：N：正常；N/A：无法得到临床数据。

2. 骨密度检查

2021年6月　DXA查骨密度：L1～L3椎体压缩性骨折；L4 0.848 g/cm^2，Z值为−2.4。

3. 影像学检查

2021年6月　X线摄片

胸腰椎X线摄片：胸椎序列轻度侧弯，胸腰椎椎体楔形变（图20-2A～C）。

右肘关节正位：右侧肘关节诸骨骨质疏松，形态异常，关节下骨质局部膨大，右侧桡骨细小，关节间隙狭窄。前臂骨间膜钙化（图20-2D）。

左右股骨正位：左股骨骨折后，内固定中，右股骨形态异常，远端巨大骨性突起，股骨干骨皮质不光整，骨质疏松，关节在位，关节面欠光滑，关节间隙狭窄（图20-2E，F）。

骨盆正位：两髋及骶髂关节在位，形态可，双侧髂骨局部密度增高，髋关节骨质融合，骨端边缘稍尖，骨质疏松，关节间隙变窄，未见骨质破坏，关节在位（图20-2G）。

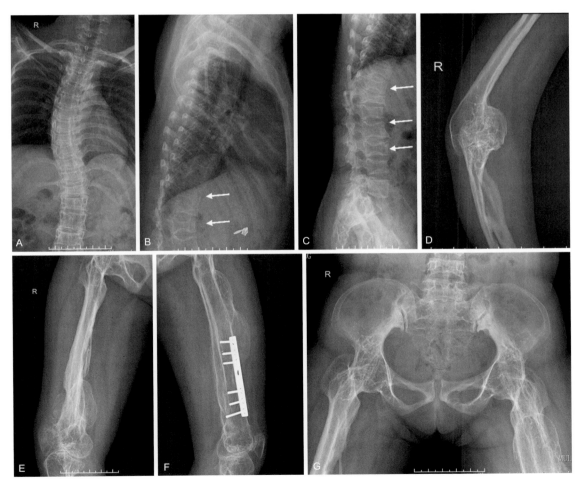

图20-2　影像学检查

A～C.胸腰椎X线摄片：可见脊柱侧弯，胸腰椎椎体楔形变。D.右侧肘关节正位片：桡骨头膨大，前臂骨间膜钙化。E，F.左右侧股骨正位片：左右侧股骨巨大骨痂，左侧股骨内固定中。G.骨盆正位片：髋关节骨质融合，巨大骨痂

4. 基因检测

（1）*IFITM5*基因检测：检测到*IFITM5*基因5′-UTR的c.-14C>T突变（图20-3），为杂合突变。

（2）患者父亲*IFITM5*基因检测示5′-UTR的c.-14C>T突变。

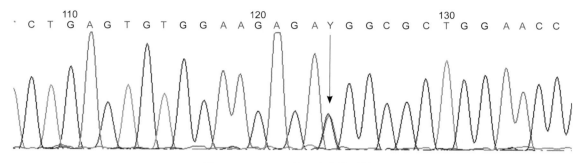

图20-3　*IFITM5*基因突变检测结果

【初步诊断】

Ⅴ型成骨不全症。

【治疗及转归】

患者2021年6月开始服用阿仑膦酸钠70 mg 每周1次口服，治疗3个月，因服用后上消化道不适，2021年9月改为地舒单抗60 mg半年1次皮下注射的治疗方案，定期复查骨代谢指标、肝肾功能、电解质、血常规、血沉和骨密度，治疗期间无新发骨折史。

【讨论与分析】

成骨不全症（osteogenesis imperfecta，OI）是一种以低骨量和骨脆性增加为特征的遗传性骨病。1979年，Sillence及其同事[1]根据临床特征和影像学表现对OI进行了分型：Ⅰ型OI，伴有蓝色巩膜，最常见，一般表型较轻；围产期致死性Ⅱ型OI，临床表型最为严重；Ⅲ型OI，进行性加重的长骨畸形，不伴有蓝色巩膜；Ⅳ型OI，介于Ⅰ型和Ⅲ型之间，临床表现差异较大，巩膜正常。2000年，Glorieux等[2]描述了一种新的常染色体显性遗传方式的OI，将其称为Ⅴ型OI。

Ⅴ型OI的临床表现除了有四肢长骨畸形、脊柱侧弯、多发骨折等OI的一般特征外，还具有其特异性的临床表现。首先，骨间膜钙化多累及尺、桡骨骨间膜，也可累及胫、腓骨骨间膜，会导致不同程度的前臂旋前、旋后功能障碍。除了骨间膜钙化，还可有其他部位的异位钙化，如Kim等[3]发现了股骨近端的肌肉、肌腱钙化。本例患者的影像学检查就显示其右侧前臂有钙化。其次，许多患者都存在桡骨头脱位，是肘关节畸形、运动功能障碍的原因之一。桡骨头脱位患者大都有异常增大的尺骨鹰嘴和冠状突，Kim等[3]猜想尺骨鹰嘴和冠状突的增大会妨碍桡骨头的发育，并最终导致桡骨头脱位。第三，增生性骨痂，超过一半的患者在骨折或手术后会在病灶处出现增生性骨痂。体表可见巨大肿块，触之质硬，可有压痛。X线摄片可见骨痂巨大，附着在骨干周围，与骨皮质界限清楚，无骨质破坏，无骨膜反应。手术切除后可见骨痂内为大量脂肪组织，骨痂壁皮质菲薄，骨质脆弱[4]。部分骨痂可呈自限性，生长到一定程度会逐渐缩小，甚至可恢复到正常形态。本例患者双侧股骨可见明显的骨痂形成，为幼时双侧股骨骨折所致，目前已处于生长静止期，但是严重影响了患者的活动能力。最后，部分患者的影像学检查可见干骺端致密带。

2012年，Cho[5]和Semler[6]分别对患有V型OI的家系或个体进行全基因组外显子测序，均鉴定出一种杂合突变，该突变位于干扰素诱导跨膜蛋白5（interferon-induced transmembrane protein5，IFITM5）基因的5′-非翻译区的c.-14C>T，并认为该突变是V型OI的致病突变。该突变产生了一个新的起始密码子，在N端增加了5个氨基酸（Met-Ala-Leu-Glu-Pro），使该蛋白被延长，从而改变了IFITM5的功能。IFITM5是干扰素诱导跨膜蛋白基因家族成员，由于没有干扰素反应元件，不能被干扰素诱导，故也被称作骨限制性Ifitm样蛋白（bone restricted ifitm-like protein, BRIL）。放射学和组织学证据表明，V型OI的巨大骨痂起源于骨膜[7]。IFITM5在成骨细胞矿化初期特异性表达，其过表达会促进矿化。因此，一些研究[8]推测巨大骨痂可能与IFITM5突变引起的过度矿化有关。骨痂形成期碱性磷酸酶（alkaline phosphatase，ALP）和Ⅰ型胶原N端肽交联（N-terminal cross-linking telopeptide of type I collagen, NTx）的水平会升高。有研究显示发生增生性骨痂的患者红细胞沉降率（erythrocyte sedimentation rate，ESR）和C-反应蛋白（C-reactive protein, CRP）均会有所增加，提示增生性骨痂的形成涉及炎症反应。另外，多个报道[9]表明IFITM5基因的编码区突变（c.119C>T, p.Ser40Leu）会干扰邻近的BRIL的形成，降低SERPINF1的表达，使色素上皮衍生因子（encoding pigment epithelium-derived factor, EPEDF）水平降低，造成Ⅵ型OI的组织学表现，但是没有巨大骨痂和桡骨头脱位等V型OI的特征性表现。BRIL和PEDF之间的相互作用将V型和Ⅵ型OI，以及在成骨细胞矿化中的作用关联了起来[10]。

V型OI的治疗跟其他型OI一样以对症治疗为主，旨在增加患者的骨密度、降低骨折率、改善骨畸形、提高生活质量。除了加强功能锻炼、补充足够的钙和维生素D外，增加骨密度的药物治疗至关重要。目前广泛使用的对OI较有效的药物是双膦酸盐类（bisphosphonates，BP）。本例患者阿仑膦酸钠服用3个月，目前地舒单抗已治疗半年，骨转换标志物下降，意味着骨吸收过程被抑制，且治疗期间无新发骨折史，可继续随访观察，评估地舒单抗对其骨密度、活动能力、骨转换指标、骨折发生次数等的影响，从而评价其临床疗效。超过50%的V型OI的患者在骨折或手术后会出现增生性骨痂，近期，Zheng等[11]的一项对21例V型OI的研究表明BPs的治疗对巨大骨痂没有效果，与既往报道一致。目前尚无针对增生性骨痂的有效药物及其他医疗干预手段。

【最终诊断】

V型成骨不全症。

专家点评

成骨不全症是一种由于骨质量缺陷而导致的遗传性骨病。V型成骨不全症较为特殊，具有特殊的表型，其中较为特征性的是增生的骨痂倾向，有些为巨大骨痂，且骨痂的发生有时和骨折无关，而其恶化或消失均无规律可循。更为奇特的是，与其他致病基因有众多的突变位点不同，该型患者绝大多数均为 *IFITM5*（c.-14C>T）的同一突变。本例患者的临床表现为较典型的 V 型成骨不全症，其具有前臂骨间膜钙化，前臂的旋前旋后障碍，且骨折后巨大的骨痂。很多本型患者，在其他科，会误诊为骨软骨瘤，或者怀疑骨肉瘤，但结合其幼时开始的骨折史，应该高度怀疑 V 型成骨不全症。虽然，双膦酸盐是成骨不全症的经典治疗药物。但有报道认为双膦酸盐能使 V 型成骨不全症患者的巨大骨痂恶化。因此，V 型成骨不全症患者的治疗成为临床上棘手的难题。那么，新型的抗骨吸收药物，如地舒单抗治疗该型患者是否有更好的效果？本病例初始选择口服双膦酸盐，后来因上消化道反应改用地舒单抗，也是对该型成骨不全症治疗上的探索，目前在治疗随访中。在临床上，对幼时起病，骨折后巨大骨痂，前臂骨间膜钙化或有桡骨小头脱位的患者，要高度怀疑 V 型成骨不全症，及早进行基因检测确诊，并进行相应的药物干预。

整理：梅亚婴

述评：张　浩

参考文献

[1] Sillence DO, Senn A, Danks DM. Genetic heterogeneity in osteogenesis imperfecta[J]. J Med Genet, 1979, 16(2): 101-116.

[2] Glorieux FH, Rauch F, Plotkin H, et al. Type V osteogenesis imperfecta: a new form of brittle bone disease[J]. J Bone Miner Res, 2000, 15(9): 1650-1658.

[3] Kim OH, Jin DK, Kosaki K, et al. Osteogenesis imperfecta type V: clinical and radiographic manifestations in mutation confirmed patients[J]. Am J Med Genet A, 2013, 161A(8): 1972-1979.

[4] 房凤岭,任秀智,王志勇,等. V 型成骨不全的特殊临床表现及影像特点[J]. 中华放射学杂志,2016,50(7): 522-525.

[5] Cho TJ, Lee KE, Lee SK, et al. A single recurrent mutation in the 5'-UTR of *IFITM5* causes osteogenesis imperfecta type V[J]. Am J Hum Genet, 2012, 91(2): 343-348.

[6] Semler O, Garbes L, Keupp K, et al. A mutation in the 5'-UTR of *IFITM5* creates an in-frame start codon and causes autosomal-dominant osteogenesis imperfecta type V with hyperplastic callus[J]. Am J Hum Genet, 2012, 91(2): 349-357.

[7] Dobrocky I, Seidl G, Grill F. MRI and CT features of hyperplastic callus in osteogenesis imperfecta tarda[J]. Eur Radiol, 1999, 9(4): 665-668.

[8] Reich A, Bae AS, Barnes AM, et al. Type V OI primary osteoblasts display increased mineralization despite decreased COL1A1 expression[J]. J Clin Endocrinol Metab, 2015, 100(2): E325-E332.

[9] Lim JY, Bhatia NS, Vasanwala RF, et al. A novel Ser40Trp variant in *IFITM5* in a family with osteogenesis imperfecta and review of the literature[J]. Clin Dysmorphol, 2019, 28(3): 120-125.

[10] Forlino A, Marini JC. Osteogenesis imperfecta[J]. Lancet, 2016, 387(10028): 1657-1671.

[11] Zheng WB, Hu J, Zhang J, et al. Specific characteristic of hyperplastic callus in a larger cohort of osteogenesis imperfecta type V[J]. Calcif Tissue Int, 2022 Apr, 110(4): 451-463.

病例21　*SERPINF1*基因突变致Ⅵ型成骨不全症

患者8岁，男孩。

【主诉】

5年内反复脆性骨折3次伴行走困难。

【病史摘要】

（1）现病史：患者3岁时在平地行走不慎扭伤左侧大腿，当时患者无跑跳动作，也未受外力碰撞、挤压等，但患者出现明显左下肢肿痛伴活动障碍、无法行走，父母送至当地医院就诊，行左侧股骨X线摄片后显示左侧股骨上段骨折，当地医院予以左下肢支架外固定，后症状逐渐好转并恢复行走能力。1年后患者再次在行走时扭伤左侧大腿，并出现左下肢疼痛、不能行走，且程度与3岁时扭伤后相仿，再次就诊于当地医院，行左侧股骨X线摄片提示左侧股骨中段骨折，另行胸片检查提示第11、12胸椎及第1腰椎楔形变，予以支架外固定保守治疗及相关药物对症处理，治疗后患者左下肢疼痛缓解，但需借助辅助工具行走。1月前患者在轻微外力下出现左侧股骨粗隆骨折，当地医院建议至上级医院骨病专科就诊以明确患者反复脆性骨折原因，患者父母遂携患者至我科门诊就诊。

（2）既往史：否认高血压、糖尿病、心脏病等疾病史，否认乙肝、结核等传染病病史；否认发病前有相关手术史，否认发病前有相关输血史，否认相关食物过敏史，否认药物过敏史。

（3）个人史：父母非近亲结婚，父亲30岁、母亲21岁时生育患者，为足月剖宫产，出生时身长与体重均在正常范围内，为独生子。否认疫区久居史、毒物接触史，否认吸烟、嗜酒史。

（4）婚育史：未婚未育。

（5）家族史：否认脆性骨折家族史。父亲身高172 cm、体重54 kg，母亲身高158 cm、体重49 kg，父母均无蓝巩膜、牙本质发育不全、听力减退、脊柱侧弯等表现。

【入院查体】

T 36.8℃，P 76次/分，R 18次/分，BP 116/74 mmHg。身高117.3 cm，Z值−1.1；体重20 kg，Z值−0.8。神志清醒，呼吸平稳，轮椅推入病区，对答切题，查体合作。全身皮肤未见瘀点瘀斑，全身浅表淋巴结未及肿大。头颅大小正常。眼睑正常，双侧巩膜淡蓝色。皮肤无黄染。双侧瞳孔等大等圆，直径3 mm，对光反射灵敏。外耳道无畸形，耳道无溢液，乳突无压痛，听力正常。双侧鼻唇沟对称，鼻中隔无偏曲，无分泌物，副鼻窦无压痛。口唇无发绀，伸舌居中，牙龈无肿胀，未见牙面缺损、龋齿、牙釉质发育不全。咽喉部无充血，扁桃体无肿大。颈软，气管居中，颈静脉无充盈，颈动脉搏动正常，甲状腺无肿大。胸廓对称，胸骨无压痛，双侧呼吸运动对称，无"三凹征"，无胸膜摩擦感。双肺叩诊清音，双肺听诊呼吸音清音，双肺未闻及干、湿啰音。心前区无异常隆起，心前区无震颤。叩诊心浊音界正常范围，心率76次/分，心律齐，各瓣膜听诊区未及病理性杂音。腹部平坦，无腹壁静脉曲张，无胃肠型蠕动波。腹壁柔软，无压痛及反跳痛，肝脾肋下未触及，移动性浊音阴性，肾区无叩痛，肠鸣音正常。双侧足背动脉搏动正常。脊柱无明显侧弯、棘突无压痛。左大腿支架外固定中。生理反射存在，病理征阴性。

【辅助检查】

1. 实验室检查

4岁时：ALP 365 U/L，Ca 2.49 mmol/L，P 1.27 mmol/L，PTH 29.3 pg/mL，25OHD 34 ng/mL，使用ELISA检测血清色素上皮衍生生长因子(pigment epithelium-derived factor，PEDF)低于可检测范围下限(患者父亲、母亲血清PEDF分别为13.8 μg/mL和37.8 μg/mL)。肝、肾功能正常，粪、尿常规正常。

8岁时：ALP 331 U/L，Ca 2.53 mmol/L，P 1.42 mmol/L，PTH 21.21 pg/mL，25OHD 38.13 ng/mL。肝、肾功能正常，粪、尿常规正常。

2. 骨密度检查

4岁时：L1～L4 0.347 g/cm²，Z值为−2.6。

8岁时：L1～L4 0.396 g/cm²(较4岁时上升14.1%)，Z值为−3.1。

3. 影像学检查

X线摄片：左股骨X线正位摄片(图21−1)。

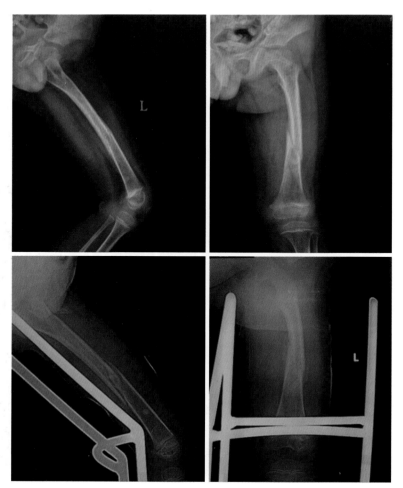

图21−1　左侧股骨X线摄片(患者4岁时摄片)

4. 基因检测

对外周血基因组DNA进行全外显子组基因检测并Sanger验证，患者*COL1A1*及*COL1A2*基因均无突变，*SERPINF1*基因（NM_002615.5）检测到纯合缺失突变c.283+473_643+104del（p.Ala96_Gly215del）（图21-2）；患者父亲*SERPINF1*基因检测到c.283+473_643+104杂合缺失（图21-3）；其母亲无突变。

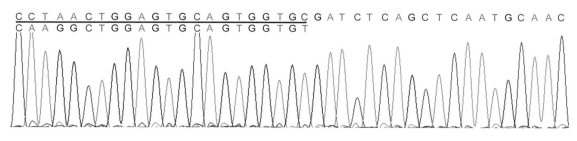

图21-2　患者*SERPINF1*基因检测报告（纯合突变）

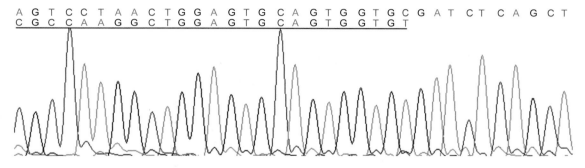

图21-3　患者父亲*SERPINF1*基因检测报告（杂合突变）

【初步诊断】

Ⅵ型成骨不全症。

【治疗及转归】

患者8岁于我科门诊复诊后予以静滴伊班膦酸1 mg/6个月，共治疗2次（1年），9岁起改为唑来膦酸5 mg/年治疗至今（目前共静滴唑来膦酸3次），治疗期间进行随访，患者父亲诉患者在10～12岁共发生4次脆性骨折（椎体多发压缩性骨折、左右股骨骨折），现无法自主独立行走。

【讨论与分析】

成骨不全症（osteogenesis imperfecta，OI）典型的临床症状为骨量低下及骨骼脆性增加导致的反复脆性骨折及骨骼畸形，也常同时伴有骨骼外受累表现，如蓝巩膜、听力障碍、牙本质发育不全、心脏瓣膜病变、关节韧带松弛等[1]。骨基质蛋白Ⅰ型胶原（type Ⅰ collagen）的编码基因及相关基因突变是导致OI的主要发病机制[2]。作为骨组织的有机质主要成分，Ⅰ型胶原发生数量或结构的异常均可使骨骼无法维持完整的结构与正常的生物力学性能。目前已发现的OI致病基因超过20种[3]，不同基因致病的分子机制各异，故而OI的表型及分型也较为庞杂。

　　根据患者的临床特征及疾病严重程度，经典的Sillence分型[5]将OI分为Ⅰ至Ⅳ型：Ⅰ型OI患者多有蓝巩膜，无骨骼畸形且临床症状轻；Ⅱ型OI为最严重表型，通常围产期致死；Ⅲ型OI患者多出现进行性发展的骨骼畸形；Ⅳ型OI患者的骨骼畸形程度较Ⅲ型轻，该型成年患者通常为正常巩膜。而在2019年国际骨骼发育异常协会（International Skeletal Dysplasia Society）制定的OI分型标准中[6]，仍保留了Sillence等提出的经典四型，其中1至4型分别对应上述Ⅰ至Ⅳ型，而增加的5型OI则以骨间膜钙化和巨大骨痂为特征。OI的致病基因、分子机制、分子分型与临床表型等之间的关系较为复杂（表21-1）[4]。

表21-1　OI的分子分型及特征

分子机制	致病基因	临床表型	遗传方式	分子分型与命名
胶原合成与结构障碍	COL1A1	1～4型	AD	Ⅰ～Ⅳ型
	COL1A2	1～4型	AD	
胶原修饰异常	CRTAP	2～4型	AR	Ⅶ型
	LEPRE1/P3H1	2、3型	AR	Ⅷ型
	PPIB	2～4型	AR	Ⅸ型
胶原组装与交联异常	SERPINH1	3型	AR	Ⅹ型
	FKBP10	3、4型	AR	Ⅺ型、BS
	PLOD2	3型	AR	BS
	BMP1	3型	AR	ⅩⅢ型
骨骼矿化异常	IFITM	5型	AD	Ⅴ、Ⅵ型
	SERPINF1	3、4型	AR	Ⅵ型
成骨细胞分化和功能异常	SP7	3、4型	AR	Ⅻ型
	TMEM38B	3型	AR	ⅩⅣ型
	WNT1	3、4型	AR	ⅩⅤ型
	CREB3L1	2型	AR	ⅩⅥ型
	SPARC	3、4型	AR	ⅩⅦ型
特殊类型OI				
未分类	SEC24D	3型	AR	CCS
	P4HB	3型	AD	CCS
	PLS3	1型	XD	—
	MBTPS2	3、4型	XR	—

注：引自参考文献[4]。OI，成骨不全；BS，Bruck综合征；CCS，Core-Carpenter综合征；AD，常染色体显性；AR，常染色体隐性；XD，伴X显性遗传；XR，伴X隐性遗传

　　Glorieux等[7]在2002年发现了1种因矿化障碍导致的以类骨质堆积为表现的OI，该类患者Ⅰ型胶原相关基因未检测到突变且Ⅰ型胶原蛋白分析正常；临床表现上，该类患者巩膜呈白色或淡蓝色，无牙本质发育不全，并建议将之命名为Ⅵ型OI。此类患者的发病机制为常

染色体隐性遗传的*SERPINF1*基因发生突变[8]，*SERPINF1*基因编码色素上皮衍生生长因子（pigment epithelium-derived factor，PEDF），而PEDF通过调节骨细胞相关因子（如硬骨抑素和细胞外基质磷酸糖蛋白）的表达以增强成骨细胞分化和基质矿化，故Ⅵ型OI患者血清PEDF显著降低是其特异的生化指标异常表现，且有显著的骨矿化障碍。

　　双膦酸盐（bisphosphonates，BP）是目前治疗OI的主要用药之一。BP是焦磷酸盐的稳定类似物，在药理作用上，BP通过抑制骨吸收发挥治疗作用。BP聚集在矿化的骨基质中，与其中的羟基磷灰石强力结合，当破骨细胞介导骨吸收时，BP在酸性环境中与羟基磷灰石解离[9]，并被破骨细胞吸收，在胞内影响破骨细胞的功能和存活、促进破骨细胞凋亡，从而发挥抑制骨吸收的作用。但BP通常对Ⅵ型OI患者的疗效差，该类患者静脉使用BP后仍可反复发生下肢骨折并出现脊柱侧弯畸形[10]，可能原因是该类患者的骨矿化障碍使BP与矿化骨表面的结合过程受到限制，故而BP对破骨细胞的抑制作用也被干扰。

　　本例患者有如下特点：① 幼年起病，反复发生左侧股骨脆性骨折（5年内发生3次）。② 体格检查提示身高体重均在同性别同年龄正常范围内，肌肉骨骼系统阳性体征为左下肢活动障碍、无法独立行走，其他主要阳性体征为淡蓝色巩膜。③ 辅助检查结果中，三大常规、肝肾功能、钙磷及骨转换指标均在正常范围内，但血清PEDF水平显著降低，骨密度检查L1～L4骨密度绝对值及Z值提示显著低于同龄同性别正常人，基因检测提示患者*SERPINF1*基因c.283+473_643+104纯合缺失，患者父亲*SERPINF1*基因检测到c.283+473_643+104杂合缺失，患者母亲未检测到相关基因突变。④ 患者无脆性骨折家族史，父母非近亲结婚，父母身高体重均正常，父母均无蓝巩膜、牙本质发育不全、听力减退、脊柱侧弯等表现。父亲30岁、母亲21岁时患者出生，为足月剖宫产。⑤ 予以钙剂＋维生素D治疗4年后再次于左侧股骨发生脆性骨折，后在伊班膦酸钠与唑来膦酸治疗期间仍反复发生椎体、双侧股骨等处的脆性骨折，目前已治疗4年，但患者仍站立困难、无法独立行走，提示双膦酸盐对该患者疗效差。综合患者病史、体检、辅助检查及治疗反应，均与Ⅵ型OI的临床特征符合，故最终诊断考虑为Ⅵ型成骨不全症。

【最终诊断】
Ⅵ型成骨不全症（*SERPINF1*基因纯合突变导致）。

专家点评

　　Ⅵ型成骨不全症是较特殊的一类成骨不全症，由于其致病基因*SERPINF1*编码PEDF蛋白，该型患者血清PEDF显著降低是其特异的血清指标表现，且该型患者骨组织具有鱼鳞状类骨质堆积的骨矿化障碍。临床上，这些患者出生时往往没有骨折，但6个月后有频繁的骨折，进行性骨畸形、椎体压缩、脊柱侧弯、白色巩膜，无牙本质发育不全。本例患者4岁后出现多次股骨骨折，以后又出现椎体压缩，但其有淡蓝色巩膜，患者在8岁前骨折间歇期能正常行走，甚至跑跳。Ⅵ型成骨不全症用双膦酸盐治疗效果不佳，国外报道用RANKL抑制剂地舒单抗可减少新发骨折。本例患者的随访中，由于前几年国内没有地舒单抗，予患者双膦酸盐治疗效果确实不佳，静脉用伊班膦酸及唑来膦酸后仍反复出现椎体多发压缩性骨折及双股骨骨折。已建议患者地舒单抗治疗或许是一种新的药物选择。

整理：蔡诗雅

述评：张 浩

参考文献

[1] Tournis S, Dede AD. Osteogenesis imperfecta — a clinical update[J]. Metabolism, 2018, 80: 27-37.

[2] Cundy T. Recent advances in osteogenesis imperfecta[J]. Calcif Tissue Int, 2012, 90(6): 439-449.

[3] Marini JC, Forlino A, Bächinger HP, et al. Osteogenesis imperfecta[J]. Nat Rev Dis Primers, 2017, 3(1): 17052.

[4] 曹洋嘉，张浩，章振林. 成骨不全的临床表现与分子遗传学[J].中华骨质疏松和骨矿盐疾病杂志,2019,12（2）: 199-205.

[5] Sillence DO, Senn A, Danks DM. Genetic heterogeneity in osteogenesis imperfecta.[J]. J Med Genet, 1979, 16(2): 101-116.

[6] Mortier GR, Cohn DH, Cormier-Daire V, et al. Nosology and classification of genetic skeletal disorders: 2019 revision[J]. Am J Med Genet A, 2019, 179(12): 2393-2419.

[7] Glorieux FH, Ward LM, Rauch F, et al. Osteogenesis imperfecta type Ⅵ: a form of brittle bone disease with a mineralization defect[J]. J Bone Miner Res, 2002, 17(1): 30-38.

[8] Wang J, Liu Y, Song L, et al. Novel mutations in SERPINF1 result in rare osteogenesis imperfecta type Ⅵ[J]. Calcif Tissue Int, 2017, 100(1): 55-66.

[9] Russell R GG, Watts NB, Ebetino FH, et al. Mechanisms of action of bisphosphonates: similarities and differences and their potential influence on clinical efficacy[J]. Osteoporos Int, 2008, 19(6): 733-759.

[10] Trejo P, Palomo T, Montpetit K, et al. Long-term follow-up in osteogenesis imperfecta type Ⅵ[J]. Osteoporos Int, 2017, 28(10): 2975-2983.

病例22 *P3H1*基因突变致Ⅷ型成骨不全症

患者21岁，男性。

【主诉】

四肢骨骼反复骨折致畸形、无法行走20年。

【病史摘要】

（1）现病史：患者出生后3个月开始出现反复脆性骨折，部位多分布在四肢长骨，已多达数十次，每次骨折后均未手术，四肢骨骼逐渐出现弯曲畸形，无法行走，轮椅代步，18岁后骨折次数明显减少。

（2）既往史：否认肝肾疾病史，否认麻疹、水痘等传染病史，否认输血史，否认糖皮质激素使用史，否认食物、药物过敏史，疫苗接种史不详。

（3）个人史：患者系足月顺产，第2胎第2产，发育正常。父母非近亲结婚。无异地及疫区久居史、毒物接触史。

（4）婚育史：未婚未育。

（5）家族史：父母、一姐、一弟及一妹均健康，无类似病史，家族中其他成员亦无类似病史，家系图见图22-1。

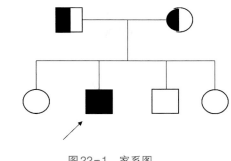

图22-1　家系图

【入院查体】

T36.7℃，P70次/分，R23次/分，BP118/67 mmHg，身高111 cm（Z值为-10.1）。

神志清，一般情况可。四肢骨与关节明显弯曲畸形，活动受限。无蓝色巩膜、听力减退、牙本质发育不全、脊柱畸形。手指关节未见明显异常。浅表淋巴结未触及肿大。胸廓无畸形，双肺呼吸音清，未及干、湿啰音。心率70次/分，律齐，未及病理性杂音。腹平软无压痛，肝脾肋下未及。双下肢无水肿。神经系统检查正常（图22-2）。

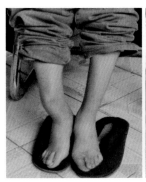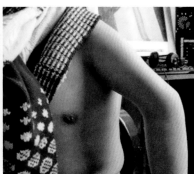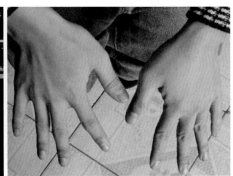

图22-2　患者下肢与上肢照片

【辅助检查】

1. 实验室检查

血生化：Ca、P、ALP、PTH等均无异常。

2. 影像学检查

X线摄片

2009年10月22日　左侧上肢X线摄片：肱骨及尺骨纤细，肱骨远端弯曲畸形（图22-3）。

2009年10月22日　右侧胫腓骨X线摄片：胫腓骨弯曲，骨质菲薄、纤细（图22-3）。

2009年10月22日　骨盆X线摄片：双侧股骨骨折，明显弯曲（图22-3）。

3. 基因检测

（1）先证者P3H1基因突变检测：P3H1基因存在复合杂合突变：exon9，c.1466T>C，p.Leu489Pro；intron13，c.1915-1G>A，IVS13-1G>A（图22-4A）。

（2）先证者父母亲P3H1基因突变检测：父亲存在exon9，c.1466T>C，p.Leu489Pro杂合突变；母亲存在intron13，c.1915-1G>A，IVS13-1G>A杂合突变（图22-4B）。

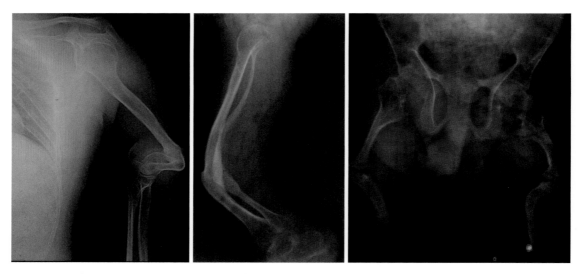

图22-3　影像学检查

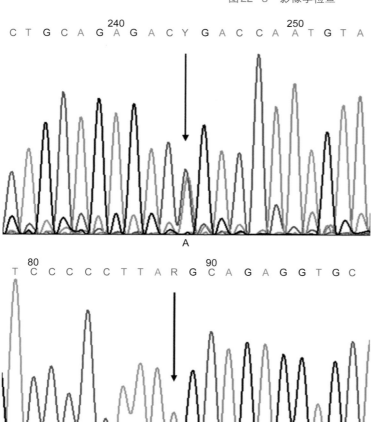

图22-4　患者 *P3H1* 基因突变检测结果

A. *P3H1*，exon9，c.1466T>C，p.Leu489Pro 错义突变。B. *P3H1*，intron13，c.1915－1G>A，IVS13－1G>A 剪切突变

【初步诊断】

成骨不全症。

【治疗及转归】

患者明确诊断后回当地医院就诊。

【讨论与分析】

Cabral等[1]在2007年描述了5例由*P3H1*基因突变导致的致死/严重型成骨不全症（osteogenesis imperfecta, OI），首次确定了*P3H1*是致病基因，并分析了其临床特征。

*P3H1*基因编码脯氨酰3-羟化酶1（prolyl 3-hydroxylase 1, P3H1），其氨基末端结构域包括四个CXXC重复序列，周围有四个四肽重复（tetratricopeptide repeat, TPR）基序，以及一个高度保守的C端结构域[1]。C端结构域包含关键的催化残基，存在于赖氨酰和脯氨酰4-羟化酶的活性位点，以及C端粗面内质网驻留基序（KEDL）[2]。P3H1与软骨相关蛋白（cartilage-associated protein, CRTAP）及亲环蛋白B（cyclophilin B, CyPB）在内质网中以1∶1∶1比例形成复合物，P3H1负责Ⅰ型胶原蛋白中单个脯氨酸Pro986残基的脯氨酰3-羟基化[1]。这种复合物还充当二硫键异构酶[3]，这对于胶原蛋白的正确折叠至关重要，并且还是一种分子伴侣，可调节依赖于氨基末端结构域的蛋白质-蛋白质相互作用。*P3H1*基因突变会导致蛋白质缺失或减少，从而导致复合物降解以及Ⅰ型胶原蛋白中Pro986处脯氨酰3-羟基化缺失。有结构缺陷的胶原蛋白表现出胶原螺旋折叠延迟，并使链长时间暴露于赖氨酰羟化酶和脯氨酰4-羟化酶，导致链的过度修饰。Huang等[4]研究了一例*P3H1*复合杂合突变的OI胎儿，western blot显示患者的P3H1蛋白缺失，CRTAP蛋白略有下降，因此复合物形成受限，从而影响Ⅰ型胶原的脯氨酰3-羟基化和胶原的正确折叠。*P3H1*突变导致的OI呈常染色体隐性遗传，通常呈纯合突变或者复合杂合突变，父母多为无症状的携带者。本例患者的父母均是无症状携带者，患者本人呈复合杂合突变，表现出严重的表型。在*P3H1*的突变类型中，剪切位点突变最常见[5]，本例患者的两个突变位点也包含一个剪切位点突变。

*P3H1*导致的Ⅷ型OI最常发生在近亲婚姻中[5]，因为近亲父母的基因谱相似性很高。Ⅷ型OI呈严重或者致死型，在存活下来的个体中，生存时间从数小时、数周到学龄不等[5]，本病患者初诊年龄为21岁，且目前仍健在。由于P3H1、CRTAP和CyPB的复合物在软骨中也有表达，所以*P3H1*基因突变导致的OI表现为严重的骨软骨发育不良。非致死型Ⅷ型OI骨骼特征包括头围增大、脊柱侧凸、骨骼脆性显著增加以及重度骨质疏松（骨密度Z值≤-6）。下肢长骨常较纤细，干骺端膨大，呈"爆米花"样干骺端，手指呈纤细外观。本例患者的长骨干骺端也可见"爆米花"样外观，骨骼纤细，但是手指没有明显纤细外观。本例患者虽然没有查骨密度，但是患者从出生到现在骨折数十次，可见骨骼非常脆弱。目前已报道的病例显示巩膜、牙本质发育以及听力大多是正常的，本例患者这三个表型也均正常。但是，Pokidysheva等[6]构建的*P3H1*突变的小鼠模型，表现出听力受损和中耳骨关节形态异常。

*P3H1*突变导致的Ⅷ型OI和*CRTAP*突变导致的Ⅶ型OI表型几乎完全重叠，都是严重或致死型，临床上难以区分，所以基因诊断时建议采用家系全外显子组测序或者靶向二代测序找致病基因，覆盖率、准确度更高。目前关于*P3H1*基因突变病例的报道较少，治疗数据也较少。

Santana 及 Baldridge 等人的研究显示[7,8]*P3H1*突变的OI患者接受帕米膦酸钠治疗之后骨骼质量显著改善,生存质量提高。所以对于Ⅷ型OI的治疗,仍是参照常见的其他类型OI,将双膦酸盐作为首选药物,以增加骨密度,降低骨折发生率。其次,由于患者常伴有严重的四肢畸形,活动能力受限,科学的康复治疗也至关重要,尽可能提升患者的自理能力,进而提高生活质量。另外,由于该型临床表型严重,会给患病家庭和社会带来沉重的医疗卫生负担,所以建议加大遗传咨询和产前诊断的宣传,彻底切断患病家庭的遗传链。

【最终诊断】

成骨不全症,Ⅷ型,*P3H1*基因复合杂合突变。

专家点评

　　成骨不全症是最常见的单基因遗传性骨病,以低骨量、骨骼脆性增加和反复骨折为主要特征。成骨不全症有很多致病基因,目前已报道的有26个致病基因。其中一个致病机制就是胶原-3-羟基化复合体翻译后修饰的缺陷:基因*CRTAP/P3H1*和*PPIB*编码的CRTAP/P3H1/CyPB复合体就是负责开始胶原翻译的氨基端羟基化,也作为一个顺反异构酶和分子伴侣。CRTAP/P3H1/CyPB复合体是第一个被发现与常染色体隐性遗传OI相关联的蛋白。本患者*P3H1*的复合杂合突变导致成骨不全症的发生,该致病基因也是国内首次被报道。*P3H1*导致的Ⅷ型成骨不全症呈中重度或者致死型,在存活下来的个体中,生存时间从数小时、数周到学龄不等。本例患者骨折数十次伴四肢明显畸形,表型较严重,但患者X线摄片上无特征性的长骨爆米花样干骺端。本病患者初诊年龄为21岁,也是目前存活时间最长的患者。遗憾的是,由于患者回去后的各种原因,无法再来我院治疗和随访,无法观察双膦酸盐对其的治疗效果。很多常染色体隐性遗传疾病在近亲婚配家庭中较多见,但该患者父母非近亲婚配,该患者是*P3H1*的复合杂合突变导致的。对于幼时反复骨折及严重畸形的患儿,还是要尽早基因诊断以确诊,并进行遗传咨询和产前诊断。

整理：梅亚婴

述评：张　浩

参考文献

[1] Cabral WA, Chang W, Barnes AM, et al. Prolyl 3-hydroxylase 1 deficiency causes a recessive metabolic bone disorder resembling lethal/severe osteogenesis imperfecta[J]. Nat Genet, 2007, 39(3): 359−365.

[2] Vranka JA, Sakai LY, Bächinger HP. Prolyl 3-hydroxylase 1, enzyme characterization and identification of a novel family of enzymes[J]. J Biol Chem, 2004, 279(22): 23615−23621.

[3] Ishikawa Y, Bächinger HP. An additional function of the rough endoplasmic reticulum protein complex prolyl 3-hydroxylase 1・cartilage-associated protein・cyclophilin B: the CXXXC motif reveals disulfide isomerase activity in vitro[J]. J Biol Chem, 2013, 288(44): 31437−31446.

[4] Huang Y, Mei L, Lv W, et al. Targeted exome sequencing identifies novel compound heterozygous mutations

in P3H1 in a fetus with osteogenesis imperfecta type Ⅷ [J]. Clin Chim Acta, 2017, 464: 170－175.

[5] Marini JC, Cabral WA, Barnes AM. Null mutations in LEPRE1 and CRTAP cause severe recessive osteogenesis imperfecta[J]. Cell Tissue Res, 2010, 339(1): 59－70.

[6] Pokidysheva E, Tufa S, Bresee C, et al. Prolyl 3-hydroxylase－1 null mice exhibit hearing impairment and abnormal morphology of the middle ear bone joints[J]. Matrix Biol, 2013, 32(1): 39－44.

[7] Santana A, Franzone JM, Mcgreal CM, et al. A moderate form of osteogenesis imperfecta caused by compound heterozygous mutations[J]. Bone Rep, 2018, 9: 132－135.

[8] Baldridge D, Schwarze U, Morello R, et al. CRTAP and LEPRE1 mutations in recessive osteogenesis imperfecta[J]. Hum Mutat, 2008, 29(12): 1435－1442.

病例23　*FKBP10*基因突变致Ⅺ型成骨不全症1例

患者11岁,男孩。

【主诉】

2年内反复右下肢骨折5次伴右下肢畸形。

【病史摘要】

(1) 现病史:患者9岁行走时不慎摔倒后出现右侧大腿肿痛伴右下肢活动障碍、无法行走,当地医院就诊行右侧股骨X线摄片提示右侧股骨上段骨折,予以支架外固定治疗。此次骨折后患者行走时需借助辅助工具。在此次骨折后2年内,患者因行走时摔倒又陆续共发生4次右侧股骨骨折,骨折部位分别在右侧股骨上段、下段。每一次骨折发生时患者均未受到明显外力碰撞、挤压,且无追赶、跑跳、剧烈体位变化等动作,当地医院予以右下肢支架外固定等对症处理。患者8个月前行右侧股骨X线摄片(图23-1),提示右侧股骨多处骨折,右侧股骨严重弯曲畸形,骨皮质薄;胸部平片(图23-2),提示轻度脊柱侧弯。患者自第1次骨折起逐渐出现右大腿弯曲、缩短畸形,双下肢长短不一致,目前患者无法脱离辅助工具独立行走,为明确反复右侧股骨骨折原因并进一步治疗,患者父母携患者就诊于我科门诊。

(2) 既往史:否认高血压、糖尿病、心脏病等疾病史,否认乙肝、结核等传染病病史,否认发病前有相关手术史,否认发病前有相关输血史,否认相关食物过敏史,否认药物过敏史。

(3) 个人史:父母非近亲结婚,出生时父母均33岁,系第一胎第一产,足月顺产,出生时身长体重正常。出生并长期居住于江苏省,否认疫区久居史、毒物接触史,否认吸烟、嗜酒史。

(4) 婚育史:未婚未育。

(5) 家族史:无脆性骨折家族史。

【入院查体】

T 36.5 ℃, P 82次/分, R 18次/分, BP 118/72 mmHg。身高140.0 cm (Z值为-1.9),体重34.0 kg(Z值为-0.7)。神志清醒,呼吸平稳,助步器辅助下步入病区,步态不稳,对答切题,查体合作。全身皮肤未见瘀点瘀斑,全身浅表淋巴结未及肿大。头颅大小正常。眼睑正常,双侧巩膜白色。皮肤无黄染。双侧瞳孔等大等圆,直径3 mm,对光反射灵敏。外耳道无畸形,耳道无溢液,乳突无压痛,听力正常。双侧鼻唇沟对称,鼻中隔无偏曲,无分泌物,副鼻窦无压痛。口唇无发绀，伸舌居中，牙龈无肿胀，未见牙面缺损、龋齿、牙釉质发育不全。咽喉部无充血，扁桃体无肿大。颈软，气管居中，颈静脉无充盈，颈动脉搏动正常，甲状腺无肿大。胸廓不对称，胸骨无压痛，双侧呼吸运动不对称，无"三凹征"，无胸膜摩擦感。双肺叩诊清音，双肺听诊呼吸音清音，双肺未闻及干、湿啰音。心前区无异常隆起，心前区无震颤。叩诊心浊音界正常范围，心率82次/分，心律齐，各瓣膜听诊区未及病理性杂音。腹部平坦，无腹壁静脉曲张，无胃肠型蠕动波。腹壁柔软，无压痛及反跳痛，肝脾肋下未触及，移动性浊音阴性，肾区无叩痛，肠鸣音正常。双侧足背动脉搏动正常。脊柱有侧弯、棘突无压痛。右下肢弯曲、缩短畸形伴活动障碍。生理反射存在，病理征阴性。

【辅助检查】

1. 实验室检查

ALP 350 U/L，Ca 2.40 mmol/L，P 1.02 mmol/L，PTH 54 pg/mL，25OHD 18 ng/mL，肝、肾功能正常，粪、尿常规正常，心电图正常。

2. 骨密度检查

2012年12月　L1～L4 0.448 g/cm^2，Z值为-5.9。

3. 影像学检查

X线摄片

右侧股骨正位片见图23-1。

胸片见图23-2。

4. 基因检测

全外显子组基因检测并Sanger验证，检测到患者 *FKBP10* 基因5号外显子发生复合杂合突变（c.813_814delGA，p.Glu271AspfsX101 和 c.831delC，p.Gly278AlafsX20）（图23-3）。将患者父母的血样本送基因检测后发现，患者父亲 *FKBP10* 基因出现 c.831delC，p.Gly278AlafsX20 杂合突变，患者母亲 *FKBP10* 基因出现 c.813_814delGA，p.Glu271AspfsX101 杂合突变。

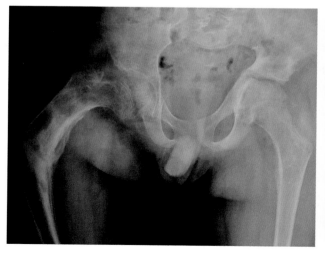

图23-1　右侧股骨X线摄片

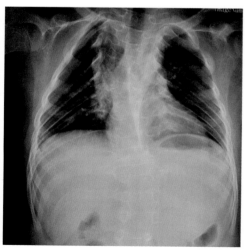

图23-2　胸部正位片

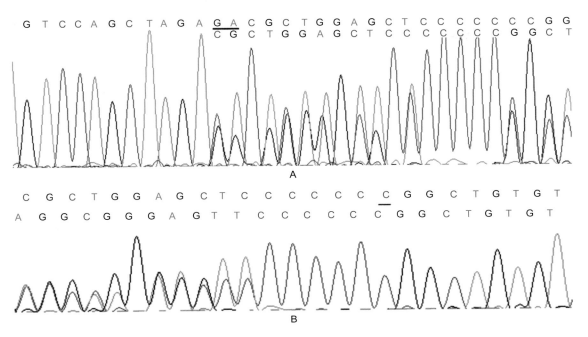

图23-3　患者*FKBP10*基因突变检测结果

A. 显示5号外显子中a1 c.813_814delGA（p.Glu271AspfsX101）缺失突变。B. 显示5号外显子中c.831delC（p.Gly278AlafsX20）另一个缺失突变

【初步诊断】

XI型成骨不全症。

【治疗及转归】

处方给予患者阿仑膦酸钠70 mg每周1次口服治疗，用药1年后骨密度L1～L4 0.621 g/cm^2（较2012年上升38.6%），服药2年后骨密度0.809 g/cm^2（较前1年上升30.3%）；患者用药两年后新发2次右侧股骨上段脆性骨折，目前仍需借助辅助工具行走。

【讨论与分析】

*FKBP10*基因是国人常染色体隐性遗传的OI中第二常见的突变基因[1]。*FKBP10*基因编码FKBP65（FK506结合蛋白65）蛋白，该蛋白是位于内质网中的胶原特异性伴侣。这种蛋白质的功能丧失会导致Ⅰ型前胶原分泌延迟，三螺旋结构破坏，端肽赖氨酰残基的羟基化减少，从而导致胶原交联和组装异常[2]。目前报道的*FKBP10*基因突变共有133个，其中错义突变42个，缺失19个，重复64个，插入/缺失8个，主要在5号外显子（33.08%）和6号外显子（18.80%）（https://oi.gene.le.ac.uk/variants_statistics.php）。

*FKBP10*基因突变导致OI在2010年被Alanay等[3]首次报道，所有患者出生时身长与体重均正常，手足均可见水疱，从婴儿期开始发生反复长骨骨折并出现四肢严重畸形，伴有进行性发展的脊柱后凸畸形及椎体楔形变的独特表现，在儿童期早期即丧失行走能力，需借助轮椅活动，但均未出现蓝巩膜、牙本质发育不全、听力减退等OI的典型肌肉骨骼系统外表现；且该研究中的患者*FKBP10*基因的等位基因上存在导致单纯性大疱性表皮松解症的*KRT14*基

因突变。随后，Shaheen 等[4]在 2011 年报道了 *FKBP10* 基因突变既可以导致 XI 型 OI 的发生，也是 1 型 Bruck 综合征（Bruck syndrome type 1，BS1）的病因。Schwarze 等[5]则发现 *FKBP10* 基因突变可以导致孤立的 XI 型 OI 和 BS1 出现在同一家系的兄弟姐妹中。近年也有研究[6]发现 *FKBP10* 基因突变导致的 OI 患者同时伴有 *KRT14* 基因突变引起的遗传性单纯性大疱性表皮松解症。

XI 型 OI 的患者表现为反复脆性骨折、骨骼畸形和身材矮小，可有关节韧带松弛（肘部和指间关节为甚），但其他 OI 的典型骨骼外表现，如蓝巩膜、牙本质发育不全和听力减退等症状罕见[3,4]。组织学上，XI 型 OI 患者的骨板层结构排列异常、骨板薄且有鱼鳞状结构；影像学检查可见明显低骨量、缝间骨、脊柱侧弯和椎体楔形变[3]。

BS1 与 XI 型 OI 类似，也表现为反复脆性骨折、骨骼畸形和身材矮小等，但与 XI 型 OI 的区别在于 BS1 同时还存在先天性关节挛缩和翼状胬肉[7]。有研究[6]发现 XI 型 OI 患者的脆性骨折中位出现时间早于 BS1 患者，且平均每年骨折次数也多于 BS1 患者。

对于 *FKBP10* 基因突变所致的 OI 患者，因其进行性发展的骨骼畸形、脊柱侧弯和行走能力丧失，呈现出较重的临床表型，参照国际骨骼人类遗传学疾病命名组织 2019 年发布的 OI 分型标准[8]进行临床分型，该类患者在临床分型上属于 3 型或 4 型 OI。

该类 OI 患者的治疗原则与其他类型 OI 患者一样，主要为对症治疗[9]，目的在于增加骨密度、降低新发脆性骨折风险、改善骨骼畸形和提高活动能力与生活质量。用药方面，除了补充钙剂和维生素 D 作为基础治疗外，还需使用双膦酸盐类（bisphosphonates，BP）等药物进一步增加骨密度并预防新发脆性骨折。关于 BP 的治疗效果，有研究[6]对 19 名诊断为 XI 型 OI 或 BS1 的患者（0.6～13.8 岁）进行了 1.4～16.8 年的用药与观察随访，治疗方案为在每日予以 1 000 mg 钙剂和 400 U 维生素 D 的基础上，每 3 月静脉使用帕米膦酸钠 1～1.5 mg/kg，其中 XI 型 OI 患者 L1～L4 的骨密度有显著改善，平均每年的骨折次数也显著下降，但 BP 对骨密度的改善效果和对新发脆性骨折的预防效果在 BS1 患者中并不显著；脊柱侧弯、脊柱前凸与后凸、漏斗胸和长骨畸形的发生率在治疗期间增加，所有患者在最后随访时均无独立行走能力，有 10 名患者因下肢长骨畸形接受髓内钉手术治疗，但术后活动能力均无改善。

本例患者主因反复右下肢脆性骨折就诊，脆性骨折局限在右侧股骨，并导致了右下肢进行性畸形和行走能力的丧失，同时查体和胸片均提示存在脊柱侧弯畸形，身高 Z 值为 -1.9（正常 Z 值 >-1），提示较同龄同性别正常儿童身材矮小，但无蓝巩膜、牙本质发育不全和听力减退等症状，也无关节挛缩表现，辅助检查提示患者维生素 D 缺乏，骨量明显低于同性别同年龄正常儿童，继而通过基因检测明确了患者存在 *FKBP10* 基因突变且患者父母均存在 *FKBP10* 基因杂合突变，故而考虑该患者诊断为 XI 型 OI 不伴有 Bruck 综合征。综合患者的临床表现与基因诊断，均与既往报道的 XI 型 OI 的特征吻合[3,6]，但其他研究中报道的 XI 型 OI 多在婴幼儿时期起病[3,6]，而本例患者初次脆性骨折发生在 9 岁，起病时间较晚。在对患者进行了口服 BP 治疗后，患者 L1～L4 骨密度逐年上升，仍有右下肢脆性骨折发生，但平均每年骨折次数较起病的两年间有下降，目前仍需借助辅助工具行走，提示此类患者除用药外，仍需重点预防摔倒和脆性骨折的发生并适当进行功能锻炼。

【最终诊断】

XI型成骨不全症。

------ **专家点评** ------

成骨不全症是一种由于骨质量缺陷而导致的遗传性骨病,呈常显、常隐或X伴性遗传。早在1978年Sillence等根据临床和遗传特征,将成骨不全症分成经典的 I 至 IV 型。随着二代测序技术的发展,越来越多成骨不全症新致病基因被发现。人类孟德尔遗传数据库(OMIM)已经将成骨不全症按照不同基因分成20型。本例患者因其9岁以后出现的反复脆性骨折史,但无蓝巩膜及家族史,常见的成骨不全症致病基因 *COL1A1* 及 *COL1A2* 也无突变,故使用二代测序技术,并Sanger验证发现该患者存在 *FKBP10* 基因复合杂合突变导致的XI型成骨不全症。该型成骨不全症临床表型通常中重型,可伴有Bruck综合征,即脆性骨折伴先天关节挛缩。但本例患者骨折频繁,下肢畸形,轻度脊柱侧弯,不伴有Bruck综合征。国内外文献报道该型成骨不全症用双膦酸盐治疗效果较好,本例患者口服双膦酸盐两年后,虽然骨密度上升,但仍有新发骨折。也有报道指出,严重的成骨不全症至少用药4年以上,因此该病例还在随访中。

整理:蔡诗雅

述评:张　浩

参考文献 ....

[1] Li S, Cao Y, Wang H, et al. Genotypic and phenotypic analysis in Chinese cohort with autosomal recessive osteogenesis imperfecta[J]. Front Genet, 2020, 11: 984.

[2] Barnes AM, Cabral WA, Weis M, et al. Absence of *FKBP10* in recessive Type XI osteogenesis imperfecta leads to diminished collagen cross-linking and reduced collagen deposition in extracellular matrix[J]. Hum Mutat, 2012, 33(11): 1589−1598.

[3] Alanay Y, Avaygan H, Camacho N, et al. Mutations in the gene encoding the RER protein FKBP65 cause autosomal-recessive osteogenesis imperfecta[J]. Am J Hum Genet, 2010, 86(4): 551−559.

[4] Shaheen R, Al-Owain M, Faqeih E, et al. Mutations in *FKBP10* cause both bruck syndrome and isolated osteogenesis imperfecta in humans[J]. Am J Med Genet A, 2011, 155(6): 1448−1452.

[5] Schwarze U, Cundy T, Pyott SM, et al. Mutations in *FKBP10*, which result in Bruck syndrome and recessive forms of osteogenesis imperfecta, inhibit the hydroxylation of telopeptide lysines in bone collagen[J]. Hum Mol Genet, 2013, 22(1): 1−17.

[6] Yüksel Ülker A, Uludağ Alkaya D, Elkanova L, et al. Long-term follow-up outcomes of 19 patients with osteogenesis imperfecta Type XI and Bruck syndrome Type I caused by *FKBP10* variants[J]. Calcif Tissue Int, 2021, 109(6): 633−644.

[7] Shaheen R, Al-Owain M, Sakati N, et al. *FKBP10* and Bruck syndrome: phenotypic heterogeneity or call for reclassification?[J]. Am J Hum Genet, 2010, 87(2): 306−307.

[8] Mortier GR, Cohn DH, Cormier-Daire V, et al. Nosology and classification of genetic skeletal disorders: 2019 Revision[J]. Am J Med Genet A, 2019, 179(12): 2393−2419.

[9] 中华医学会骨质疏松和骨矿盐疾病分会.成骨不全症临床诊疗指南[J].中华骨质疏松和骨矿盐疾病杂志,2019,12(1):11−23.

病例24　*BMP1* 基因突变致 XIII 型成骨不全症

患者8岁,女孩。

【主诉】

8年内反复骨折20余次。

【病史摘要】

(1) 现病史:患者1岁半时因平地摔倒致左侧肱骨骨折,外院石膏固定治疗。一岁半至8岁间在无明显外伤碰撞和剧烈运动情况下发生脆性骨折20余次,骨折部位主要集中在双侧股骨、左胫腓骨和左肱骨,外院予以外固定等对症处理,行双侧股骨X线摄片(图24-1A)及骨盆正位X线摄片(图24-1B):提示皮质薄,双侧股骨由于反复骨折而畸形。目前患者无法脱离辅助工具独立行走,为明确反复骨折原因并进一步治疗,患者父母携患者来我科就诊。

(2) 既往史:无肝肾疾病史,无麻疹、水痘等传染病史,无外伤手术史,无输血史,无糖皮质激素使用史,无食物、药物过敏史,疫苗接种史不详。

(3) 个人史:患者系足月顺产,第1胎第2产。无异地及疫区久居史、毒物接触史。

(4) 家族史:无相关家族史,父母亲非近亲结婚、健康。有一双胞胎胞兄,出生后10月大即夭折(家长诉由于感染,具体不详),无蓝巩膜、骨折。

【入院查体】

T 37.0℃,P82次/分,R20次/分,BP 110/70 mmHg。身高 110.3 cm,体重 20.3 kg。

神志清醒,呼吸平稳,轮椅推入病区,对答切题,查体合作。头颅大小正常。眼睑正常,双侧蓝巩膜。口唇无发绀,伸舌居中,有牙本质发育不全。双下肢畸形,肌肉力量减少,行走步态异常。胸廓无畸形,双肺呼吸音清,未及干、湿啰音,心律齐,未及病理性杂音。腹平软,无压痛,肝脾肋下未及。双下肢无水肿。神经系统检查正常。

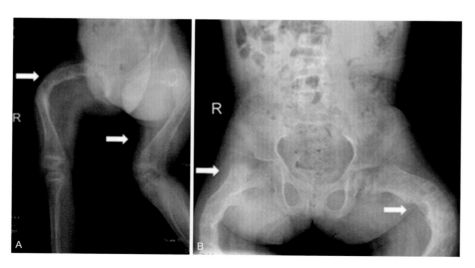

图24-1　影像学检查

A. 股骨侧位片。B. 骨盆正位片

【辅助检查】

1. 骨密度检查

L1～L4的Z值为−1.3。

2. 影像学检查

X线摄片：显示皮质薄,双侧股骨由于反复骨折而畸形。

3. 基因检测

（1）在先证者及其母亲中检测出*BMP1*第10外显子中的新杂合缺失突变c.1252delA（图24-2A）。

（2）在先证者及其父亲中检测出*BMP1*第3外显子的新杂合错义突变c.362C>T（图24-2B）,该先证者为复合杂合突变。

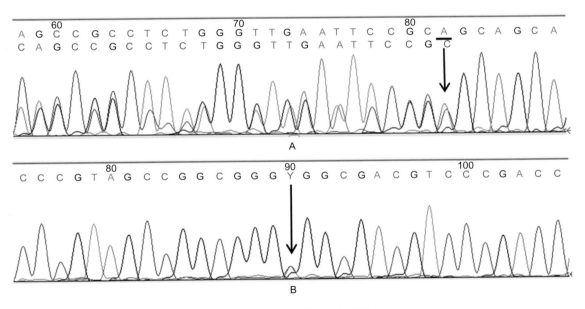

图24-2　*BMP1*基因突变检测

A. 先证者及其母亲在10号外显子上发生杂合缺失突变c.1252delA,导致p.Ser418AlafsX22。

B. 先证者及其父亲在3号外显子上发生错义突变c.362C>T,导致p.Ala121Val

【初步诊断】

*BMP1*突变致常染色体隐性成骨不全症,分子分型为XIII型。

【治疗及转归】

先证者确诊后每周口服阿仑膦酸盐70 mg (Fosamax, Merck Sharp & Dohme)治疗3年。患者L1～L4 BMD Z值从−1.3增至0.9,股骨BMD Z值从−1.7增至−0.1。服用阿仑膦酸钠36个月后,血清β-CTX、OC和ALP水平分别显著降低15.2%、25.4%和13.2%,并在停药期间保持在较低水平。治疗期间及停药期间未发生骨折;患者身高从8岁时110.3 cm（Z值为−3.6）增加至11岁时130.0 cm（Z值为−2.7）。此外,治疗期间未发生新发骨折。

【讨论与分析】

成骨不全症特征是骨骼脆性增加，易发生骨折。OI的临床表现从宫内骨折和围产期死亡到轻微骨折或无骨折[1]，其他特征包括身材矮小、骨骼畸形、关节松弛、牙本质发育不全和蓝巩膜。大多数OI病例以常染色体显性方式遗传，由COL1A1和COL1A2突变引起[2]；少数以常染色体、X染色体连锁隐性方式遗传。COL1A1和COL1A2突变导致Ⅰ型胶原的结构或数量缺陷，而隐性遗传的OI源于负责胶原翻译后修饰的蛋白质缺陷，包括负责胶原折叠和加工的蛋白质缺陷，骨化、矿化和成骨细胞发育所必需的蛋白质缺陷[3]。

Ⅰ型胶原是骨基质中最重要的结构蛋白，是矿物质沉积的模板[4]。分别由COL1A1和COL1A2编码的前α1和前α2链在内质网内腔翻译后修饰成三螺旋，然后分泌到细胞外基质中，在N端和C端球状前肽被水解后，三聚体胶原分子排列成高度有序的胶原纤维[4]。Ⅰ型原胶原C-末端前肽（PICP）的加工由BMP1/TLD样（骨形态发生蛋白1/Tolloid样）金属蛋白酶家族进行，该家族包含四种类似BMP1的蛋白：BMP1和哺乳动物Tolloid蛋白（mTLD），以及由TLL1和TLL2编码的Tolloid样蛋白1和2[5]。成熟的胶原单体组装成纤维需要PICP切割这一关键步骤[4]，BMP1突变被证明会损害PICP切割，导致Ⅰ型胶原纤维组装异常和细胞外基质紊乱[6]。

有研究将BMP1突变个体的OI表型总结为复发性骨折、全身性骨畸形、骨质减少和Wormian骨[7]，以及与双能X射线吸收仪（DXA）测量的BMD增加相关的脆骨病[6]，类似于影响Ⅰ型胶原C-前肽裂解位点的突变。研究表明，C-前肽裂解位点突变患者的骨矿物质含量超过了经典OI患者[8]。近一半BMP1突变的OI患者（8/20）同样显示BMD增加或正常[9]。本例患者表现出反复骨折的OI典型特征，但不同其他BMD增加或正常的BMP1突变患者，本例患者腰椎和股骨颈骨密度降低。目前尚不清楚为什么一些BMP1突变与BMD增加相关，而另一些则与BMD正常或降低相关。有研究[10]提出假设，BMP1/mTLD除了裂解C-前肽之外，还参与处理细胞外基质，尤其是处理亮氨酸富集蛋白（small leucine-rich proteoglycan，SLRP）前体蛋白[11]；核心蛋白聚糖既影响胶原蛋白组装，又调节基质矿化[12]；而BMP1/mTLD的CUB结构域对C-蛋白酶活性至关重要。因此，不同CUB结构域的突变也可能通过与SLRP的相互作用来改变这些患者体内的矿化，这可能是某些BMP1突变患者（CUB结构域完整）没有表现出高骨量表型的原因。此外，该研究[10]还提出，部分BMP1突变患者同时影响到BMP1和mTLD亚型的虾青素结构域，而部分BMP1突变患者只影响BMP1亚型，保留了mTLD，从而具有一些PICP活性，表现出相对温和的OI表型，这可以解释BMP1突变患者间的临床差异。

在治疗方面，双膦酸盐是降低长骨骨折率最广泛使用的医疗方法[13]。阿仑膦酸钠治疗可有效增加骨密度，减少骨折数量，但其长期效果尚待确定。该患者在首次就诊时出现腰椎和股骨颈骨密度降低，每周接受70 mg口服阿仑膦酸盐治疗，为期3年，其骨密度显著增加，治疗期间无新发骨折。

【最终诊断】

Ⅻ型成骨不全症。

专家点评

　　成骨不全症是一种以骨脆性增加为典型特征的单基因遗传性代谢性骨病。随着二代测序技术的发展，越来越多的致病基因被发现。目前已报道的成骨不全症致病基因已达到26个。成骨不全症主要临床表现是自幼起病的反复脆性骨折，进行性骨骼畸形，骨骼外表现可以有蓝巩膜、牙本质发育不全、听力下降、韧带松弛、心脏瓣膜病变等。成骨不全症患者的骨密度常常显著低于同龄同性别正常人，但有两种情况例外：其一是Ⅰ型原胶原羧基端前肽裂解位点突变导致的成骨不全症，有频繁脆性骨折，但腰椎的骨密度与同龄人相当甚至高于同龄人，而组织形态学测定没有骨硬化；其二是由罕见的 BMP1 基因突变所致部分成骨不全症患者的骨密度正常或增高，但骨强度下降。本例患者虽然也是 BMP1 基因突变，自幼反复脆性骨折史，但其腰椎骨密度是低于同龄人的，未表现出骨密度增高，这可能是 BMP1 突变位点不同，调节基质矿化程度不同所致。目前，双膦酸盐是治疗成骨不全症经典的治疗药物，该患者口服双膦酸盐3年，骨密度增加，未有新发骨折，疗效较佳。对于幼时反复脆性骨折患者，骨代谢指标在正常范围者，应高度怀疑此病，早期诊断及治疗。

整理：姜运怡

述评：张　浩

参考文献

[1] Sillence DO, Senn A, Danks DM. Genetic heterogeneity in osteogenesis imperfecta[J]. J Med Genet, 1979, 16(2): 101−116.

[2] Pollitt R, McMahon R, Nunn J, et al. Mutation analysis of COL1A1 and COL1A2 in patients diagnosed with osteogenesis imperfecta type Ⅰ−Ⅳ [J]. Hum Mutat, 2006, 27(7): 716.

[3] Sangsin A, Kuptanon C, Srichomthong C, et al. Two novel compound heterozygous BMP1 mutations in a patient with osteogenesis imperfecta: a case report[J]. BMC Med Genet, 2017, 18(1): 25.

[4] Canty EG, Kadler KE. Procollagen trafficking, processing and fibrillogenesis[J]. J Cell Sci, 2005, 118(Pt 7): 1341−1353.

[5] Kessler E, Takahara K, Biniaminov L, et al. Bone morphogenetic protein−1: the type I procollagen C-proteinase[J]. Science, 1996, 271(5247): 360−362.

[6] Asharani PV, Keupp K, Semler O, et al. Attenuated BMP1 function compromises osteogenesis, leading to bone fragility in humans and zebrafish[J]. Am J Hum Genet, 2012, 90(4): 661−674.

[7] Martínez-Glez V, Valencia M, Caparrós-Martín JA, et al. Identification of a mutation causing deficient BMP1/mTLD proteolytic activity in autosomal recessive osteogenesis imperfecta[J]. Hum Mutat, 2012, 33(2): 343−350.

[8] Lindahl K, Barnes AM, Fratzl-Zelman N, et al. COL1 C-propeptide cleavage site mutations cause high bone mass osteogenesis imperfecta[J]. Hum Mutat, 2011, 32(6): 598−609.

[9] Xi L, Lv S, Zhang H, et al. Novel mutations in BMP1 result in a patient with autosomal recessive osteogenesis imperfecta[J]. Mol Genet Genom Med, 2021, 9(6).

[10] Pollitt RC, Saraff V, Dalton A, et al. Phenotypic variability in patients with osteogenesis imperfecta caused by BMP1 mutations[J]. Am J Med Genet A, 2016, 170(12): 3150−3156.

[11] Syx D, Guillemyn B, Symoens S, et al. Defective proteolytic processing of fibrillar procollagens and prodecorin due to biallelic *BMP1* mutations results in a severe, progressive form of osteogenesis imperfecta[J]. J Bone Miner Res, 2015, 30(8): 1445−1456.

[12] Mochida Y, Parisuthiman D, Pornprasertsuk-Damrongsri S, et al. Decorin modulates collagen matrix assembly and mineralization[J]. Matrix Biol, 2009, 28(1): 44−52.

[13] Trejo P, Rauch F, Ward L. Hypercalcemia and hypercalciuria during denosumab treatment in children with osteogenesis imperfecta type Ⅵ[J]. J Musculoskel Neuron, 2018, 18(1): 76−80.

病例25　*WNT1* 基因突变致 XV 型成骨不全症

患者14岁，男孩。

【主诉】

5年内骨折5次。

【病史摘要】

（1）现病史：患者6岁时无明显诱因下出现左大腿疼痛，X线摄片提示：左股骨病理性骨折可能，MRI提示：左股骨中下段骨质破坏，行左股骨病灶切开活检，病理报告示：可见骨纤维组织及骨组织，结合影像学检查不排除骨折后反应性病理表现。患者8岁跌倒后左尺桡骨骨折，石膏固定后痊愈。患者9岁时无明显诱因下出现左髋部疼痛，X线摄片、CT及MRI均提示左股骨骨折，于11岁时行左股骨颈钢板内固定术。另外，约9岁开始，患者自觉背部疼痛，拿重物或者久坐后加重，10岁时X线摄片提示多发椎体楔形变。10岁时外院内分泌科就诊，查甲状腺、肝、肾功能正常；骨密度示：L1～L4 0.269 g/cm^2（Z值为−5.3），股骨颈0.347 g/cm^2（Z值为−5.7）；超声心动图提示二尖瓣、三尖瓣轻度反流，出院诊断为：① 全身骨量减少。② 左股骨骨折。为求进一步诊治，来我科就诊。

（2）既往史：否认肝肾疾病史，否认麻疹、水痘等传染病史，否认输血史，否认糖皮质激素使用史，否认食物、药物过敏史，疫苗接种史不详。

（3）个人史：患者系足月顺产，第1胎第1产，出生时体重3.3 kg，发育正常。父母非近亲结婚。无异地及疫区久居史、毒物接触史。

（4）婚育史：未婚未育。

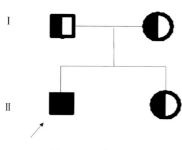

图25-1　家系图

（5）家族史：患者父母（非近亲结婚）及一妹妹皆体健，家族中无骨折史（图25-1）。父亲37岁，身高175 cm，骨密度Z值在正常范围（腰椎0.8，左股骨颈−0.6）。母亲37岁，身高160.7 cm，骨密度Z评分为骨量减少（腰椎−1.9，左股骨颈0.1）。

【入院查体】

T36.6℃，P90次/分，R28次/分，BP111/65 mmHg，身高140 cm，体重38 kg。

神志清，一般情况可。全身各处大关节韧带松弛。无蓝色巩膜、听力减退、牙本质发育不全、脊柱畸形。浅表淋巴结未触及肿大。胸廓无畸形，双肺呼吸音清，未及干、湿啰音，心率90次/分，律齐,未及病理性杂音。腹平软,无压痛,肝脾肋下未及。双下肢无水肿。神经系统检查正常。

【辅助检查】

1. 实验室检查

见表25-1。

表25-1　不同年龄重要生化指标

年 龄	血常规	血钙 （mmol/L）	血磷 （mmol/L）	ALP （U/L）	PTH （pg/mL）	25OHD （ng/mL）	OC （ng/mL）	β-CTX （ng/L）	P1NP （ng/mL）	肾功能
10岁	N	2.55	1.56	N/A	17.82	22.28	113.80	1 200	570.80	N
11岁	N/A	2.47	1.34	313	20.2	N/A	N/A	N/A	N/A	N/A
12岁	N/A	2.53	1.48	350	46.2	N/A	N/A	N/A	N/A	N/A
13岁	N/A	2.46	1.34	368	73.109	27.14	120.50	1117.0	N/A	N
13.5岁	N	2.50	1.13	256	36.48	23.54	71.35	930.70	N/A	NA

注：N：正常；N/A：无法得到临床数据。

2. 骨密度检查

见表25-2。

表25-2　各年龄骨密度检查

年龄	L1～L4（g/cm²）	Z值	较前上升	NECK（g/cm²）	Z值	较前上升
10岁	0.269	−5.3	/	0.347	−5.7	/
11岁	0.520	−1.9	93.3%	0.478	−3.4	37.8%
12岁	0.577	−1.5	10.8%	0.525	−2.7	9.8%
13岁	0.802	0.2	39.0%	0.688	−2.2	30.9%
14岁	0.946	1.1	18.0%	0.772	−0.9	12.2%

3. 影像学检查

（1）X线摄片（图25-2）

12岁时胸腰椎正侧位X线摄片：T6～T7椎体轻度楔形变。

13岁时胸腰椎正侧位X线摄片：胸椎腰椎椎体边缘硬化,多发椎体轻度楔形变,L4、L5椎体轻度前滑脱,轻度侧弯。

14岁时胸椎X线摄片：胸椎椎体边缘骨质硬化,轻度楔形变。

9岁时外院骨盆正位X线摄片：①左侧股骨颈骨折？②左侧股骨上段局部骨皮质缺损？

9岁时左股骨X线摄片：左股骨钢板内固定中。

13岁时骨盆正位X线摄片：骨盆多发关节面下、股骨近端髓板下骨质硬化。

（2）MRI及超声检查

9岁时双髋MRI：左侧股骨颈异常信号影,考虑股骨颈骨折伴骨髓水肿。

10岁时超声心动图：二尖瓣、三尖瓣轻度反流。

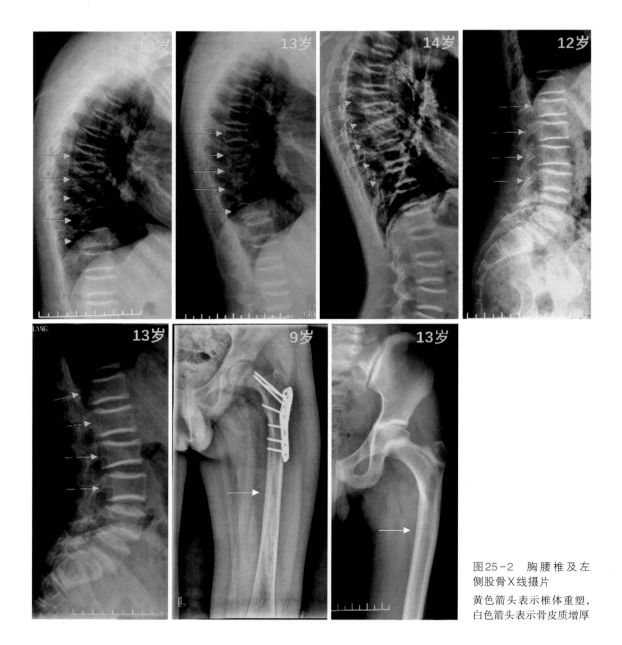

图25-2 胸腰椎及左
侧股骨X线摄片
黄色箭头表示椎体重塑，
白色箭头表示骨皮质增厚

4. 基因检测

（1）先后查 *COL1A1*、*COL1A2*、*LEPRE1* 和 *SERPINF1* 基因均未发现突变。

（2）靶基因二代测序panel检出 *WNT1* 基因c.500dupG, p.C170Lfs; c.506G>A, pG169D 符合杂合突变。

（3）患者及父母行Sanger测序基因验证发现：患者c.500dupG, p.C170Lfs位点遗传自母亲（图25-3A）; c.506G>A, pG169D位点遗传自父亲（图25-3B）; 患者为复合杂合子。

（4）患者妹妹已知位点验证：携带一个突变位点c.500dupG, p.C170Lfs（图25-3C）。

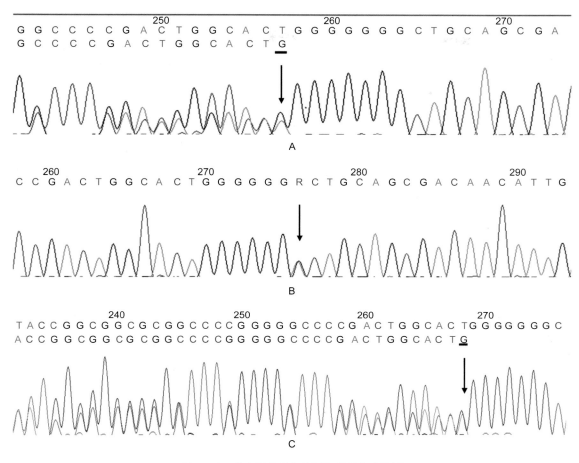

图25-3　患者及父母亲 *WNT1* 基因突变检测

A. 患者及母亲在 *WNT1*, 3号外显子发生插入突变, 导致C170Lfs。B. 患者及父亲在 *WNT1*, 3号外显子发生错义突变, 导致pG169D。C. 患者妹妹在 *WNT1*, 3号外显子发生插入突变, 导致C170Lfs

【初步诊断】

成骨不全症（致病基因未明确）。

【治疗及转归】

患者从10岁到13岁接受了为期3年口服阿仑膦酸钠治疗（福善美）,用法为70 mg/周。患者L1～L4 BMD从0.269 g/cm²（Z值: −5.3）增加到0.802 g/cm²（Z值: 1.1）, 左侧股骨颈BMD从0.347 g/cm²（Z值: −5.7）增加到0.688 g/cm²（Z值: −0.9）; 身高从140 cm（Z值: −0.02）增加到162.2 cm（Z值: 0.27）; 体重从38 kg增加到55 kg; BMI从19.4增加到20.9。治疗期间未发生骨折, 无不良事件发生。治疗后, 影像学检查可见患者既往椎体压缩性骨折有椎体重塑现象, 并且股骨的皮质也明显增厚。

【讨论与分析】

2013年, Laine等[1]发现 *WNT1* 基因的杂合突变与早发性骨质疏松症有关, 而 *WNT1* 基因的纯合突变可以导致成骨不全症（osteogenesis imperfecta, OI）, 这一发现为OI增加了新的致病基因。

　　*WNT1*基因编码无翅型MMTV整合位点家族成员1（wingless-type MMTV integration site family member 1）蛋白，是细胞内运输和激活蛋白分泌所必需的一种分泌型糖蛋白[2]。Wnt通路在骨形成中起着极其关键的作用，它可以促进成骨细胞的分化，也可以通过骨保护素抑制破骨细胞的分化[3]。Wnt信号通路基因的突变与多种骨骼疾病有关。例如，*LRP5*基因编码低密度脂蛋白受体相关蛋白5（low density lipoprotein receptor-related protein 5），是经典Wnt信号通路的共受体，其突变既可以导致骨量增加（high bone mass），也可以导致骨质疏松伴假性神经胶质瘤综合征（osteoporosis-pseudoglioma syndrome，MIM259770）[4]。另外，硬骨抑素（sclerostin）由SOST编码，是Wnt信号通路的主要抑制剂，与骨硬化症（sclerosteosis，MIM269500）和Van Buchem病（弥漫性骨皮质增生症，MIM239100）有关。*WNT1*基因纯合无义突变、错义突变、移码突变或剪切突变则可导致严重的OI，XV型[1]。根据OI突变数据库，截至2022年3月，已有60多个*WNT1*突变位点与OI相关。其中，位于外显子3的506位点是一个热点突变，c.506dup已报道25次，c.506G>A已报道6次。本病例患者是由*WNT1*基因c.506G>A和c.500dup复合杂合突变所致。患者父亲携带一个c.506G>A杂合突变，没有任何表型，BMD也处于正常值。这可能表明该错义突变对Wnt蛋白功能的影响并不大。然而，母亲携带一个c.500dupG插入突变，BMD呈骨量减少，表明该位点更具破坏性。结合既往研究[5-6]，我们推测p.C170Lfs突变破坏了WNT蛋白中的螺旋C和螺旋D，使其结构不稳定，致使携带复合杂合突变的患者表现出更加严重表型。

　　*WNT1*基因突变导致的OI呈常染色体隐性遗传，主要临床表现是身材矮小、频繁骨折以及椎体压缩性骨折。*WNT1*基因最早被发现与神经系统的发育有关，*WNT1*基因敲除的小鼠会表现出神经系统发育迟缓，中脑及小脑发育不全的症状[7]。因此，部分OI患者会伴有神经系统损伤表现，主要的神经系统发育不良表现为：大脑结构异常和严重发育延迟、认知缺陷、肌张力低下和眼睑下垂等[8]。然而，本病例没有发现明显神经系统损伤的表型。既往的研究中发现几乎所有的患者都伴有严重的多发性椎体压缩性骨折[6]，本病例患者也出现了严重的脊柱椎体多发楔形变。另外，本例患者还伴有轻度的心脏瓣膜损伤，考虑是由于*WNT1*基因突变不仅会导致成骨细胞生长缺陷，还会导致Ⅰ型胶原合成不足。Ⅰ型胶原是心脏瓣膜及动脉壁的细胞外基质中的主要组成部分，因此，Ⅰ型胶原合成不足会影响二者生物学性能，导致瓣膜损伤和动脉剥离等[9]。

　　双膦酸盐是目前用于治疗儿童及成人OI患者的最常见药物[10]，其可以增加骨密度，减少骨折发生率，改善患者的生活质量。本病例中的患者从10岁到13岁接受了为期3年的口服阿仑膦酸钠（福善美）治疗，用法为70 mg/周。治疗期间，患者的BMD、身高、体重均逐年增加，并出现椎体重塑、股骨皮质显著增厚现象，未再发生骨折，无不良事件发生。这一结果与之前的报道不同，Liu等报道接受双膦酸盐治疗的*WNT1*突变的OI患者呈现低骨转换状态，本病例没有发现这一现象；同时该报道指出双膦酸盐对*WNT1*突变的OI患者没有效果，既不能有效降低骨折发生率，也不能增加BMD。但是，协和医院2016年一项研究结果与本病例一致[6]，双膦酸盐可以增加*WNT1*突变患者的BMD。双膦酸盐对*WNT1*突变的OI患者的疗效存在明显的个体差异，可能与基因型和种族差异有关。由于*WNT1*所致的OI较罕见，无法大样本评估双膦酸盐对其疗效如何。临床上，仍可将双膦酸盐作为首选药物，并在治疗过程中结合骨转换标志物及BMD的变化动态观察其疗效。另外，硬骨抑素抗体（romosozumab）是治疗绝经后骨质疏松症的新型药物，目前正在中国进行Ⅲ期临床试验。romosozumab可直接靶向Wnt受体以促进骨形成，让骨形成标志物上升同时使得骨吸收标志物下降，进而显著提高骨质疏松症患者的腰椎和髋部骨密度[11]。因此，对于*WNT1*基因突变的OI患者也是一种具有良好前景的治疗药物。

【最终诊断】

ⅩⅤ型成骨不全症。

专家点评

成骨不全症是一种由于骨质量缺陷而导致的遗传性骨病。成骨不全症有很多致病基因，目前已报道的有26个致病基因。*WNT1*基因编码的无翼型MMTV整合位点家族成员1蛋白，该蛋白通过与细胞膜受体卷曲蛋白及辅助受体脂蛋白受体相关蛋白5/6（LRP5/6）结合，从而调控典型的WNT信号通路。多项证据表明，经典的WNT信号对正常骨骼发育和体内平衡至关重要。WNT信号通路在早期成骨细胞祖细胞中诱导成骨细胞分化和骨形成，并调节成熟的成骨细胞/骨细胞中成骨细胞依赖性的破骨细胞形成。国内外文献报道，*WNT1*基因突变导致OI可呈常染色体隐性或显性遗传，其中纯合突变或复合杂合突变者往往表型严重，可有脑部畸形或神经发育迟滞；而杂合突变者常表现早发性骨质疏松，表型相对较轻。本研究报道的一例14岁男性，为*WNT1*基因复合杂合突变，其表型为中重度，且伴有心脏瓣膜病变，但和国内其他文献报道类似，没有累及神经系统。国外有报道接受双膦酸盐治疗的*WNT1*突变的OI患者效果不佳，既不能有效降低骨折发生率，也不能增加骨密度，但本例患者在使用口服双膦酸盐3年后，效果还是显著的，在治疗期间未发生骨折，骨密度有显著增加，影像学检查也可见既往椎体压缩性骨折的椎体有重塑现象，并且股骨皮质也明显增厚。因此对于自幼出现反复脆性骨折的患者，要高度怀疑是否OI的发生，在排除常见的*COL1A1*和*COL1A2*基因突变后，可用基因芯片或全外显子组二代测序寻找可能的致病基因，有助于患者的确诊及以后的遗传咨询。

整理：梅亚翌

述评：张 浩

参考文献

[1] Laine CM, Joeng KS, Campeau PM, et al. *WNT1* mutations in early-onset osteoporosis and osteogenesis imperfecta[J]. N Engl J Med, 2013, 368(19): 1809−1816.

[2] Doubravska L, Krausova M, Gradl D, et al. Fatty acid modification of *WNT1* and Wnt3a at serine is prerequisite for lipidation at cysteine and is essential for Wnt signalling[J]. Cell Signal, 2011, 23(5): 837−848.

[3] Day TF, Guo X, Garrett-Beal L, et al. Wnt/beta-catenin signaling in mesenchymal progenitors controls osteoblast and chondrocyte differentiation during vertebrate skeletogenesis[J]. Dev Cell, 2005, 8(5): 739−750.

[4] Laine CM, Chung BD, Susic M, et al. Novel mutations affecting *LRP5* splicing in patients with osteoporosis-

pseudoglioma syndrome (OPPG)[J]. Eur J Hum Genet, 2011, 19(8): 875－881.

[5] Janda CY, Waghray D, Levin AM, et al. Structural basis of Wnt recognition by Frizzled[J]. Science, 2012, 337(6090): 59－64.

[6] Liu Y, Song L, Ma D, et al. Genotype-phenotype analysis of a rare type of osteogenesis imperfecta in four Chinese families with *WNT1* mutations[J]. Clin Chim Acta, 2016, 461: 172－180.

[7] Mcmahon AP, Bradley A. The Wnt－1 (int－1) proto-oncogene is required for development of a large region of the mouse brain[J]. Cell, 1990, 62(6): 1073－1785.

[8] Aldinger KA, Mendelsohn NJ, Chung BH, et al. Variable brain phenotype primarily affects the brainstem and cerebellum in patients with osteogenesis imperfecta caused by recessive *WNT1* mutations[J]. J Med Genet, 2016, 53(6): 427－430.

[9] Marini JC, Forlino A, Bächinger HP, et al. Osteogenesis imperfecta[J]. Nat Rev Dis Primers, 2017, 3(170): 52.

[10] Forlino A, Marini JC. Osteogenesis imperfecta[J]. Lancet, 2016, 387(10028): 1657－1671.

[11] Padhi D, Jang G, Stouch B, et al. Single-dose, placebo-controlled, randomized study of AMG 785, a sclerostin monoclonal antibody[J]. J Bone Miner Res, 2011, 26(1): 19－26.

病例26　　*P4HB*基因突变致特殊类型成骨不全症

患者54岁，女性。

【主诉】

自幼多发脆性骨折伴双下肢弯曲畸形。

【病史摘要】

（1）现病史：因"自幼多发脆性骨折伴双下肢弯曲畸形"来院就诊。患者2岁半时走路扭伤导致左小腿骨折，此后到13岁期间，患者因深蹲、跌倒等轻微活动导致股骨、胫骨和腓骨等处每年骨折1～2次。同时患者自觉出现进行性加重的脊柱侧弯和胸廓畸形，双侧下肢及左上肢畸形，无法行走，仅能跪坐。36岁时因扭伤致左肘部骨折。患者前囟门闭合延迟，约3岁闭合；8岁左右开始出现视力下降，目前双眼视力均为0.4。

（2）既往史：否认肝肾疾病史，否认麻疹、水痘等传染病史，否认输血史，否认糖皮质激素使用史，否认食物、药物过敏史，疫苗接种史不详。

（3）个人史：患者系足月顺产，第3胎第3产，发育正常。父母非近亲结婚。无异地及疫区久居史、毒物接触史。

（4）婚育史：已婚未育。

（5）家族史：患者父母非近亲结婚，父母亲与两个哥哥均健康，家族中也无类似病史（图26-1）。

【入院查体】

T 36.6℃，P 68次/分，R 20次/分，BP 111/65 mmHg，身高141 cm，体重41 kg。

神志清，一般情况可。轻度眼球突出，前额扁平，鼻梁扁平；严重脊柱畸形，双下肢及左上肢弯曲畸形，双侧踝关节畸形，高弓足。无蓝色巩膜、听力减退、牙本质发育不全。浅表淋巴结未触及肿大。胸廓畸形，双肺呼吸音清，未及干、湿啰

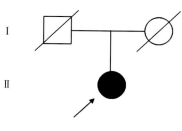

图26-1　家系图

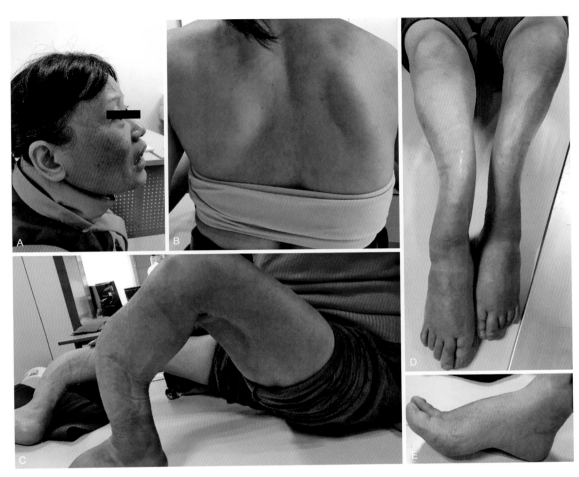

图26-2　患者大体照片

A.面部特征:前额扁平,鼻梁扁平。B.脊柱明显侧凸畸形。C,D.双下肢严重畸形。E.踝关节畸形、高弓足

音,心率68次/分,律齐,未及病理性杂音。腹平软无压痛,肝脾肋下未及,双下肢无水肿,神经系统检查正常(图26-2)。

【辅助检查】

1.实验室检查

(1)血常规:WBC 5.0×10^9/L,RBC 4.45×10^{12}/L,Hb 135 g/L,PLT 291×10^9/L。

(2)血生化:Ca 2.38 mmol/L,P 1.05 mmol/L,ALP 97 U/L,PTH 43.73 pg/mL,25OHD 39.82 ng/mL,OC 30.56 ng/mL,β-CTX 533.30 ng/L,Cr 41 μmol/L,UA 287 μmol/L。

2.DXA骨密度检查

L1~L4 0.745 g/cm²,T值为-3.1。

3.影像学检查

X线摄片

头颅X线摄片:头颅诸骨未见明显骨质病变,各颅缝未见明显增宽,蝶鞍未见明显扩大,鞍背清晰（图26-3A）。

左侧上肢X线摄片：左侧肩诸骨普遍骨质疏松，密度减低，尺骨形态不规则，关节间隙清晰，关节面光滑，关节在位（图26-3B）。

双下肢X线摄片：双下肢欠对称，骨盆左倾。诸骨骨质增生、骨质疏松、形态欠规整、骨干弯曲，胫腓骨远端纤细，左侧胫骨中段骨干弯曲，双膝关节内翻，关节间隙狭窄（图26-3C）。

胸腰椎X线摄片：胸、腰椎生理曲度异常、侧弯，椎体边缘骨质增生变尖，部分椎间隙狭窄（图26-3D,E）。

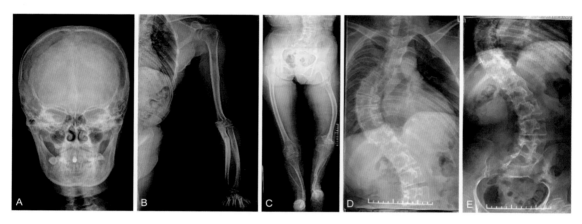

图26-3　影像学检查

A. 头颅正位片。B. 左侧上肢X线摄片：纤细弯曲的肱骨、尺骨和桡骨。C. 双下肢X线正位摄片：双侧股骨、胫骨和腓骨骨质纤细，长骨弯曲畸形。D,E.胸腰椎正位X线摄片：严重脊柱侧凸

4. 基因检测

（1）查*COL1A1*及*COL1A2*基因未发现突变。

（2）已知基因靶向检测查出*P4HB*基因突变并行Sanger测序验证：*P4HB*基因存在9号外显子错义突变，导致c.1198T>C（p.C400R）（图26-4）。

【初步诊断】

成骨不全症。

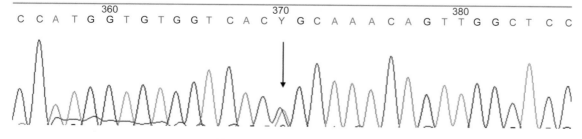

图26-4　*P4HB*基因突变检测

【治疗及转归】

予以患者服用阿仑膦酸钠70 mg每周1次，并补充钙剂。

【讨论与分析】

*P4HB*基因突变导致的罕见成骨不全症（osteogenesis imperfecta, OI）最早在1987年被Cole和Carpenter所报道，因此又被称为Cole-Carpenter综合征1（CCS1; MIM 112240）[1]。但是直到2015年，Rauch等对1987年首次报道的2例先证者（均已18岁）进行随访，用全外显子组测序技术分析先证者DNA，才鉴定出这两例先证者在*P4HB*基因上存在致病性突变：NM_000918.3：c.1178A>G（p.Tyr393Cys）。此后关于该基因突变的病例报道很少，且基本都是9号外显子上c.1178A>G的突变[2]。

*P4HB*基因编码的蛋白质是二硫键异构酶（protein disulfide isomerase, PDI）。PDI是一种广泛表达的二硫化物异构酶蛋白家族成员之一，它能够协助新生的多肽链形成正确的二硫键，因此是蛋白质折叠的关键酶[3]。PDI在Ⅰ型前胶原翻译后修饰中也有重要功能，它能够作为分子伴侣，阻止前胶原α链的聚合[4]。同时，PDI也是前胶原脯氨酰4-羟化酶α亚基的一部分，该酶能在Ⅰ型前胶原α链上羟化脯氨酸残基，因此PDI也被称为脯氨酰4-羟化酶的β亚基[4]。研究表明，PDI对真核生物的生存至关重要，如果整体缺乏PDI，对哺乳动物的胚胎发育很可能是致命的[5]。PDI蛋白中包含了两个结构域（a和a'），二者均具有二硫化物异构酶活性，其中，Cys397和Cys400是位于反应中心的两个关键残基，这两个位置可以与邻近的氨基酸形成可逆的二硫键。文献中多次报道的c.1178A>G（p.Tyr393Cys）突变位于羧基端反应中心的附近，这种突变使393位点的氨基酸残基与Cys400形成二硫键，在立体空间上与Cys400靠近，从而改变蛋白结构，干扰二硫化物异构酶反应中心羧基端的功能[2]。研究还表明p.Tyr393Cys变异在成骨细胞中比在皮肤成纤维细胞中对胶原蛋白加工的影响更大，表明对骨骼表型影响更显著[2]。PDI也是内质网中最丰富的蛋白之一，内质网中大量功能失调蛋白的存在可能有细胞毒性作用，导致内质网应激[2]。Chessler等[6]报道内质网应激是Ⅰ型胶原编码基因突变引起某些OI的显著特征，特别是那些影响羧基端的突变。因此，*P4HB*基因突变可能通过多种机制引起骨形成障碍。同样，本例患者携带的*P4HB*基因的新突变也位于这个活性中心内（p.Cys400Arg）。根据PDI蛋白关键区域的建模，我们推测当Cys400突变为Arg400时，Arg400可能通过静电作用与空间闭合的Glu391发生相互作用，从而使体外的PDI活性降低[7]。

*P4HB*基因突变导致的OI以骨骼脆性增加、眼球突出、脑积水、眼睑裂下斜和颅缝早闭为特征性临床表现[2]。骨骼脆性增加导致患者受轻微外力就会骨折，频繁骨折以及胶原合成缺陷会使患者双下肢弯曲畸形，如本例患者并非先天性下肢弯曲畸形，而是由于频繁骨折以及骨骼生长发育存在缺陷，出现渐进性弯曲。本例患者有轻微的眼球突出、宽大的前额，但是不存在脑积水。另外与其他相同基因突变患者不同的是，本例患者没有颅缝早闭，而是有囟门晚闭，3岁左右前囟门才闭合。目前已报道的*P4HB*病例中，有蓝巩膜和无蓝巩膜的病例都存在，但牙本质发育不全及听力减退少见[8]。CCS患者还可有干骺端"爆米花样骨骺"的影像学表现，这在严重OI中常见，是由于稀薄的骨组织缺乏对生长板结构的支持，导致生长板分

解[9]。本例患者在胫腓骨也可见这一影像学表现。

双膦酸盐作为治疗OI患者的最常见药物,也可用于治疗*P4HB*突变导致的OI。根据报道,帕米膦酸钠可以有效提高*P4HB*突变导致的CCS患者的腰椎骨密度,降低骨折发生率,使椎体重塑[2-10]。阿仑膦酸钠和唑来膦酸作为第二代和第三代双膦酸盐可以有效增加OI患者的骨密度,降低骨吸收标志物[11]。2019年,协和医院报道了一例由*P4HB*,c.692A>C突变导致的OI,该患者先后接受了一年的阿仑膦酸钠和2年的唑来膦酸治疗,结果显示患者的腰椎、股骨骨密度及身高均有所提高,治疗期间未再发生骨折,且出现椎体重塑[8]。因此,尽管双膦酸盐治疗OI,特别是罕见OI的剂量、频率仍在探索中,但其仍是目前的首选药物,对*P4HB*突变导致的OI亦是如此。

【最终诊断】

*P4HB*基因突变致成骨不全症。

专家点评

成骨不全症是最常见的单基因遗传性骨病,以骨量低下、骨骼脆性增加和反复骨折为主要特征。有一类特殊类型的成骨不全症,Cole-Carpenter综合征（CCS；MIM 112240）最早在1987年被Cole和Carpenter所报道,以"脆性骨折、颅缝早闭、眼球突出、脑积水以及特殊的面部特点"为特征,将这类异常归为"成骨不全症的新类型"。CCS的病例十分特殊,表型相似,2015年Rauch等对1987年首次报道的2例先证者用全外显子组测序技术分析,鉴定到这两例先证者在*P4HB*基因外显子9上均存在同一杂合错义突变（NM_000918.3：c.1178A>G[p.Tyr393Cys]）。*P4HB*基因编码的蛋白质是二硫键异构酶（protein disulfide isomerase, PDI）。*P4HB*基因突变导致CCS患者严重的脆性骨折、四肢畸形以及特殊面容的确切分子机制仍有待阐明。本病例中患者为中老年女性,但其自幼反复的脆性骨折史,伴有明显的脊柱侧凸,双下肢短小,弯曲畸形。患者虽然双眼及额部突出,但并无典型的CCS面容,也无幼时的颅缝早闭。基因芯片并Sanger测序验证到该患者*P4HB*的杂合突变,c.1198T>C（p.Cys400Arg）,突变体可能干扰PDI反应中心羧基端的功能,导致PDI活性降低。该患者口服双膦酸盐一年后自行停药,但在以后的随访中也未再骨折。由于成骨不全症是最常见的遗传性骨病,对于幼时反复骨折者,即使无家族史,也应该警惕可能是成骨不全症,并行基因检测以确诊。

整理：梅亚曌
述评：张　浩

参考文献

[1] Cole DE, Carpenter TO. Bone fragility, craniosynostosis, ocular proptosis, hydrocephalus, and distinctive facial features: a newly recognized type of osteogenesis imperfecta[J]. J Pediatr, 1987, 110(1): 76-80.

[2] Rauch F, Fahiminiya S, Majewski J, et al. Cole-carpenter syndrome is caused by a heterozygous missense mutation in P4HB[J]. Am J Hum Genet, 2015, 96(3): 425−431.

[3] Benham AM. The protein disulfide isomerase family: key players in health and disease[J]. Antioxid Redox Signal, 2012, 16(8): 781−789.

[4] Pyott SM, Schwarze U, Christiansen HE, et al. Mutations in PPIB (cyclophilin B) delay type I procollagen chain association and result in perinatal lethal to moderate osteogenesis imperfecta phenotypes[J]. Hum Mol Genet, 2011, 20(8): 1595−1609.

[5] Solovyov A, Xiao R, Gilbert HF. Sulfhydryl oxidation, not disulfide isomerization, is the principal function of protein disulfide isomerase in yeast Saccharomyces cerevisiae[J]. J Biol Chem, 2004, 279(33): 34095−34100.

[6] Chessler SD, Byers PH. BiP binds type I procollagen pro alpha chains with mutations in the carboxyl-terminal propeptide synthesized by cells from patients with osteogenesis imperfecta[J]. J Biol Chem, 1993, 268(24): 18226−18233.

[7] Cao YJ, Zhang H, Zhang ZL. Novel mutations in the *WNT1*, *TMEM38B*, *P4HB*, and *PLS3* genes in four unrelated Chinese families with osteogenesis imperfecta[J]. Endocr Pract, 2019, 25(3): 230−241.

[8] Li L, Zhao D, Zheng W, et al. A novel missense mutation in causes mild osteogenesis imperfecta[J]. Biosci Rep, 2019, 39(4): BSR20182118.

[9] Obafemi AA, Bulas DI, Troendle J, et al. Popcorn calcification in osteogenesis imperfecta: incidence, progression, and molecular correlation[J]. Am J Med Genet A, 2008, 146A(21): 2725−2732.

[10] Balasubramanian M, Padidela R, Pollitt RC, et al. Recurrent missense mutation causing Cole −Carpenter syndrome[J]. J Med Genet, 2018, 55(3): 158−165.

[11] Lv F, Liu Y, Xu X, et al. Effects of long-term alendronate treatment on a large sample of pediatric patients with osteogenesis imperfecta.[J]. Endocr Pract, 2016, 22(12): 1369−1376.

病例27　　*PLS3*基因突变致特殊类型成骨不全症

患者21岁,男性。

【主诉】

17年内双腕骨折5次。

【病史摘要】

（1）现病史：患者4岁时平地摔倒致左手腕肿痛伴活动障碍,当地医院X线摄片诊断左侧桡骨远端骨折,石膏固定治疗。在后续康复过程中相同部位再次发生骨折;之后6年内,患者双侧手腕因轻微损伤致骨折3次,均未受到明显外力冲撞、挤压且无剧烈运动,当地医院予以石膏固定等对症处理。此后未再骨折。为进一步诊治,来我科就诊。

（2）既往史：否认高血压、糖尿病、心脏病等疾病史,否认乙肝、结核等传染病病史;否认发病前有相关手术史,否认发病前有相关输血史,否认相关食物过敏史,否认药物过敏史。

（3）个人史：无异地及疫区久居史、毒物接触史,否认吸烟、嗜酒史。

（4）家族史：家族中无类似反复脆性骨折史,父母非近亲结婚,均体健。

【入院查体】

T36.8℃,P86次/分,R20次/分,BP120/70 mmHg,身高176 cm,体重86 kg。

神清,呼吸平稳,步行入诊室。头颅大小正常。眼睑正常,无蓝巩膜。外耳道无畸形,耳道无溢液,乳突无压痛,听力正常。牙龈无肿胀,未见牙面缺损、龋齿、牙釉质及牙本质发育不全。双侧腕关节、肘关节与髋关节过度伸展，关节僵硬，活动障碍。胸廓无畸形，双肺呼吸音清，未及干、湿啰音，心律齐，未及病理性杂音。腹平软无压痛，肝脾肋下未及，双下肢无水肿，神经系统检查正常。

【辅助检查】

1. 实验室检查

（1）血常规：WBC 9.6×10^9/L，RBC 5.35×1012/L，Hb 168 g/L。

（2）血生化：β-CTX 701 ng/L，OC 21.85 ng/mL，PTH 40.1 pg/mL，25OHD 15.76 ng/mL，Ca 2.45 mmol/L，P 1.33 mmol/L，ALP 107 U/L。

（3）肝、肾功能正常，粪、尿常规正常，心电图检查正常。

2. DXA骨密度检查

L1～L4骨密度0.893 g/cm^2，Z值为−2.3；股骨颈骨密度 0.681 g/cm^2，Z值为−2.9；全髋骨密度0.714 g/cm^2，Z值为−2.3。

3. 基因检测

（1）先证者在内含子8上靠近9号外显子处鉴定出*PLS3*基因半合子突变：c.892−1G>A（图27−1A）。

（2）先证者母亲在内含子8上靠近9号外显子处发生杂合突变：c.892−1G>A（图27−1B）。

【初步诊断】

成骨不全症。

【治疗及转归】

患者由于近年无明显脆性骨折，未使用药物治疗，目前随访观察中。

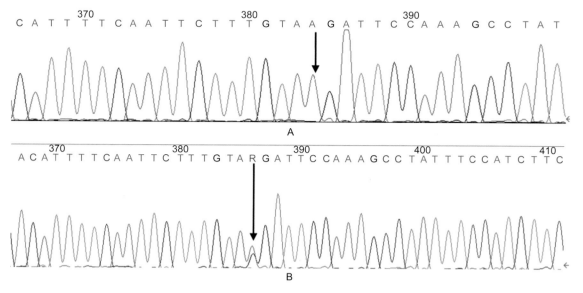

图27−1 *PLS3*基因突变检测

A. 先证者在内含子8上靠近9号外显子处发生纯合突变c.892−1G>A。B. 先证者母亲在内含子8上靠近9号外显子处发生杂合突变c.892−1G>A

【讨论与分析】

成骨不全症(osteogenesis imperfecta，OI)是一种以骨骼脆弱和骨骼畸形为特征的遗传性骨骼发育不良。OI可作为显性、隐性或X连锁疾病遗传。常染色体显性遗传OI包括 I 至 V 型；常染色体隐性OI致病机制大致可分为以下几种： I 型胶原组装和成熟出现障碍[1]，如*CRTAP*基因突变；胶原分子伴侣蛋白功能障碍[2]，如*SERPINH1*基因突变；前胶原α1链出现功能障碍[3]，见于*BMP1/mTLD*突变；参与骨组织稳态调控的蛋白出现障碍[4]，如*SERPINF1*等基因突变。由于缺乏足够的资料，目前有些特殊类型的OI尚未归类至20种类型[5]内，如*SEC24D*和*PLS3*突变。

2013年，van Dijk等[6]在五个X连锁骨质疏松症家族中发现了*PLS3*突变。*PLS3*是一个高度保守的基因，包含位于染色体Xq23上的16个外显子，参与细胞骨架中肌动蛋白束的动态组装和分解[7]。PLS3在实体组织中广泛表达，参与多种过程，包括细胞迁移、内吞、DNA修复和膜运输[8]。迄今，*PLS3*突变导致OI的机制仍不清楚。有研究发现，*PLS3*突变患者体内骨细胞特异性蛋白的表达发生改变，骨细胞凋亡水平较高[9]，成骨细胞和破骨细胞活性失衡，骨内稳态被打破，从而发病。PLS3还通过影响细胞内钙浓度影响成骨细胞分化[10]。尚有研究表明，PLS3可以通过与NFκB抑制因子(NKRF)相互作用抑制破骨细胞的成熟，且进一步降低活化T细胞1(Nfatc1)的核因子表达，而Nfatc1是促进破骨细胞生成的关键分子[11]。

有研究[12]回顾以往报告的携带*PLS3*突变发病患者的临床特征，表现为低骨密度、复发性骨折、低能量外周或椎体压缩骨折，以及常见的OI特征，包括蓝巩膜、听力受损、牙本质发育不全、关节过度活动、身材矮小和面部畸形。通常，外周骨折和椎体压缩性骨折在*PLS3*突变患者中很常见，这似乎是该疾病的临床标志和首发症状[13]。本例先证者有复发性外周骨折，没有骨外表现。杂合子母亲的骨密度正常，无骨折史。*PLS3*基因突变对男性患者的影响比对女性患者的更严重，因为男性只有一条X染色体；大多数杂合子女性仅出现骨量减少[14]。在OI的治疗方面，双膦酸盐类(bisphosphonates，BPs)是主要治疗药物，通过抑制破骨细胞活性发挥作用。目前证据表明，双膦酸盐可增加OI儿童和成人的骨密度，并降低骨折风险[15]，还有助于重塑压缩的椎体，提高椎体高度，改善脊柱后凸[12]。地舒单抗是RANKL的抗体，与双膦酸盐一样，作用于破骨细胞以抑制骨吸收[16]。药物治疗需与补充钙和维生素D、加强身体锻炼配合，达到增加患者骨密度、改善骨畸形、降低骨折率的目的。本例患者由于近年无明显脆性骨折，未使用药物治疗，目前随访观察中。

【最终诊断】

*PLS3*基因突变致成骨不全症。

专家点评

成骨不全症是一种由于骨质量缺陷而导致的遗传性骨病。大部分成骨不全症遗传模式主要呈常染色体显性遗传，少数呈常染色体隐性遗传或X伴性遗传。X伴性遗传的成骨不全症致病基因是*PLS3*和*MBTPS2*基因。*PLS3*基因突变导致的成骨不全症临床表型轻型多见，多无蓝巩膜及牙本质发育不全。通常，外周骨折和椎体压缩性骨折在*PLS3*突变患者中很常见。由于 *PLS3* 基因在 X 染色体上，因此其突变对男性患者的影响比对女性患者的更严重，大多数杂合子女性仅出现骨量减少。本例患者表型较轻，主要是自幼双腕部反复脆性骨折史，无明显骨骼畸形，基因诊断明确为 *PLS3* 基因突变导致的成骨不全症。对于幼时反复脆性骨折的患者，且生化检查在正常范围内，应首先考虑成骨不全症，确诊靠基因诊断。目前成骨不全症的致病基因已发现 26 个，但 90% 以上是 *COL1A1* 和 *COL1A2* 基因。因此可以先检测这两个最常见的致病基因，在这两个致病基因无突变时，考虑用二代测序法寻找其他罕见的致病基因或新的致病基因。

整理：姜运怡
述评：张 浩

参考文献

[1] Valli M, Barnes AM, Gallanti A, et al. Deficiency of CRTAP in non-lethal recessive osteogenesis imperfecta reduces collagen deposition into matrix[J]. Clin Genet, 2012, 82(5): 453-459.

[2] Christiansen HE, Schwarze U, Pyott SM, et al. Homozygosity for a missense mutation in SERPINH1, which encodes the collagen chaperone protein HSP47, results in severe recessive osteogenesis imperfecta[J]. Am J Hum Genet, 2010, 86(3): 389-398.

[3] Asharani PV, Keupp K, Semler O, et al. Attenuated BMP1 function compromises osteogenesis, leading to bone fragility in humans and zebrafish[J]. Am J Hum Genet, 2012, 90(4): 661-674.

[4] Venturi G, Gandini A, Monti E, et al. Lack of expression of SERPINF1, the gene coding for pigment epithelium-derived factor, causes progressively deforming osteogenesis imperfecta with normal type I collagen[J]. J Bone Miner Res, 2012, 27(3): 723-728.

[5] Marom R, Rabenhorst BM, Morello R. Osteogenesis imperfecta: an update on clinical features and therapies[J]. Eur J Endocrinol, 2020, 183(4): R95-R106.

[6] Van Dijk FS, Zillikens MC, Micha D, et al. PLS3 mutations in X-linked osteoporosis with fractures[J]. New England Journal of Medicine, 2013, 369(16): 1529-1536.

[7] Delanote V, Vandekerckhove J, Gettemans J. Plastins: versatile modulators of actin organization in (patho) physiological cellular processes[J]. Acta Pharmacol Sin, 2005, 26(7): 769-779.

[8] Shinomiya H. Plastin family of actin-bundling proteins: its functions in leukocytes, neurons, intestines, and cancer[J]. Int J Cell Biol, 2012, 2012: 213492.

[9] Wesseling-Perry K, Mäkitie RE, Välimäki VV, et al. Osteocyte protein expression is altered in low-turnover osteoporosis caused by mutations in WNT1 and PLS3[J]. J Clin Endocr Metab, 2017, 102(7): 2340-2348.

[10] Wang L, Zhai Q, Zhao P, et al. Functional analysis of p.Ala253_Leu254insAsn mutation in PLS3 responsible for X-linked osteoporosis[J]. Clin Genet, 2018, 93(1): 178-181.

[11] Neugebauer J, Heilig J, Hosseinibarkooie S, et al. Plastin 3 influences bone homeostasis through regulation of osteoclast activity[J]. Hum Mol Genet, 2018, 27(24): 4249-4262.

[12] Qiu C, Li QW, Zhang L, et al. X-linked osteogenesis imperfecta accompanied by patent ductus arteriosus: a case with a novel splice variant in PLS3[J]. World J Pediatr, 2022 Jul, 18(7): 515-519.

[13] Hu J, Li LJ, Zheng WB, et al. A novel mutation in PLS3 causes extremely rare X-linked osteogenesis imperfecta[J]. Mol Genet Genom Med, 2020 Dec, 8(12): e1525.

[14] Fahiminiya S, Majewski J, Al-Jallad H, et al. Osteoporosis caused by mutations in PLS3: clinical and bone tissue characteristics[J]. J Bone Miner Res, 2014, 29(8): 1805-1814.

[15] Dwan K, Phillipi CA, Steiner RD, et al. Bisphosphonate therapy for osteogenesis imperfecta[J]. Cochrane Db Syst Rev, 2016 Oct 19, 10(10): CD005088.

[16] Boyce AM. Denosumab: an emerging therapy in pediatric bone disorders[J]. Curr Osteoporos Rep, 2017, 15(4): 283-292.

病例28　*SEC24D* 基因突变致特殊类型成骨不全症

患者19岁,男性。

【主诉】

双下肢弯曲畸形11年。

【病史摘要】

(1) 现病史:先证者出生1月时无明显外伤,右上臂肿痛,外院就诊行右侧肱骨X线摄片诊断右肱骨骨折,外固定治疗。此后患者1～15岁间反复双侧股骨脆性骨折6次,骨折发生时患者均未受到明显外力碰撞、挤压,且无追赶、跑跳、剧烈体位变化等动作,当地医院予以支架外固定等对症处理。患者15岁后无骨折史。但患者出现双下肢弯曲畸形11年,外院行骨盆MRI平扫提示骨盆畸形,两侧股骨近端形态弯曲,左股骨近端陈旧性骨折后改变。患者目前无法独立行走,需要拄拐行走,为进一步诊治,来我科就诊。

(2) 既往史:否认高血压、糖尿病、心脏病等疾病史,否认乙肝、结核等传染病病史,否认发病前有相关手术史,否认发病前有相关输血史,否认相关食物过敏史,否认药物过敏史。

(3) 个人史:父母非近亲结婚,系第一胎第一产,足月顺产,出生时身长体重正常。无异地及疫区久居史、毒物接触史,否认吸烟、嗜酒史。

(4) 婚育史:未婚未育。

(5) 家族史:家族中无类似骨折史,父母非近亲结婚,均体健。

【入院查体】

T36.8℃,P80次/分,R20次/分,BP130/80 mmHg。身高143 cm(Z值为-5.7);体重75 kg。神志清,拄拐步入诊室。头颅前囟门未闭合,前额突出。面部畸形伴睑裂下移,左耳发育不良,小颌畸形,有牙本质发育不全。无蓝巩膜,听力正常。O型腿,下肢行走步态异常。胸廓无畸形,双肺呼吸音清,未及干、湿啰音,心律齐,未及病理性杂音。腹平软无压痛,肝脾肋下未及,双下肢无水肿,神经系统检查正常(图28-1)。

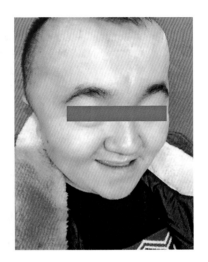

图28-1　先证者颅骨畸形,前囟门未闭合,前额突出,睑裂下移

【辅助检查】

1. 实验室检查

(1) 血生化:β-CTX 621 ng/L,OC 16 ng/mL,PTH 58 pg/mL,25OHD 7.9 ng/mL,Ca 2.45 mmol/L,P 1.2 mmol/L,ALP 68 U/L。

(2) 血常规正常,肝、肾功能正常,粪、尿常规正常,心电图正常。

2. 骨密度检查

2012年5月17日　L1～L4骨密度0.984 g/cm²,Z值为−0.5。

3. 影像学检查

（1）CT检查：颅骨三维CT扫描,显示颅骨畸形,额顶部广泛骨化缺损,矢状缝线加宽（图28-2A,B）。

（2）X线摄片：双下肢X线摄片,显示左股骨严重弯曲,双股骨多处新旧骨折（图28-2C）。

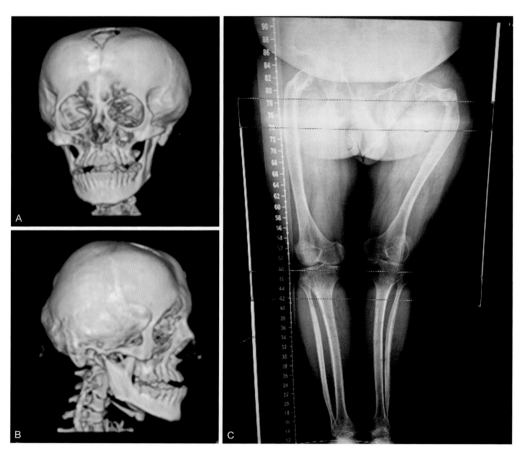

图28-2　影像学检查

A,B. 颅骨三维CT扫描:显示颅骨畸形,额顶部广泛骨化缺损,矢状缝线加宽。C.双腿X线摄片:显示左股骨
严重弯曲,双股骨多处新旧骨折

4. 基因检测

二代测序和Sanger验证：① 先证者及其父亲*SEC24D*基因21号外显子发生错义突变（杂合突变）：c.2723G>A（p.Cys908Tyr）（图28-3A）。② 先证者及其母亲在21号外显子发生错义突变（杂合突变）：c.2842T>C (p. Ser948Pro)（图28-3B）,先证者为*SEC24D*基因复合杂合突变。

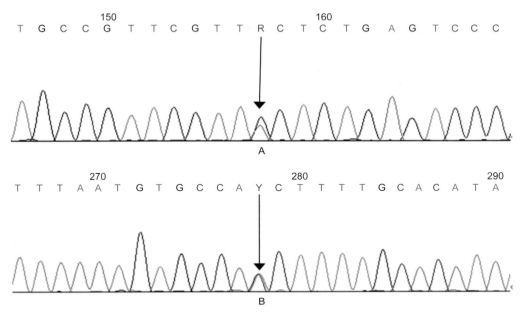

图28-3 基因检测
A. 先证者及其父亲c.2723G>a（p.Cys908Tyr）外显子21的错义突变。B. 先证者及其母亲c.2842T>c（p.Ser948Pro）外显子21的另一个错义突变

【初步诊断】
成骨不全症。

【治疗及转归】
由于患者15岁以后未再发生骨折，因此拒绝药物治疗。关于下肢畸形的治疗，由于患者本身骨质量受损，骨科不建议进行矫形手术，定期随访观察中。

【讨论与分析】
成骨不全症（osteogenesis imperfecta，OI）是一种罕见的遗传性骨病，主要特征是骨密度降低、骨脆性增加。在具有典型OI表型的个体中，大约90%是由COL1A1或COL1A2基因的突变引起的，呈常染色体显性遗传[1]。随着遗传和临床异质性的增加，近年来不断有报道由常染色体隐性基因突变所导致的成骨不全症病例[2]。2006年，第一个隐性OI疾病相关基因CRTAP被发现[3]；随着基因检测技术的发展和研究的深入，OI相关致病基因陆续被鉴定发现，常染色体隐性遗传的OI由BMP1、CREB3L1、FKBP10、IFITM5、P3H1、P4HB、PLOD2、PLS3、PPIB、SEC24D、SERPINF1、SERPINH1、SP7、SPARC、TMEM38B和WNT1等20余个致病基因突变引起[4]。

由COL1A1和COL1A2基因编码的Ⅰ型胶原的前α1链和前α2链通过共翻译易位到内质网（ER）的内腔中[5]，在ER中进行前胶原的翻译和修饰，此过程需要分子伴侣和酶的共同作用[6]，而大多数常染色体隐性OI的突变基因编码这些蛋白质[7]。内质网里的前胶原通过膜结合小泡或载体输出，这些小泡或载体由一组称为COPII复合物的细胞质外壳蛋白产生[8]。

SEC24蛋白是COPII复合物的组分之一，在COPII囊泡组装过程中主要负责在ER的出口位点分选货物分子[9]。因此，*SEC24D*基因的缺陷将导致货物分子无效地装载到COPII囊泡中，导致货物分子在ER中累积。有研究表明*SEC24D*突变鱼的ER中胶原蛋白的大量积累，预示着人*SEC24D*突变患者细胞中胶原蛋白的分泌受到损害[9]。

Garbes等[5]在2015年通过对OI患者的全外显子组测序发现并首次报告了*SEC24D*突变，描述了一名7岁白人男孩，有身材矮小、颅面畸形，包括大头畸形、面中部发育不全、小颌畸形、前额隆起和睑裂下斜等症状。在成骨不全症中，还有一个可导致颅面部畸形的综合征被称为Cole-Carpenter综合征，于1987年首次报道，其特征为骨脆性增加，伴有颅缝早闭、眼球突出、脑积水和独特的面部特征[10]。Cole-Carpenter综合征经Rauch等通过全外显子组测序证实是由*P4HB*基因杂合错义突变引起[11]。具有*SEC24D*突变的OI患者与具有Cole-Carpenter综合征的OI患者颅面部表现进行比较时存在差异，例如Garbes等[5]报道具有*SEC24D*突变的男孩表现出大头畸形但无脑积水，睑裂下斜但不伴眼球突出，以及具有广泛骨化缺损的宽矢状缝，这与Cole-Carpenter综合征患者的颅缝早闭相反。也有研究[5, 12]根据基因型，将Cole-Carpenter syndrome综合征分成两种亚型：*P4HB*和*CRTAP*突变导致Cole-Carpenter syndrome综合征1型，*SEC24D*突变导致Cole-Carpenter syndrome综合征2型。本病例中表现出的面部畸形，伴有睑裂下斜、前额突出、前囟未闭、左耳发育不良和小颌畸形，这与Garbes等[5]报道的7岁男孩相似；且本病例的颅骨CT 3D成像还显示了广泛的额叶骨化缺损和矢状缝增宽。由此推测，特定的面部畸形，包括前囟未闭、睑裂下斜、耳朵发育异常和小颌畸形，可能是具有*SEC24D*突变的OI患者的特征。

本例先证者伴有*SEC24D*基因的复合杂合错义突变C908Y（c.2723G>A）和S948P（c.2842T>c），此复合杂合突变分别来源于先证者的父亲和母亲，属于常染色体隐性遗传模式。本病例报道了*SEC24D*基因新的复合突变，扩展了具有*SEC24D*突变的常染色体隐性OI患者的表型和基因型谱。

【最终诊断】
*SEC24D*基因突变致成骨不全症。

专家点评

*SEC24D*基因突变导致成骨不全症患者除了常见的反复脆性骨折及骨骼畸形等临床表型，常具有较特征性的颅面部畸形，大多数患者前囟未闭，本例患者已19岁，但仍前囟未闭，患者还伴有睑裂下斜、左耳发育不良和小颌畸形等颅面部畸形，头颅CT也可见影像学异常。有文献将*SEC24D*突变导致成骨不全症患者的颅面部畸形归为Cole-Carpenter syndrome综合征2型，但其实该基因突变导致的颅面部畸形与*P4HB*基因突变导致的Cole-Carpenter syndrome综合征还是有较大差异，其中最显著的差异是，*SEC24D*突变导致成骨不全症患者往往伴有前囟未闭、睑裂下斜；而Cole-Carpenter综合征患者往往颅缝早闭，伴有脑积水及眼球突出。该患者自幼反复脆性骨折，虽然无家族史，也无蓝巩膜等特征性表型，要高度怀疑本病。成骨不

全症多为常染色体显性遗传,但随着越来越多致病基因的发现,有相当一部分患者呈常染色体隐性遗传或X伴性遗传。因此对无家族史、自幼脆性骨折频繁、骨骼畸形明显的患者,可拟诊为成骨不全症,并同时做致病基因突变检测以确诊。

整理:姜运怡
述评:张 浩

参考文献

[1] Rauch F, Glorieux FH. Osteogenesis imperfecta[J]. Lancet, 2004, 363(9418): 1377−1385.

[2] Caparrós-Martin JA, Valencia M, Pulido V, et al. Clinical and molecular analysis in families with autosomal recessive osteogenesis imperfecta identifies mutations in five genes and suggests genotype-phenotype correlations[J]. Am J Med Genet A, 2013, 161A(6): 1354−1369.

[3] Barnes AM, Chang W, Morello R, et al. Deficiency of cartilage-associated protein in recessive lethal osteogenesis imperfecta[J]. N Engl J Med, 2006, 355(26): 2757−2764.

[4] Van Dijk FS, Sillence DO. Osteogenesis imperfecta: clinical diagnosis, nomenclature and severity assessment[J]. Am J Med Genet A, 2014, 164A(6): 1470−1481.

[5] Garbes L, Kim K, Rieß A, et al. Mutations in *SEC24D*, encoding a component of the COPII machinery, cause a syndromic form of osteogenesis imperfecta[J]. Am J Hum Genet, 2015, 96(3): 432−439.

[6] Canty EG, Kadler KE. Procollagen trafficking, processing and fibrillogenesis[J]. J Cell Sci, 2005, 118(Pt 7): 1341−1353.

[7] Byers PH, Pyott SM. Recessively inherited forms of osteogenesis imperfecta[J]. Annu Rev Genet, 2012, 46: 475−497.

[8] Miller EA, Schekman R. COPII — a flexible vesicle formation system[J]. Curr Opin Cell Biol, 2013, 25(4): 420−427.

[9] Lu CL, Ortmeier S, Brudvig J, et al. Collagen has a unique SEC24 preference for efficient export from the endoplasmic reticulum[J]. Traffic, 2022, 23(1): 81−93.

[10] Cole DE, Carpenter TO. Bone fragility, craniosynostosis, ocular proptosis, hydrocephalus, and distinctive facial features: a newly recognized type of osteogenesis imperfecta[J]. J Pediatr, 1987, 110(1): 76−80.

[11] Rauch F, Fahiminiya S, Majewski J, et al. Cole-carpenter syndrome is caused by a heterozygous missense mutation in P4HB[J]. American Journal of Human Genetics, 2015, 96(3): 425−431.

[12] Takeyari S, Kubota T, Miyata K, et al. Japanese patient with Cole-carpenter syndrome with compound heterozygous variants of *SEC24D* [J]. Am J Med Genet A, 2018, 176(12): 2882−2886.

第五章
畸形性骨炎

病例29 **_TNFRSF11A_ 基因突变致早发性家族性畸形性骨炎**

患者47岁,女性。

【主诉】

膝关节疼痛伴手指关节肿大9年。

【病史摘要】

（1）现病史：患者38岁时无明显诱因出现双膝关节肿胀、活动受限,伴双膝关节疼痛,双手手指关节膨大。患者未及时就诊。在2006年（即患者47岁）出现双下肢畸形、双下肢军刀状弯曲伴身高缩短,于2006年5月来我院就诊。

（2）既往史：否认高血压、糖尿病等慢性病史,否认肝炎、结核等传染病史病,否认外伤史,否认药物及食物过敏史。

（3）个人史：患者父母非近亲婚配,患者出生及发育情况正常。

（4）家族史：患者家族中有多例类似情况患者,绘制家系图。

【入院查体】

身高150.5 cm,体重50 kg,T 36.7℃,P 63次/分,R 14次/分,BP 120/80 mmHg,神志清,双手指关节膨大、双下肢军刀状弯曲、活动受限（图29-1）,其余各器官系统未见明显异常。

【辅助检查】

1. 实验室检查

血生化：Ca 2.36 mmol/L,P 1.35 mmol/L,ALP 293.0 U/L,Cr 75 μmol/L,β-CTX 369.6 ng/L,OC 24.4 ng/mL,PTH 57.8 pg/mL。

2. 影像学检查

X线摄片示骨盆和股骨骨溶解、骨硬化和皮质增厚。同位素骨扫描显示受影响骨骼包括头颅、下颌骨、椎体与双股骨摄取增加（图29-1）。

3. 骨密度检查

双能X线吸收仪（DXA）骨密度检查：L1～L4 Z值为-3.7；股骨颈Z值为-0.9；全髋部Z值为-0.4。

4. 基因检测

TNFRSF11A 基因突变导致本文所报道的家族性的早发性Paget骨病,携带致病基因患者5例。5例患者均是 _TNFRSF11A_ 基因外显子1的27个bp重复插入突变（78dup27）（图29-2）。

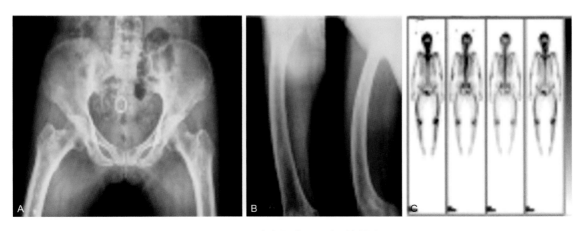

图29-1 患者骨盆及下肢X线摄片

A. 骨盆和股骨X线摄片显示骨溶解、骨硬化和皮质增厚。B. 右股骨X线摄片显示变形和皮质增厚。C. 同位素骨扫描显示受影响骨骼摄取增加

【初步诊断】

早发性畸形性骨炎。

【治疗及转归】

明确诊断后,给予伊班膦酸钠2 mg静脉滴注治疗,三个月后,血ALP水平从293 U/L下降到135 U/L,疼痛显著减轻。2007年8月,检测血ALP137 U/L,患者出现双侧膝关节疼痛,

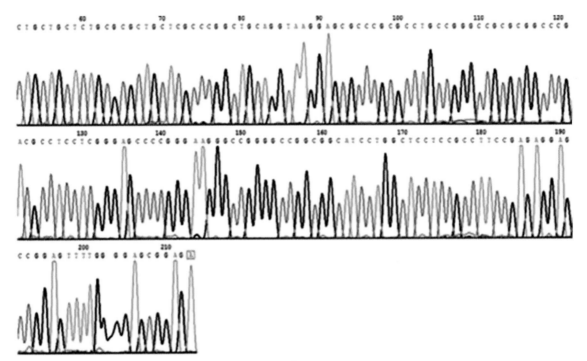

A

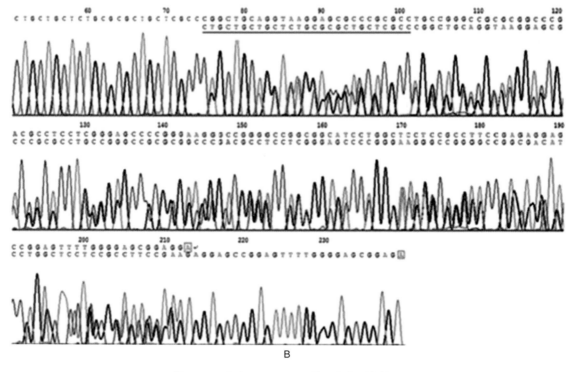

图29-2   患者*TNFRSF11A*基因突变测序结果

A. 正常对照组Sanger测序图。B. 患者*TNFRSF11A*基因第一外显子的27个bp重复（下划线处）

再次使用2 mg伊班膦酸钠。3个月后，血ALP降至正常范围。2010年6月，血ALP121 U/L，β-CTX 689 ng/L（参考范围112～497 ng/L），无膝关节疼痛和其他骨痛。2012年9月，血ALP 137 U/L，β-CTX 972 ng/L，但无骨痛。因此在2010—2012年没有进行任何治疗。2013年7月，再次出现膝关节疼痛，ALP（148 U/L）和β-CTX（1 370 ng/L）明显升高。图29-3总结了随访期间血ALP和β-CTX的变化情况，血钙、磷和PTH均正常。

2008—2013年随访期间，我们发现患者双腿弯曲，但手指关节肿胀不明显。图29-4显示了2008年和2013年的同位素^{99}mTc-MDP骨扫描。这两次骨扫描显示颅面骨、下颌骨和下肢的放射性浓度异常，但手指无浓聚。5年内，L1～L4 BMD由治疗前0.407 g/cm²，提高至0.689 g/cm²，上升8.9%；股骨颈BMD由0.701 g/cm²，提高至0.752 g/cm²，上升7.2%。

【家族情况介绍】

患者家族中有多例畸形性骨炎患者，绘制家系图（图29-5），并提取所有对象的外周血抽取DNA。

（1）病例1（Ⅲ4）：先证者。

（2）病例2（Ⅱ1）：先证者父亲，30岁出现双膝和手指关节肿痛，伴双下肢军刀状弯曲（图29-6A～C）。2008年血ALP 136 U/L，OC和β-CTX分别188.3 ng/mL和2 915.0 ng/mL，显著

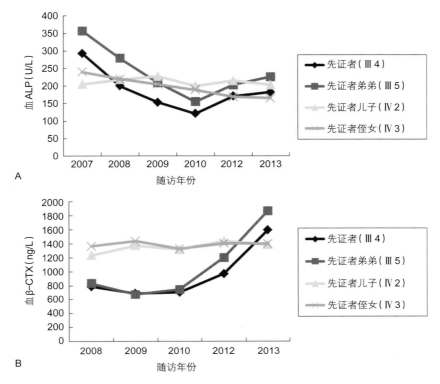

图29-3　随访期间血ALP和β-CTX的变化情况
A. 血ALP变化情况。B. 血β-CTX变化情况

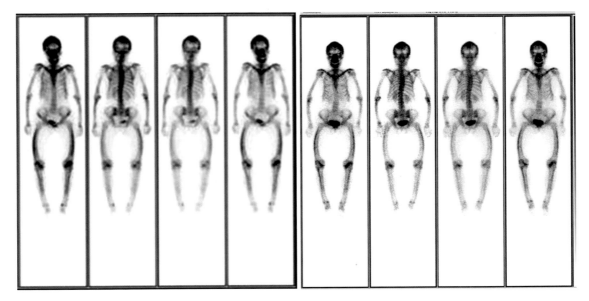

图29-4　先证者5年内两次骨扫描对照图

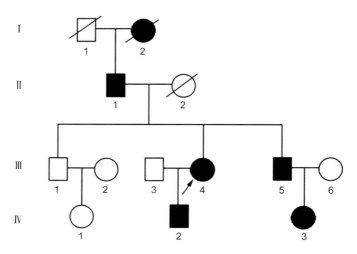

图29-5   早发型畸形性骨炎家系图(箭头标注为先证者)

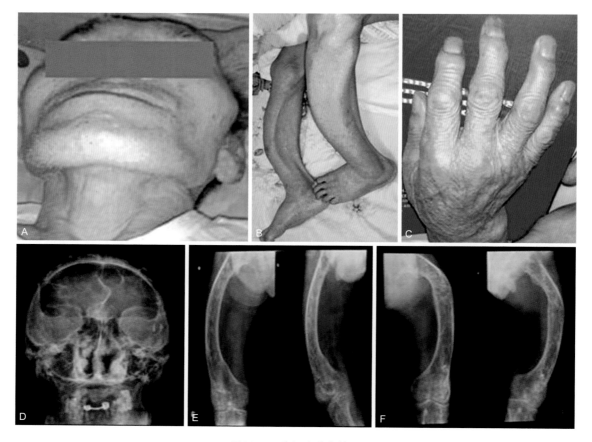

图29-6   先证者父亲情况

A. 面部照片显示面部畸形、下颌骨膨大。B. 下肢弯曲畸形。C. 手指近端和远端关节肿胀。D. 头颅X线摄片显示骨溶解和骨硬化。E,F. 右、左股骨X线摄片显示畸形和骨膨胀,伴有骨溶解和骨硬化

高于正常，但未接受治疗。头颅X片显示颅板增厚、内外板界限消失、高密度病变与低密度透明区混杂（图29-6D）。双下肢X片显示骨干膨大、弯曲变形，骨小梁粗糙，结构模糊如网状（图29-6E，F）。2010年，因室内跌倒致右股骨颈骨折出现并发症导致死亡。

（3）病例3（Ⅲ 5）：先证者弟弟，28岁出现胫骨弯曲、手指关节肿痛（图29-7A）。2008年X线摄片显示颅骨、骨盆、脊椎、股骨和膝关节受累骨骼畸形、膨大，骨小梁粗大紊乱伴硬化、骨溶解（图29-7B，C）。2008年血ALP（710 U/L）、OC（259.2 ng/mL）和β-CTX（3 669 ng/L）显著升高。给予静脉滴注唑来膦酸5 mg，治疗后6个月内骨痛减轻，血ALP、OC和β-CTX显著下降。2014年，再次静脉使用唑来膦酸盐5 mg治疗1次。

2008年L1～L4 BMD为0.587 g/cm^2，2013年L1～L4 BMD 0.885 g/cm^2，提高50.7%。双侧股骨BMD无法测量。图29-8显示该患者2008年和2014年的同位素骨扫描。同样发现下颌骨部位放射性浓聚。于3年前，因摔倒出现左股骨颈骨折，来院手术。

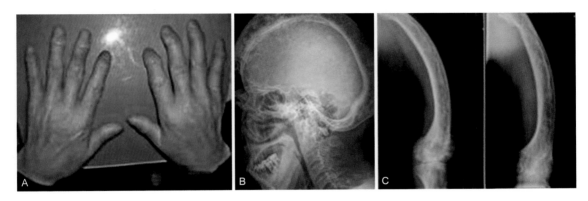

图29-7 先证者弟弟情况

A. 双手照片近侧指间和远端指间关节肿胀。B. 头颅侧位X线摄片显示颅骨和枕骨的骨性扩张、片状骨溶解和骨硬化，下颌骨和上颌骨膨大骨硬化。C. 股骨X线摄片显示骨膨胀和畸形，伴有骨溶解和骨硬化

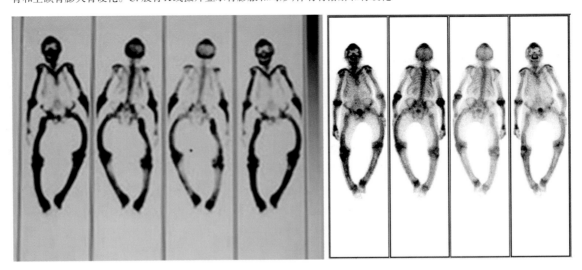

图29-8 先证者弟弟5年内两次骨扫描对照图

（4）病例4（Ⅳ2）：先证者儿子，24岁，无骨痛症状，未药物治疗。2008年血ALP（205 U/L）、OC（235 ng/mL）和β-CTX（1 806 ng/L）显著高于正常。2010年血ALP（215 U/L）、OC（255 ng/mL）和β-CTX（3 510 ng/L）高于2008年水平，但没有任何临床表现。2013年7月再次随访发现骨转换指标水平仍然较高：血ALP为203 U/L，β-CTX为3 200 ng/L，OC 173 ng/mL。2008年L1～L4 BMD为1.047 g/cm²（Z值-1.1），2013年为1.008 g/cm²（Z值-1.3）。2008年左股骨BMD为1.090 g/cm²（Z值1.2），2013年为1.036 g/cm²（Z值0.7），L1～L4 BMD较5年前下降5.2%，股骨颈BMD下降5%。5年前骨扫描未见异常。

（5）病例5（Ⅳ3）：先证者侄女，10岁开始背痛。2008年血ALP升高（240 U/L）。2010年和2013年再次测量，血ALP为169 U/L和144 U/L，血OC为300 ng/mL和239 ng/mL，β-CTX为3 760 ng/L和1 400 ng/L，血ALP、OC、β-CTX显著高于正常，血钙、磷、PTH均在正常范围。2008年L1～L4 BMD为0.740 g/cm²（Z值-2.3），2013年为0.806 g/cm²（Z值-1.9）。2008年左股骨BMD为0.686 g/cm²（Z值-1.5），2013年为0.794 g/cm²（Z值-0.5）。BMD与5年前无差异，但腰椎和左股骨BMD明显低于同龄健康女性。

【讨论与分析】

核因子κB配体受体激活剂（receptor activator of nuclear factor-κB-ligand, RANKL）/OPG/RANK信号通路是破骨细胞形成和作用的主要调控系统[1-3]。通过对几种罕见遗传性骨病的临床特征、致病基因及遗传基础的充分认识，使我们对该信号通路对骨骼的意义有了深入了解。编码OPG（TNFRSF11B）基因突变导致常染色体隐性遗传青少年畸形性骨炎（JPD）。家族性扩张性骨溶解（familial expansile osteolysis，FEO）是一种常染色体显性遗传病，由于其基因（TNFRSF11A，编码RANK）中存在18 bp的串联重复而导致RANK激活[1]。TNFRSF11A基因第一外显子的27个bp重复导致我们本文所报道的家族性的早发性Paget骨病[4-7]。膨胀性骨骼高磷酸酶血症（expansile skeletal hyperphosphatasia，ESH）同样是由于TNFRSF11A基因串联重复序列（84dup15）导致。FEO、JPD、ESH和早发型Paget病是迄今发现的遗传性骨病中直接涉及RANKL/OPG/RANK/信号通路的。Denosumab是一种单克隆抗体RANKL，是在OPG/RANK-L/RANK基础上研究开发，通过抑制破骨细胞治疗JPD和骨质疏松症有显著疗效[8-10]。目前双膦酸盐被用于治疗有症状的Paget病，双膦酸盐能显著抑制骨转换，缓解骨痛[11]。但临床试验表明唑来膦酸在治疗Paget病方面比其他双膦酸盐更有效，在第6个月时临床症状和BTMs均缓解，并且在治疗的第18个月可以保持[12]。我们对该家系携带TNFRSF11A基因突变的成员进行了5年随访。在随访期间，先证者和先证者弟弟2008年和2009年接受唑来膦酸治疗后6个月ALP和β-CTX迅速下降到正常水平，较2007年明显下降。这两例患者在中断唑来膦酸盐治疗后，2010年ALP和β-CTX再次高于正常参考值。

PDB的诊断通常通过以下临床症状来证实：受累骨骼疼痛，典型的骨硬化与骨溶解区交替的X片影像学特征，放射性核素骨扫描显示受累骨放射性浓聚以及血ALP水平升高。由于早发性PDB是非常罕见的，在发病早期仅表现为骨痛等不典型症状。与经典型PDB一样，ALP显著升高是本病的重要特征，多为正常上限的2～10倍，其上升的幅度与病变范围、部位和活动程度有关。病变范围广，尤其累及头颅ALP升高明显。因此ALP也是反映病变范围、活动性和观察治疗效果的重要指标。随访期间，先证者、先证者父亲和弟弟均在28～38岁时出现临床症状，其儿子及侄女未出现手指关节肿胀和骨痛等临床表现，仅表现为ALP高于正常值，这与日本报道的早发型PDB家系有一些差异[7]。这两例患者没有典型特征的临床表现，是基于血ALP升高，检测到的基因突变和骨骼X线摄片表现。由于早发性PDB罕见，在鉴别诊断血ALP水平升高时，很少考虑到是该疾病的早期阶段。同时我们发现，早发性PDB的全身骨扫描有特征性的下颌骨浓聚，这与经典型的PDB不同。此外，由于本病是由基因突变引起的罕见遗传性疾病，在临床上遇到此类患者时需要仔细询问家族史，必要时可以对患者及其亲属开展遗传咨询。

【最终诊断】

早发性畸形性骨炎（*TNFRSF11A*基因杂合突变）。

专家点评

本例特点：① 本家系为常染色体显性遗传模式；② 起病年龄早，大多数在35～38岁；③ 除骨骼畸形外，有双手指关节膨大；④ 骨骼X线摄片特征除畸形性骨炎经典型表现外，有溶骨性破坏明显；⑤ ECT提示下颌骨尚可累及。本例经基因突变检测，发现*TNFRSF11A*基因存在第一外显子重复碱基插入突变。使用唑来膦酸或地舒单抗是有效的治疗药物。本家系早发性畸形性骨炎由*TNFRSF11A*基因突变导致，为极罕见病例，迄今仅3个家系报告。

整理：胡伟伟

述评：章振林

参考文献

[1] Whyte MP. Paget′s disease of bone and genetic disorders of RANKL/OPG/RANK/NF-kappa B signaling[J]. Ann N Y Acad Sci, 2006, 1068: 143−164.

[2] Cundy T. Paget′s disease of bone[J]. Metabolism: clinical and experimental, 2018, 80: 5−14.

[3] Cooper C, Harvey NC, Dennison EM, et al. Update on the epidemiology of Paget′s disease of bone[J]. J Bone Miner Res, 2006, 21 Suppl 2: 3−8.

[4] Ralston SH, Langston AL, Reid IR. Pathogenesis and management of Paget′s disease of bone[J]. Lancet, 2008, 372(9633): 155−163.

[5] Hughes AE, Ralston SH, Marken J, et al. Mutations in *TNFRSF11A*, affecting the signal peptide of RANK, cause familial expansile osteolysis[J]. Nat Genet, 2000, 24(1): 45−48.

[6] Ke YH, Yue H, He JW, et al. Early onset Paget′s disease of bone caused by a novel mutation (78dup27) of the *TNFRSF11A* gene in a Chinese family[J]. Acta Pharmacol Sin, 2009, 30(8): 1204−1210.

[7] Nakatsuka K, Nishizawa Y, Ralston SH. Phenotypic characterization of early onset Paget′s disease of bone caused by a 27-bp duplication in the *TNFRSF11A* gene[J]. J Bone Miner Res, 2003, 18(8): 1381−1385.

[8] Polyzos SA, Cundy T, Mantzoros CS. Juvenile Paget disease[J]. Metabolism: clinical and experimental, 2018, 80: 15−26.

[9] Hu WW, Zhang Z, He JW, et al. Establishing reference intervals for bone turnover markers in the healthy

shanghai population and the relationship with bone mineral density in postmenopausal women[J]. Int J Endocrinol, 2013: 513925.

[10] Grasemann C, Schundeln MM, Hovel M, et al. Effects of RANK-ligand antibody (denosumab) treatment on bone turnover markers in a girl with juvenile Paget's disease[J]. The Journal of clinical endocrinology and metabolism, 2013, 98(8): 3121–3126.

[11] Riches PL, Imanishi Y, Nakatsuka K, et al. Clinical and biochemical response of *TNFRSF11A*-mediated early-onset familial Paget disease to bisphosphonate therapy[J]. Calcified tissue international, 2008, 83(4): 272–275.

[12] Baykan EK, Saygili LF, Erdogan M, et al. Efficacy of zoledronic acid treatment in Paget disease of bone[J]. Osteoporos Int, 2014, 25(9): 2221–2223.

病例30　*VCP*基因突变致非典型IBMPFD综合征

患者54岁，男性。

【主诉】

腰痛6年伴下肢乏力3年。

【病史摘要】

（1）现病史：患者1995年发现碱性磷酸酶水平超过正常值2倍。当地医院行同位素骨扫描后，初诊为"多发性骨髓瘤"，行骨髓活检显示正常，后未再采取其他措施。2003开始使用布洛芬治疗腰痛。三年后，疼痛变得更加严重，腰部、臀部和肩部疼痛，右臂难以抬起。2006年，其大腿逐渐乏力，上下楼梯困难。于2009年2月来到我科就诊。

（2）既往史：既往无肝肾、心肺等慢性疾病史，无骨折史。腰椎间盘突出史10年。

（3）个人史：患者父母非近亲婚配，患者为9个子女中排行第7，出生及发育情况正常。否认疫区久居史、毒物接触史，否认吸烟饮酒史。

（4）婚育史：已婚，育一子。

【入院查体】

T 36.8℃，P 68次/分，R 16次/分，BP 125/70 mmHg，身高174 cm（最高身高175 cm），体重68 kg。神清，步行缓慢，心肺腹未见异常，无脊柱侧弯，右上肢和下肢肌力减退。神经系统检查未见异常，言语流利。

【辅助检查】

1. 实验室检查

血生化：ALP 438 U/L，Ca、P和PTH水平均在正常范围内（表30-1）。

2. 骨密度检查

双能X射线吸收仪（DXA）测量结果显示（表30-1），腰椎L1～L4、股骨颈和全髋部骨密度（BMD）Z值分别为1.8、−0.3和−0.4，腰椎L2的Z值特别高，为5.6。

3. 影像学检查

X线摄片显示骨盆和右肩的骨骼变形，腰椎L2密度增高（图30-1C）。同位素骨扫描显示骨盆、右肩、腰椎L2和L3、胸椎T5和T8、右胫骨和右肋骨的示踪剂摄取增加（图30-1D）。头

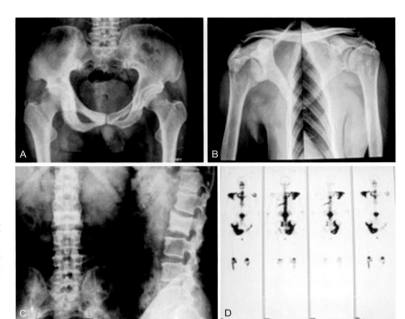

图30-1 先证者X线摄片及同位素显像

A. 先证者(Ⅱ13)的骨盆和股骨X线摄片显示变形、骨溶解、骨硬化和皮质增厚。B. 右肩和左肩关节诸骨皮质硬化。C. 腰椎X线摄片显示腰椎L2的密度增加,硬化。D. 同位素骨扫描显示受影响骨骼中的示踪剂摄取增加

颅磁共振成像正常(数据未显示)。

4. 基因检测

先证者(Ⅱ13,56岁,男性)及其四个发病的兄弟姐妹(Ⅱ4,Ⅱ5,Ⅱ8和Ⅱ9)均未发现SQSTM1基因突变。之后我们用二代测序法检测先证者全外显子组,经过分析,发现VCP基因第3外显子存在杂合突变(c.G290A),导致p.97(G97E)处的甘氨酸(GGG)替换为谷氨酸(GAG)。通过Sanger验证,其余4例患者均携带此突变(图30-2)。

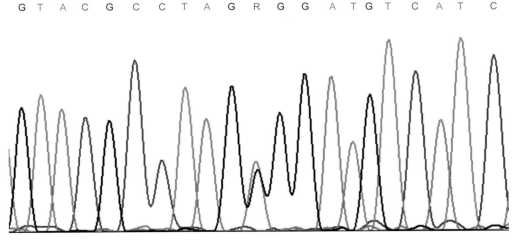

图30-2 患者VCP基因突变测序结果

对5例患者和3例携带者进行的突变筛查显示:在外显子3存在c.G290A,导致VCP基因p.97处甘氨酸(GGG)替换为谷氨酸(GAG)

【初步诊断】

畸形性骨炎（PDB）。

【治疗及转归】

2009年2月，患者接受了唑来膦酸（5 mg，静脉滴注）治疗。3个月后，血ALP水平恢复到正常范围（85 U/L），疼痛显著减轻。

【家族情况介绍】

患者家族中多位成员有类似症状，具体见下文。

此家族已有4代（图30-3），其中父代和子代中共有7人发病，男3例，女4例。先证者为子代（Ⅱ13），男性，54岁，为第3子，其大哥和母亲均发病，但已去世。其余发病者为：先证者大姐，66岁；二哥，62岁；二姐，60岁，三哥，58岁。故此次我们观察的病例共5例（图30-3）。

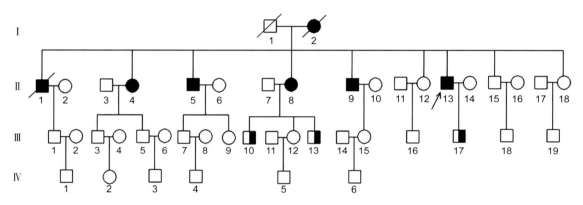

图30-3　先证者家系图

（1）患者2（Ⅱ4）：69岁，先证者大姐，在家中九个兄弟姐妹中排行第二。2007年开始出现腰部疼痛。当时，其血ALP水平为205 U/L（正常范围：23～140 U/L），未接受治疗。从2008年开始，出现大腿和腰部乏力，行走困难。同时伴有腰痛和背痛，并出现听力下降。与25岁时156 cm峰值身高相比，下降了6 cm。肌病的诊断主要根据症状和体征：包括爬楼梯困难、步态异常、右侧上下肢肌力减退及肌腱反射减弱。DXA骨密度测量显示：腰椎L2的Z值为2.9，尤其高（表30-1）。放射学检查显示小梁骨结构受损，骨盆骨紊乱和变形，以及腰椎2高密度（图30-4B）。同位素骨扫描显示骨盆、腰椎和右肩的示踪剂摄取增加（图30-4D）。血ALP水平为140 U/L（正常范围为30～120 U/L），血清钙、磷和PTH水平在正常范围内。其他实验室检查结果和骨密度值如表30-1所示。初步诊断：畸形性骨炎。2009年3月，在本科进行5 mg唑来膦酸输液治疗。用药3个月后，其疼痛减轻。2010年，被诊断患有帕金森病，但其MRI没有显示额颞部萎缩。

（2）患者3（Ⅱ5）：65岁，男性，在家中九个兄弟姐妹中排行第三。2008年，开始出现行走困难，同时伴有左肩和腰部疼痛。一年后（2009年），出现下蹲后无法站立，需要手杖支撑。2009年8月，来我科就诊，体检发现双下肢近端和远端肌力减退，深部肌腱反射减弱。该患者无记忆力下降。其血清ALP水平为189 U/L（正常范围：15～112 U/L），血清钙、磷和PTH水

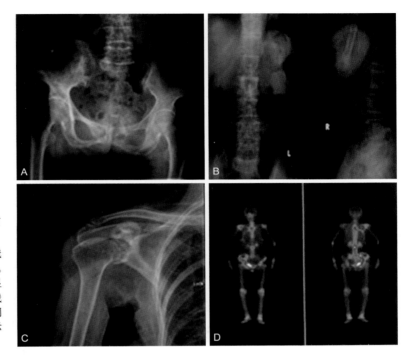

图30-4　患者2的骨骼X线摄片及同位素扫描表现

A. 患者2（Ⅱ4）的骨盆和股骨X线摄片显示变形、骨溶解和骨硬化。B. 同一名患者的腰椎X线摄片显示，腰椎L2密度增加。C. 右肩X线摄片显示骨硬化和皮质增厚。D. 同位素骨扫描显示受影响骨骼中的示踪剂摄取增加

平在正常范围内。同位素骨扫描显示骨盆、左肩、左膝、腰椎和右胫骨的示踪剂摄取增加（图30-5A）。X射线片显示其肩膀和膝盖出现退行性改变（图30-5B，C）。其骨密度值正常（表30-1）。2009年8月，接受伊班膦酸盐输液治疗（静脉滴注4 mg），治疗后疼痛减轻。

（3）患者4（Ⅱ8）：63岁，女性，在家中九个兄弟姐妹中排行第四。从2006年开始出现大腿无力，行走困难，但不伴有骨痛。2006年1月，被诊断患有帕金森病。检查发现其下肢和上肢的近端及远端肌力下降，深部肌腱反射减弱。血清ALP水平保持在正常范围内。头颅、腰椎、胸椎和骨盆的X线摄片检查正常。其血清钙、磷和PTH水平也在正常范围内（表30-1）。2010年3月，表现出明显的运动受限，几乎失去自理能力。

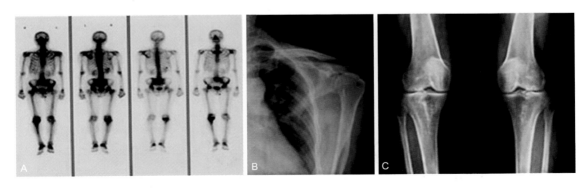

图30-5　患者3骨骼X线摄片及同位素骨扫描结果

A. 患者3（Ⅱ5）同位素骨扫描显示骨盆、左肩、左膝、腰椎和右胫骨的示踪剂摄取增加。B，C. X线摄片显示肩部和膝盖出现退行性改变

（4）患者5（Ⅱ9）：60岁，男性，家中九个兄弟姐妹中排行第五。自2006年以来，长期腰痛，有腰椎间盘突出病史。自2008年以来，出现大腿无力和行走困难。检查发现下肢近端肌力下降。头颅、腰椎、胸椎和骨盆X线摄片均正常。血钙、磷、ALP和PTH水平在正常范围内（表30-1）。

表30-1 携带 *G97E* 突变的患者临床特征

临床资料	先证者	病例2	病例3	病例4	病例5
患者	Ⅱ 13	Ⅱ 4	Ⅱ 5	Ⅱ 8	Ⅱ 9
性别	男	女	男	女	男
年龄（岁）	56	69	65	63	60
IBM（发病年龄）	51	65	62	58	57
PDB（发病年龄）	48	66	62	N	N
FTD（发病年龄）	N	N	N	N	N
肌电图	N.T	周围神经病变	N.T	N.T	N.T
受累肌肉	右上肢,右下肢	右上肢,双侧下肢	双侧下肢	双上下肢	双下肢
PDB受累骨	骨盆,L2,L3,T5,T8,右肩,右胫骨,肋骨	骨盆,L2,右肩	骨盆,左肩,左膝,腰椎和右胫骨	N	N
ALP（U/L）	433（15～112）	205（23～140）	189（15～112）	115（15～112）	75（15～112）
Ca（2.06～2.60 mmol/L）	2.40	2.53	2.36	2.33	2.41
P（0.80～1.60 mmol/L）	1.08	1.49	0.98	0.9	0.82
PTH（15～65 pg/mL）	18.3	N.T	54.26	39.78	30.25
β-CTX（100～650 ng/L）	>6 000	N.T	N.T	N.T	435
25OHD（7.3～57 ng/mL）	N.T	21.3	N.	21.7	16.4
BMD（z-score）					
腰椎1（L1）	1.6	-0.8	-0.1	N.T	N.T
腰椎2（L2）	6.0	2.9	-0.3	N.T	N.T
腰椎3（L3）	2.1	0.1	0.3	N.T	N.T
腰椎4（L4）	1.5	-0.1	0.0	N.T	N.T
左侧股骨颈	0.4	0.2	0.0	N.T	N.T
左侧全髋部	-0.2	-0.1	-1.6	N.T	N.T

注：N.T，未检；N，未受累；IBM，包涵体肌炎；PDB，畸形性骨炎；FTD，额颞叶痴呆。

【讨论与分析】

当先证者第一次来我科就诊时，我们根据其骨痛症状、碱性磷酸酶升高及同位素骨扫描影像等初步诊断为畸形性骨炎。其下肢无力，当时考虑为腰椎间盘突出所致。由于*SQSTM1*基因已被证明导致畸形性骨炎（Paget's disease of bone，PDB），我们对患者进行了*SQSTM1*突变分析，但未发现*SQSTM1*有突变。为找到致病基因，我们对先证者（Ⅱ13）进行全外显子组测序。经分析发现唯一的功能候选基因是*VCP*基因。SQSTM1和VCP都参与细胞内泛素化。VCP可能通过与IκBα结合并调节泛素依赖性蛋白质体降解来调节NF-κB信号[1]。该家族所有5例受累成员都存在肌无力，这进一步促使我们关注*VCP*基因。我们在*VCP*基因中发现了一个新的错义突变，即外显子3中c.290处的杂合G突变为A，导致p.97（G97E）处的甘氨酸（GGG）转换为谷氨酸（GAG）。*VCP*基因Sanger测序结果与全外显子组测序结果一致，而且家庭中患病成员均为杂合突变。

Watts等[2]于2004年首次确定*VCP*基因错义突变是包涵体肌病，Paget骨病及额颞叶痴呆的综合征（Inclusion body myopathy associated with Paget disease of bone and frontotemporal dementia，IBMPFD）的病因。迄今为止，已有超过45个*VCP*基因错义突变的报道[3-4]。大多数IBMPFD相关突变位于N端结构域内。外显子5是突变热点；所有已知的外显子5突变都将精氨酸转化为另一种氨基酸（R155C、R155H、R155P和R159P）。密码子155（R155C）处的精氨酸到半胱氨酸突变是最常见的*VCP*基因突变[5]。R155C突变最初在两个患有IBMPFD的北美家族中被描述，后来在几个不相关的欧洲家族和一个韩国家族中被发现。据我们所知，这是亚洲第一个携带*VCP*基因非R155C突变的IBMPFD家族的报告。这也是在中国首次报道的IBMPFD家族。该家族患者携带的*VCP*基因第3外显子（G97E）的新突变可能是致病性的，原因有几个：① 它存在于所有临床受累的家庭成员中；② 在240例对照个体中未发现；③ VCP蛋白的结构分析揭示了突变的影响；突变发生在高度保守的位置。

IBMPFD以不同程度的包涵体肌炎（IBM）、畸形性骨炎（PDB）和额颞叶痴呆（FTD）为特征。在IBMPFD患者中，肌病、PDB和FTD的患病率分别约为90%、51%和32%。Kimonis等[6]报告称，30%的IBMPFD患者存在孤立性肌病，而只有3%的患者存在孤立性FTD，5%的患者存在孤立性PDB。这一发现强调了仔细收集临床数据以诊断IBMPFD的重要性，尤其是在小家系中。在本研究中，所有病例均为IBM，其中三例为PDB，无一例为FTD。这5例患者都出现了肌无力。但由于拒绝肌肉活检，我们给出非典型IBMPFD的诊断是基于*VCP*基因突变。Watts等[2]报告了13个IBMPFD家庭，12个来自美国，1个来自加拿大。在这些家系中，82%患者患有肌病，49%患有PDB，30%患有早发性额颞痴呆。IBM和PDB患者的平均发病年龄均为42岁，而额颞叶痴呆患者的发病年龄通常为53岁。在我们的研究中，3例患者同时患有IBM和PDB，这两种疾病出现的年龄大致相同。Haubenberger等[3]报道了一个奥地利家庭，其中4个兄弟姐妹患有常染色体显性包涵体肌病和与*VCP*基因杂合R159H突变相关的PDB，但均无额颞叶痴呆症。在对这个家庭的后续研究中，van等[7]指出，1例患者在64岁时患上痴呆症。在我们的研究中，没有患者出现FTD，可能是因为他们的病程短于10年。其中两例女性患者被诊断为帕金森病，但没有痴呆症，将来可能会发展为FTD，但目前这些患者只能描述为非典型IBMPFD。在该家族的三例年轻男子中也发现了该突变；Ⅲ10是32岁，Ⅲ13是30岁，Ⅲ17是27岁，目前都很健康，未出现骨痛、肌肉无力或额颞叶痴呆症，仍在跟踪随访中。

【最终诊断】

非典型IBMPFD综合征。

专家点评

　　IBMPFD是罕见疾病，以常染色体显性方式遗传。据估计，80%的受累患者有家族史，由 *VCP* 基因杂合突变致病。IBMPFD患者的子代有50%的概率遗传致病突变。一旦在受影响的家庭成员中确定了引起IBMPFD的致病突变，就有可能对高风险妊娠进行产前检测和植入前基因检测。虽然该病罕见，也要引起重视，因为患者并不总是具有该综合征的典型特征，容易被诊断为肌营养不良、包涵体肌炎、畸形性骨炎等，尤其对于没有家族史的患者，诊断更加困难。而对于畸形性骨炎有家族成员患病的，尤其要注意是否伴有肌肉、神经方面问题。

　　这是第一例来自中国的IBMPFD家族的报告。我们发现了一种新的 *VCP* 基因突变，该突变与IBMPFD的发病机制有关。此外，这项研究显示了使用全外显子组测序来识别与遗传性疾病相关的基因突变的优势，尤其是在具有非典型临床表现的病例中。我们研究中的平均发病年龄比美国和加拿大家庭大10岁以上，可能存在人种间表型的区别，有待今后更多病例的研究证实。目前的研究显示，99%以上的IBMPFD患者携带 *VCP* 基因杂合突变，其他基因突变导致的IBMPFD更加罕见，目前发现HNRNPA1或HNRNPA2B1的杂合突变导致的IBMPFD家系[8]。随着对该病的深入研究，将会有更多的致病基因被鉴定。

整理：顾洁梅

述评：章振林

参考文献

[1] Asai T, Tomita Y, Nakatsuka S, et al. *VCP* (p97) regulates NFkappaB signaling pathway, which is important for metastasis of oste — osarcoma cell line[J]. Jpn J Cancer Res, 2002, 93: 296－304.

[2] Watts GD, Wymer J, Kovach MJ, et al. Inclusion body myopathy associated with Paget disease of bone and frontotemporal dementia is caused by mutant valosin-containing protein[J]. Nat Genet, 2004;36: 377－381.

[3] Haubenberger D, Bittner RE, Rauch-Shorny S, et al. Inclusion body myopathy and Paget disease is linked to a novel mutation in the *VCP* gene[J]. Neurology, 2005;65: 1304－1305.

[4] Saracino D, Clot F, Camuzat A, et al. Novel *VCP* mutations expand the mutational spectrum of frontotemporal dementia[J]. Neurobiol Aging, 2018, 72: 187.e11－187.e14.

[5] Kim EJ, Park YE, Kim DS, et al. Inclusion body myopathy with paget disease of bone and frontotemporal dementia linked to *VCP* p.Arg155Cys in a Korean family[J]. Arch Neurol, 2011, 68: 787－796.

[6] Kimonis VE, Mehta SG, Fulchiero EC, et al. Clinical studies in familial *VCP* myopathy associated with Paget disease of bone and frontotemporal dementia[J]. Am J Med Genet A, 2008, 146A: 745－757.

[7] van der Zee J, Pirici D, Van Langenhove T, et al. Clinical heterogeneity in 3 unrelated families linked to *VCP* p.Arg159His[J]. Neurology, 2009, 73: 626－632.

[8] Kim HJ, Kim NC, Wang YD, et al. Mutations in prion-like domains in hnRNPA2B1 and hnRNPA1 cause multisystem proteinopathy and ALS[J]. Nature, 2013, 495(7442): 467－473.

第六章
包含骨骼异常的遗传综合征

病例31　*AKT1* 基因嵌合性体细胞突变致 Proteus 综合征

患者13岁,男孩,汉族。

【主诉】

发现双下肢不等长13年,加重6年。

【病史摘要】

(1) 现病史:患者3岁起出现双下肢不等长,右下肢较左下肢长约2 cm,7岁开始右侧下肢发育速度显著快于左侧,伴有跛行,双膝外翻,呈显著"X"形腿,步态不稳,同时脖颈显著增长,脊背稍向左侧弯曲。右手中指、示指及小指明显较左侧长,三指的近端远端指间关节均肿大,侧弯畸形。双侧脚趾不等长,右踇趾肿大,右踇趾内侧及脚底踇趾部见脑回样结缔组织赘生物,双下肢静脉曲张。患者智力、听力及视力均发育正常。现患者为求进一步诊治,收住入院。

患者自发病以来,胃纳可,睡眠可,大小便正常,体重偏轻。

(2) 既往史:否认先天性疾病史,否认肝炎、结核、血吸虫等传染病,否认相关手术史,否认相关输血史,否认食物药物过敏史,否认骨折史,预防接种史不详。

(3) 个人史:患者为第2胎第2产,足月,顺产,出生时四肢手足均无异常,身高体重均与同龄儿相当。无毒物接触史,无疫区久居史,无吸烟饮酒史。

(4) 家族史:父母非近亲婚配,家庭内无类似患者,否认家族遗传性疾病史。

【入院查体】

T 36.8℃,P 70次/分,R 15次/分,BP 120/78 mmHg。

神清,高低步入病房,无贫血貌,皮肤黏膜未见黄染及瘀点、瘀斑,浅表淋巴结未触及肿大。颈软,气管居中,胸骨无压痛,双肺呼吸音清,未及干、湿啰音,心率82次/分,律齐,未及病理性杂音。腹平软无压痛,肝、脾肋下未及。四肢肌力及肌张力正常,四肢腱反射正常。患者身高150 cm,体重34 kg。右下肢较左下肢长12 cm,右膝关节屈曲畸形,双下肢静脉纹突出;右手较左手长3 cm,右指间关节膨大,屈曲挛缩,伸指功能障碍;右足较左足长4 cm,右踇趾内侧及底部见脑形结缔组织痣,足趾间见皮肤结节(图31-1)。双下肢静脉纹突出。双侧睾丸对称。

【辅助检查】

1.实验室检查

(1) 血常规、肝肾功能、凝血全套

均未见异常。

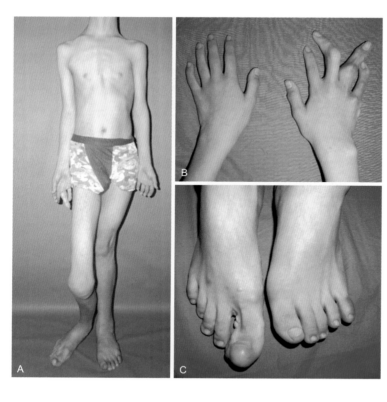

图31-1　患者受累部位照片

A.患者双下肢不等长，右膝屈曲。B.右手中指、环指及小指较左侧长，三指近端远端指间关节肿大侧弯畸形。C.右侧跗趾长于左侧，趾间可见结节

（2）骨代谢相关指标

β-CTX 3 518 ng/L，OC 20.40 ng/mL，25OHD 11.54 ng/mL，PTH 75.51 pg/mL。

2. 骨密度检查

L1～L4 0.636 g/cm^2，股骨颈 0.592 g/cm^2，全髋 0.632 g/cm^2。

3. 影像学检查

（1）心电图、心超、颈部及下肢血管超声、胸部CT

未见异常。

（2）X线摄片

右膝关节位线欠佳，形态不规整，右手部分近节指骨远端膨胀，脊柱侧弯（图31-2）。

【初步诊断】

Proteus综合征，维生素D缺乏，继发性甲状旁腺功能亢进症。

【治疗及转归】

本例散发患者自幼年起病，存在嵌合分布的病变损害，单侧肢体过度生长，进行性加重，同时伴有脑形结缔组织痣，据以上症状和体征可明确诊断为Proteus综合征。至就诊时过度生长已影响患者行走、握筷等日常行为，手掌及足底脑回样结缔组织赘生物影响美观，造成患者心理负担。在患者及家属的强烈意愿下，于我院骨科进行右手中指及示指截骨矫形内固定术。

术中留取患者受累指骨手术样本，提取骨组织DNA样本，进行全外显子组测序。测序结果与患者外周血DNA样本全外显组子测序结果进行比对，检测到骨组织存在*AKT1*基因的体

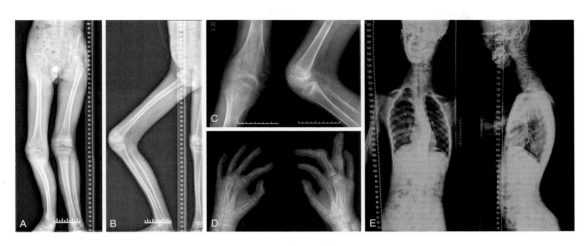

图 31-2　患者 X 线摄片

A,B. 双下肢不对称,右膝形态不规整。C. 右膝关节位线欠佳,关节在位。D. 右中指及环指近节指骨远端膨胀。E. 脊柱侧弯

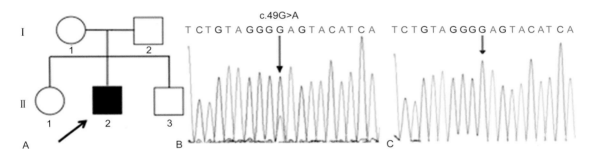

图 31-3　家系图及 *AKT1* 基因突变 Sanger 测序图

A.患者家系图。B. 患者受累骨组织发生 *AKT1* 基因体细胞嵌合突变,突变为 c.49G>A,导致 p.Glu17Lys(E17K)。C. 患者、其父母及 250 例健康对照者外周血未检测到该位点突变

细胞嵌合突变 c. 49G>A,p. Glu17Lys(NM_001014431.1),见图 31-3。术后患者右手中指及示指运动功能明显改善,屈曲及伸指活动度增加。此外,对患者进行口服维生素 D 及钙片补充,以纠正维生素 D 缺乏导致的继发性甲状旁腺功能亢进。患者后于外院进行右膝关节松解外固定术。右膝关节屈曲畸形减轻,屈伸活动度增加,步态稳定性增强。嘱患者半年随访一次,后续可行右下肢截骨矫形术,改善双下肢不等长。

　　本例患者诊断为 Proteus 综合征明确,其突出的临床表现为进行性加重的嵌合分布病变损害,同时伴有脑形结缔组织痣等。Proteus 综合征的细胞和分子遗传学特征是 *AKT1* 基因嵌合性体细胞突变,该突变导致 PI3K/AKT/mTOR 通路被激活,从而促进细胞生长,造成突变部位的过度生长。由于病变累及多组织器官,因此 Proteus 综合征必须综合多学科进行治疗和随访,以总体上改善患者预后。

【讨论与分析】

　　Proteus 综合征以肢体不对称及不成比例过度生长,结缔组织痣、表皮痣、不规则脂肪组织

及血管畸形为特征，是一组嵌合性体细胞突变疾病[1]。Proteus综合征属于罕见病，发病率极低，目前全世界报道病例数不到100例，男性病例多于女性[2]。其诊断标准[1]主要包括：① 3项主要标准，即嵌合分布的病变损害、散发、进行性病程。② 1项A类标准，即脑形结缔组织痣。③ 3项B类标准，即线性表皮痣、不对称/不成比例过度生长（a. 肢体。手臂/腿部，手/足/指趾，四肢；b. 颅骨肥大；c. 外耳道肥大；d. 巨大脊椎发育不良；e. 脾或胸腺）、发生在20岁以前的特异性肿瘤（a. 卵巢囊腺瘤；b. 腮腺单一腺瘤）；④ 4项C类标准，即不规则脂肪组织（a. 脂肪瘤；b. 脂肪发育不良）、血管畸形（a. 毛细血管畸形；b. 静脉畸形；c. 淋巴管畸形）、肺气肿、面部表现（a. 长头；b. 长脸；c. 睑裂下斜/轻度上睑下垂；d. 低鼻梁；e. 前倾的宽鼻孔；f. 静息时张口）。Ptoteus综合征必须具备3项主要标准和1项A类特异性标准或2项B类特异性标准或3项C类特异性标准[3]。本患者幼年逐渐起病，进行性发展，病变主要累及肢体骨骼及指趾，四肢长骨细长，关节膨大，左右侧不对称，手足脑形结缔组织痣及血管畸形明显，故诊断明确。但查体睾丸无异常结节、肿大，脑部CT、心电图及颈部超声未见异常，提示病变未累及睾丸、脑部、心脏及颈部。

Proteus综合征累及多组织器官，具有较高的临床变异性。不对称及不成比例的过度生长通常累及骨骼，且在出生时不显著，6～18月龄时开始加速不规则生长，在青春期后达高峰[4-5]。受累长骨皮质异常变薄，周围软组织缺失，导致脊柱侧弯、马蹄足外翻，巨大脊柱发育不良，颈椎、胸椎和腰椎缺陷及手足异常[6,7]。血管畸形尤其是皮肤毛细血管畸形较为常见，随患者生长发育等比例扩张，但动脉血管畸形在Proteus综合征中不常见[8]。脑形结缔组织痣是Proteus综合征最具特异的皮肤表现，可见于大多数患者，并作为诊断Proteus综合征的特异性标准。脑形结缔组织痣自儿童期出现，持续到青春期，最常见于足底，偶尔见于手部、腹部和鼻孔，是一种高度胶原化的结缔组织[9]。表皮痣在Proteus综合征的早期较为明显，可发生于颈部、躯干或四肢，主要由棘皮和过度角化构成。部分患者中也可观察到真皮发育不全和色素减退的补丁样区域[10]。不规则脂肪组织也是Proteus综合征的特点，包括脂肪瘤和脂肪发育不良。脂肪瘤多发生在皮下或体内，部分位于腹部和胸部的脂肪瘤具有侵袭性。而躯干和肢体则多发生脂肪发育不良，皮下脂肪减少或消失[11]。肺大疱改变等肺部表现也可见于Proteus综合征，高分辨率CT有助于早期发现并预防患者肺功能下降和肺部感染[12]。肿瘤也多见于Proteus综合征，其中脂肪瘤最为常见，其他已报道过的肿瘤包括腮腺腺瘤、卵巢囊腺瘤、睾丸肿瘤、脑膜瘤和间皮瘤[13]。部分患者还合并其他表现如长脸、颅骨肥厚、静息时张口等。根据以上症状的严重程度不同，Proteus综合征患者的预期寿命在9个月到29岁，深静脉血栓和肺栓塞是主要的死亡原因。

作为过度生长疾病的一种，Proteus综合征还应与Cloves综合征、Klippel-Trenaunay综合征、Maffucci综合征和Bannayan综合征等鉴别。Cloves综合征是一组临床上以伴随骨骼异常的不对称身体过度发育为特征的疾病，与血管、内脏和神经异常有关。发病率较低，目前报道为130~150例，通常产前或出生时即发病，病程较稳定。Cloves综合征无结缔组织痣和肺囊肿等，躯干部的先天性血管畸形是其特征性表现。Klippel-Trenaunay综合征是一种低流量、混合性脉管畸形，可累及四肢、肠道及泌尿生殖系统等，主要表现为葡萄酒色斑痣、异位浅静脉曲张伴深静脉正常或阙如及肢体肥大三联征。多在出生后至1岁左右发病，也可出生后几年发病，男女发病率无明显差异。Maffucci综合征是一种以多发内生软骨瘤并发软组织血管瘤为特点的非遗传性疾病，多发生在10岁以下儿童，迄今约有200例报道。病变多累及四肢长骨及指趾短骨，好发于干骺端，病变局部粗大变形，肢体发育畸形，可继发病理性骨折，无疼痛是其特征性表现。该病常伴有静脉曲张、静脉栓塞及静脉石，呈蓝色皮下结节。Bannayan综合征是一种错构瘤综合征，以早期出现的巨头但脑室大小正常、脂肪过多症、多发性血管瘤、胃肠道错构瘤性息肉、血管畸形、男性阴茎色素斑、桥本甲状腺炎以及轻度的智力发育迟缓为特征。

　　Proteus综合征是由合子后嵌合性体细胞突变导致的罕见疾病。1987年Happle提出嵌合突变假说，认为Proteus综合征等伴有不规则皮肤损害的散发疾病是由致死性基因的嵌合突变导致。2011年Lindhurst等通过对6例Proteus综合征患者活检组织DNA及6例非患病家属全血DNA进行全外显组测序，发现AKT1基因的嵌合性激活突变（c.49G>A，p.Glu17Lys）是导致Proteus综合征的病因，但突变基因所占比例与疾病严重程度或特异性表现没有关系[14]。2012年Kurek和Lindhurst等在另一突变相关性过度生长疾病Cloves综合征患者受累组织中发现了编码磷脂酰肌醇-3-激酶α催化亚基的PI3KCA基因突变。由此，磷脂酰肌醇-3-激酶（phosphatidylinositol-3-kinase，PI3K）/AKT/哺乳动物雷帕霉素靶点（mammalian target of rapamycin，mTOR）通路在过度生长疾病发病机制中的作用也引起了学者们的重视。如图31-3所示，PI3K/AKT/mTOR通路是调节细胞生长和代谢的主要通路，生长因子、细胞压力和细胞能量等外界信号刺激PI3K，使磷脂酰肌醇-4，5-二磷酸（phosphatidylinositol-4，5-bisphosphate，PIP2）转化成磷脂酰肌醇-3，4，5-三磷酸（phosphatidylinositol-3，4，5-trisphosphate，PIP3），并激活AKT。活化的AKT磷酸化结节性硬化复合物（tuberous sclerosis complex，TSC1/TSC2），减弱对mTOR的负性调控，从而促进细胞生长。磷酸酯酶和张力素同源物（phosphatase and tensin homolog，PTEN）可使PIP3脱磷酸成为PIP2，从而抑制AKT活化[15]。PI3KCA和AKT1是致癌基因，当发生生殖细胞系突变时，多为致死性，而发生单个等位基因拷贝嵌合性体细胞突变时，则导致多种其他疾病。嵌合性PI3KCA激活性点突变通常导致一类命名为PIK3CA相关过度生长的疾病谱（PIK3CA-related overgrowth spectrum，PROS），AKT1基因的嵌合性激活突变则导致Proteus综合征。PTEN、TSC1和TSC2是肿瘤抑制基因，生殖细胞系单个等位基因功能丢失性突变导致肿瘤易感性增加，当发生第二个等位基因失活，尤其是二次打击嵌合突变时，即肿瘤形成包括PTEN错构瘤肿瘤综合征（PTEN hamartoma tumor syndrome，PHTS）和结节性硬化综合征（tuberous sclerosis complex，TSC）。PI3K/AKT/mTOR通路上不同的基因突变导致不同的疾病，即使同一基因突变也可导致不同的表现。而表型的异质性可能与合子后突变的时间有关，局限性的合子后突变产生局限于某一组织类型或身体部分的疾病表现，如Proteus综合征中晚期合子后突变仅产生双侧脑形结缔组织和下肢静脉曲张。此外，疾病表现还与发生嵌合突变的组织类型相关，如角质细胞中AKT1基因激活突变导致表皮痣的形成，而成纤维细胞中的相同突变则导致完全不同的脑形结缔组织痣。至今，在大部分Proteus综合征病例受累组织包括骨组织和结缔组织中可检测出*AKT1*基因嵌合性体细胞突变,且均为同一激活性突变(c.49G>A,p.Glu17Lys),少数病例虽临床诊断明确,但无法检测出致病突变。我国虽有数十例Proteus综合征报道,但尚无致病突变检出,本病例是中国首例确诊并检测出*AKT1*基因嵌合性体细胞突变的Proteus综合征。

　　Proteus综合征必须综合多学科进行治疗和随访。在明确诊断Proteus综合征后,需通过详细的体格检查、心脑血管和肺部情况评估,以及基线成像等预测患者的首要需求和潜在并发症,并根据症状转诊不同学科[16]。进行性过度生长的处理主要涉及外科或整形外科,由于骨骼过度生长通常在青春期达到高峰并稳定,因此手术不宜过早进行,然而晚期患者伴有严重的并发症,给手术带来极大的困难,所以外科手术的时机至关重要,需综合评估。

【最终诊断】

*AKT1*基因嵌合性体细胞突变导致的Proteus综合征,维生素D缺乏,继发性甲状旁腺功能亢进。

专家点评

　　Proteus综合征为罕见病,本病例我们对受累骨组织进行*AKT1*基因突变测序,发现存在体细胞嵌合突变,即c.49G>A,导致p.Glu17Lys(E17K),但是外周血基因组DNA没有突变,即非胚系突变。Proteus综合征诊断困难,利用组织DNA进行基因突变检查尤其重要,本例也正是发现*AKT1*基因突变得以确诊。Proteus综合征患者未成年死亡率高达20%,最常见的死因是深静脉血栓和肺栓塞,因此需针对Proteus综合征患者血栓风险进行积极的预防性干预,尤其对于手术患者,术前应预防性抗凝治疗。随访过程中还应针对肺大疱改变等肺部异常及脑形结缔组织痣等皮肤受累情况进行对症治疗。目前尚无有效的治疗药物,有报道已有针对PI3K/AKT/mTOR通路的小分子抑制剂正在研发,部分作为肿瘤治疗药物正在进行临床试验,若药物能沉默基因突变的影响,则该通路的抑制剂可能有助于减缓或逆转患者的症状。Proteus综合征的遗传咨询相对简单,由于*AKT1*嵌合性体细胞突变在患者后代中再次发生的风险接近于零,并且即使生殖细胞系发生突变,突变的受精卵也可能无法存活,所以不会遗传至下一代。

整理:徐　杨

述评:章振林

参考文献

[1] Wiedemann HR, Burgio GR, Aldenhoff P, et al. The proteus syndrome. Partial gigantism of the hands and/or feet, nevi, hemihypertrophy, subcutaneous tumors, macrocephaly or other skull anomalies and possible accelerated growth and visceral affections[J]. Eur J Pediatr, 1983,140(1): 5-12.

[2] Rocha RCC, Estrella MPS, Amaral DMD, et al. Proteus syndrome[J]. An Bras Dermatol, 2017, 92(5): 717-720.

[3] Turner J T, Cohen M M, Jr., Biesecker L G. Reassessment of the Proteus syndrome literature: application of diagnostic criteria to published cases[J]. Am J Med Genet A, 2004, 130A(2): 111-122.

[4] Almeida HL Jr, Fiss RC, Happle R. Macrodactyly with skin hypertrophy: a minimal form of the Proteus syndrome[J]. An Bras Dermatol, 2011, 86(3): 557-559.

[5] Cohen MM Jr. Proteus syndrome: an update[J]. Am J Med Genet C Semin Med Genet, 2005, 137C(1): 38-52.

[6] Turner JT, Cohen MM, Biesecker LG. Reassessment of the Proteus syndrome literature: application of diagnostic criteria to published cases[J]. Am J Med Genet A, 2004, 130A(2): 111-122.

[7] Biesecker LG, Peters KF, Darling TN, et al. Clinical differentiation between Proteus syndrome and hemihyperplasia: description of a distinct form of hemihyperplasia[J]. Am J Med Genet, 1998, 79(4): 311-318.

[8] Cohen MM. Vascular update: morphogenesis, tumors, malformations, and molecular dimensions[J]. Am J Med Genet A, 2006, 140(19): 2013-2038.

[9] Cohen MM, Hayden PW. A newly recognized hamartomatous syndrome[J]. Birth Defects Orig Artic Ser, 1979, 15(5B): 291-296.

[10] Nguyen D, Turner JT, Olsen C, et al. Cutaneous manifestations of proteus syndrome: correlations with general clinical severity[J]. Arch Dermatol, 2004, 140(8): 947-953.

[11] Happle R. Lipomatosis and partial lipohypoplasia in Proteus syndrome: a clinical clue for twin spotting?[J]. Am J Med Genet, 1995, 56(3): 332-333.

[12] Cohen MM Jr. Proteus syndrome review: molecular, clinical, and pathologic features[J]. Clin Genet, 2014, 85(2): 111-119.

[13] Gilbert-Barness E, Cohen MM Jr, Opitz JM. Multiple meningiomas, craniofacial hyperostosis and retinal abnormalities in Proteus syndrome[J]. Am J Med Genet, 2000, 93(3): 234-240.

[14] Lindhurst MJ, Sapp JC, Teer JK, et al. A mosaic activating mutation in AKT1 associated with the Proteus syndrome[J]. N Engl J Med, 2011, 365(7): 611-619.

[15] Simpson L, Parsons R. PTEN: life as a tumor suppressor[J]. Exp Cell Res, 2001, 264(1): 29-41.

[16] Kang HC, Baek ST, Song S, et al. Clinical and genetic aspects of the segmental overgrowth spectrum due to somatic mutations in PIK3CA[J]. J Pediatr, 2015, 167(5): 957-962.

病例32　*MYH3*基因突变致Sheldon-Hall综合征(DA2B)

患者7岁,男孩。

【主诉】

发现双手多发关节挛缩,双足马蹄内翻矫正术后5年。

【病史摘要】

(1) 现病史:患者足月顺产,第3胎第3产,出生时无窒息、缺氧等异常情况,人工喂养,发育同正常儿童。出生时即发现双手多发挛缩,近端掌指关节严重的屈曲畸形、尺侧偏斜。双手手掌几乎无纹路,第3、4、5手指重叠且长度相近。双手指关节活动受限,无疼痛,双脚马蹄内翻,后家属帮助患者活动手指关节,关节挛缩稍缓解。患者面部轻微异常,呈三角形面孔,上睑下垂,鼻唇沟突出,耳垂附着,嘴巴稍小。患者2岁时于外院行双足矫形术,右脚仍有外翻。牙齿、智力、听力及视力正常。现患者为求进一步诊治,来我科就诊。

（2）既往史：否认心肺系统先天性疾病史，否认乙肝、结核等传染病病史，否认发病前有相关输血史，否认相关食物过敏史，否认药物过敏史，否认骨折，预防接种史不详。

（3）个人史：无异地及疫区久居史、毒物接触史，无吸烟、饮酒史。

（4）家族史：患者父母非近亲婚配。患者父亲，45岁，身高173 cm，先天性双手多发关节挛缩，双脚正常，智力、视力、听力正常。患者哥哥（4岁时去世），一手多发关节挛缩，一手正常。患者二伯，48岁，170 cm，先天性双手多发关节挛缩，双脚正常。患者三叔，46岁，172 cm，先天性双手多发关节挛缩，双脚正常。患者奶奶，71岁，160 cm，双手轻微挛缩。患者大爷爷，70岁，170 cm，双手挛缩。患者堂姑，43岁，155 cm，双手轻微挛缩。患者堂哥，12岁，150 cm，双手挛缩。患者三爷爷，63岁，178 cm，双手轻微挛缩。患者四爷爷，60岁，170 cm，双手轻微挛缩。患者堂叔，40岁，170 cm，双手挛缩。家系图见图32-1。

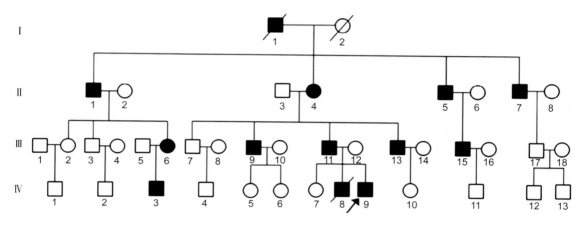

图32-1 患者家系图

【入院查体】

T 36.8℃，P 70次/分，R 14次/分，BP 116/78 mmHg。

神清，步入病房，无贫血貌，皮肤黏膜未见黄染及瘀点、瘀斑，浅表淋巴结未触及肿大。颈软，气管居中，胸骨无压痛，双肺呼吸音清，未及干、湿啰音，心率70次/分，律齐，未及病理性杂音。腹平软无压痛，肝脾肋下未及。神经系统检查正常。患者身高113.6 cm，体重20.3 kg。双手手指皆挛缩，掌部无纹路，张开受限，双手手指发育差，双足马蹄内翻，双腿内旋，双侧跟腱正常，双侧胫前肌已外移，双侧腓骨长短肌无力（图32-2）。

【辅助检查】

1. 实验室检查

均正常。

2. 影像学检查

X线摄片

2016年6月23日 双手X线摄片，提示双手部分指骨屈曲，诸骨轻度骨质疏松（图32-3A）。

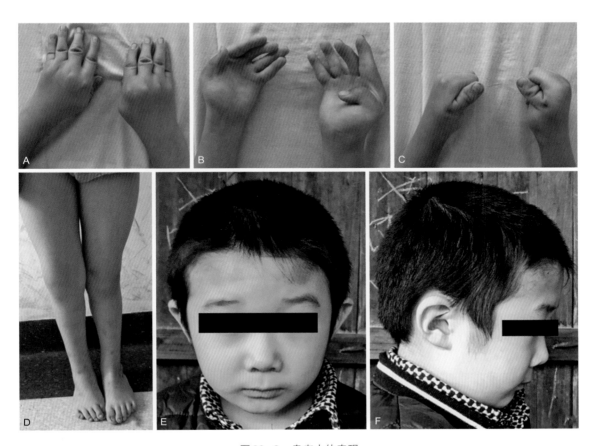

图 32-2 患者大体表现

A、B、C. 双手多发挛缩, 近端掌指关节严重的屈曲畸形、尺侧偏斜。双手手掌几乎无纹路, 第3、4、5手指重叠且长度相近。
D. 双脚矫形术后, 右脚仍有内翻。E、F. 面部轻微异常, 呈三角形面孔, 上睑下垂, 鼻唇沟突出, 耳垂附着, 嘴巴稍小

2016年6月23日 双足X线摄片, 提示双足诸骨轻度骨质疏松(图32-3B)。

【初步诊断】

多发远端关节挛缩。

【治疗及转归】

本例患者先天性双手多发远端关节挛缩, 近端掌指关节严重屈曲畸形、尺侧偏斜。双手手掌几乎无纹路, 第3、4、5手指重叠且长度相近。双手指关节活动受限, 掌部无纹路。双足马蹄内翻, 面部轻微异常, 呈三角形面孔, 上睑下垂, 鼻唇沟突出, 耳垂附着, 嘴巴稍小。身高在我国同龄健康男童的正常身高范围内。患者视力、听力及智力均正常。X线摄片显示双手部分指骨屈曲。2016年6月23日我科抽取患者及其父母、姐姐外周血样本2 mL, 提取DNA样本, 进行全外显子组测序。选取患者及其父亲共有的致病突变, 并在大家系内进行验证, 结果显示患者、患者父亲、患者二伯、患者三叔、患者奶奶、患者大爷爷、患者堂姑、患者堂哥、患者三爷爷、患者四爷爷、患者堂叔均在MYH3基因第13号外显子上发生杂合错义突变, 为c.1160A>G(p.Y387C)(图32-4), 经文献查阅该突变为新报道突变。嘱患者每半年随访一次,

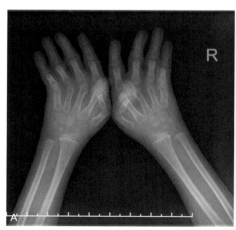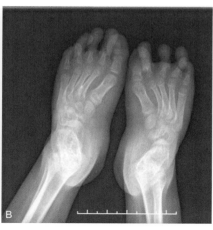

图32-3　X线摄片

A. 双手X线摄片提示双手部分指骨屈曲，诸骨轻度骨质疏松。B. 双足X线摄片提示双足诸骨轻度骨质疏松

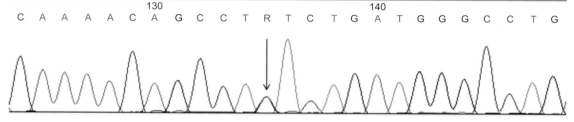

图32-4　*MYH3*基因突变Sanger测序图

患者及其家系成员携带*MYH3*杂合错义突变，突变为c.1160A>G，导致p.Y387C

必要时根据骨科评估后再进行手部矫形手术。

【讨论与分析】

远端关节挛缩综合征（distal arthrogryposis syndromes，DA）是一组具有临床和遗传异质性的常染色体显性遗传疾病，以累及肢体远端的先天性非进行性挛缩为特征[1,2]。其主要表现为重叠的手指、紧握的拳头、手腕和手指尺侧偏斜、弯曲畸形、发育不良或无屈曲掌纹、马蹄内翻足和垂直距骨[3]。排除原发性神经或肌肉疾病后，目前的DA分类至少包括12种类型，即DA1A、DA1B、DA2A、DA2B、DA3-10等[4]。不同类型DA有重叠的临床特征，这使得鉴别诊断较为困难[5]。1型远端关节发育挛缩（DA1，OMIM 108120）主要表现为手指屈曲和马蹄内翻足，通常不存在面部异常。除了与DA1患者相似的手和脚挛缩外，Freeman-Sheldon综合征（DA2A，OMIM 193700）还具有典型的面部特征，包括小口紧闭、嘴唇皱缩和下巴的H形褶皱，即"口哨脸综合征"[6]。Sheldon-Hall综合征（DA2B，OMIM 601680）于1998年被首次描述，是DA最常见的类型，其表型被认为介于DA1和DA2A之间。面部表现较DA1重，但较DA2A轻[4,7]。DA2B患者通常表现为三角脸、向下倾斜的眼睑裂、突出的鼻唇沟、附着的耳垂、小口、拱形腭、严重的手部屈曲畸形、尺骨偏斜和足畸形[7,8]。由于临床特征的大量重叠，DA1、DA2A和DA2B被认为是同一综合征的表型连续体[4,9]。

DA是由多个基因的单基因突变引起的，包括*TPM2*、*TNNI2*、*TNNT3*、*MYH3*、*MYBPC1*、

PIEZO2、*ECEL1*、*MYH8* 和 *FBN2*。这些基因中，已在 DA1 中鉴定出 *TPM2*、*TNNI2*、*TNNT3*、*MYH3* 和 *MYBPC1* 突变，而 DA2A 中只发现 *TNNI2* 和 *MYH3* 突变[3,4,9-11]。DA2B 多由 *TPM2*、*TNNI2*、*TNNT3* 和 *MYH3* 突变导致，其中大多数致病基因与 DA1 重叠[9,12,13]。*MYH3* 基因编码的胚胎肌球蛋白重链主要在胎儿发育早期表达，出生后迅速下降，并逐渐被成人中其他亚型所取代，包括肌球蛋白重链1（myosin heavy chain 1，MYH1）、肌球蛋白重链2（MYH2）和肌球蛋白重链4（MYH4）[14,15]。肌球蛋白重链是基于肌动蛋白的运动蛋白，两条重链和两对轻链共同构成肌球蛋白异六聚体，数以百计的肌球蛋白六聚体聚集在肌节的粗丝中。当 *MYH3* 基因突变改变胚胎肌球蛋白重链时，肌节的发育及功能受到干扰，胎动可能受到影响，导致挛缩。在一定程度上，由 *MYH3* 基因突变引起的缺陷可以通过从胚胎肌球蛋白向其他成人肌球蛋白的转变得到补偿[16]。这也就可以解释为什么 *MYH3* 基因突变患者的挛缩是非进行性的。

　　根据临床表现及突变基因，我们可明确诊断该家系患 Sheldon-Hall 综合征，即 DA2B，这拓展了 *MYH3* 基因的突变谱，进一步揭示亚洲 DA2B 患者的遗传基础，并有助于遗传咨询和产前诊断。

【最终诊断】
MYH3 基因杂合突变导致 Sheldon-Hall 综合征（DA2B）。

专家点评

　　DA2B 是远端关节挛缩综合征的一种，主要表现为严重的手部屈曲畸形、尺骨偏斜、足畸形、三角脸、向下倾斜的眼睑裂、突出的鼻唇沟、附着的耳垂、小口和拱形腭等。需与其他类型的远端关节挛缩综合征相鉴别。DA2B 多由 *TPM2*、*TNNI2*、*TNNT3* 和 *MYH3* 突变导致。通常抽取患者外周血，提取 DNA 样本，并进行基因测序可明确 DA2B 患者是否存在 *MYH3* 基因突变，有助于患者家系的遗传咨询，并帮助患者家系进行产前诊断等。

整理：徐　杨
述评：章振林

参考文献

[1] Hall JG, Reed SD, Greene G. The distal arthrogryposes: delineation of new entities-review and nosologic discussion[J]. Am J Med Genet, 1982, 11(2): 185-239.

[2] Bamshad M, Jorde LB, Carey JC. A revised and extended classification of the distal arthrogryposes[J]. Am J Med Genet, 1996, 65(4): 277-281.

[3] Toydemir RM, Rutherford A, Whitby FG, et al. Mutations in embryonic myosin heavy chain (*MYH3*) cause Freeman-Sheldon syndrome and Sheldon-Hall syndrome[J]. Nat Genet, 2006, 38(5): 561-565.

[4] Li X, Jiang M, Han W, et al. A novel TNNI2 mutation causes Freeman-Sheldon syndrome in a Chinese family with an affected adult with only facial contractures[J]. Gene, 2013, 527(2): 630-635.

[5] Bamshad M, Van Heest AE, Pleasure D. Arthrogryposis: a review and update[J]. J Bone Joint Surg Am, 2009, 91(Suppl. 4): 40−46.

[6] Beck AE, McMillin MJ, Gildersleeve HI, et al. Genotype-phenotype relationships in Freeman-Sheldon syndrome[J]. Am J Med Genet A, 2014, 164A: 2808−2813.

[7] Krakowiak PA, Bohnsack JF, Carey JC, et al. Clinical analysis of a variant of Freeman-Sheldon syndrome (DA2B)[J]. Am J Med Genet, 1998, 76(1): 93−98.

[8] Toydemir RM, Bamshad MJ. Sheldon-Hall syndrome[J]. Orphanet J Rare Dis, 2009, 4: 11.

[9] Beck AE, McMillin MJ, Gildersleeve HI, et al. Spectrum of mutations that cause distal arthrogryposis types 1 and 2B[J]. Am J Med Genet A, 2013, 161A: 550−555.

[10] Gurnett CA, Desruisseau DM, McCall K, et al. Myosin binding protein C1: a novel gene for autosomal dominant distal arthrogryposis type 1[J]. Hum Mol Genet, 2010, 19(7): 1165−1173.

[11] Sung SS, Brassington AM, Grannatt K, et al. Mutations in genes encoding fast-twitch contractile proteins cause distal arthrogryposis syndromes[J]. Am J Hum Genet, 2003, 72(3): 681−690.

[12] Sung SS, Brassington AM, Krakowiak PA, et al. Mutations in TNNT3 cause multiple congenital contractures: a second locus for distal arthrogryposis type 2B[J]. Am J Hum Genet, 2003, 73(1): 212−214.

[13] Shrimpton AE, Hoo JJ. A TNNI2 mutation in a family with distal arthrogryposis type 2B[J]. Eur J Med Genet, 2006, 49(2): 201−206.

[14] Karsch-Mizrachi I, Travis M, Blau H, et al. Expression and DNA sequence analysis of a human embryonic skeletal muscle myosin heavy chain gene[J]. Nucleic Acids Res, 1989, 17(15): 6167−6179.

[15] Eller M, Stedman HH, Sylvester JE, et al. Human embryonic myosin heavy chain cDNA. Interspecies sequence conservation of the myosin rod, chromosomal locus and isoform specific transcription of the gene[J]. FEBS Lett, 1989, 256(1−2): 21−28.

[16] Wells L, Edwards KA, Bernstein SI. Myosin heavy chain isoforms regulate muscle function but not myofibril assembly[J]. EMBO J, 1996, 15(17): 4454−4459.

病例33　*NOG* 基因突变导致近端指(趾)骨间关节粘连

患者29岁,男性。

【主诉】

双手指关节僵硬20余年。

【病史摘要】

(1) 现病史:因"双手指关节僵硬20余年"于2016年7月7日就诊我科。患者自出生时父母即发现其双侧手指近端指间关节僵硬,伴屈曲受限,双手无法握拳。4年前出现右侧踝关节疼痛,久蹲疼痛加重。无其他关节受累。发病20余年患者未予重视,未治疗。现患者为求进一步诊治,就诊我科。

(2) 既往史:否认高血压、糖尿病、心脏病等疾病史。否认肝炎、结核等传染病病史;否认手术外伤史,否认相关食物过敏史,否认药物过敏史。

(3) 个人史:出生并久居湖南。否认疫水、疫区接触史。否认放射性物质、粉尘、毒物接触史。否认烟、酒等不良嗜好史。否认冶游史。

(4) 家族史:父母非近亲婚配。其外祖母、母亲、弟弟、儿子均有类似表现。家系图见图33−1。

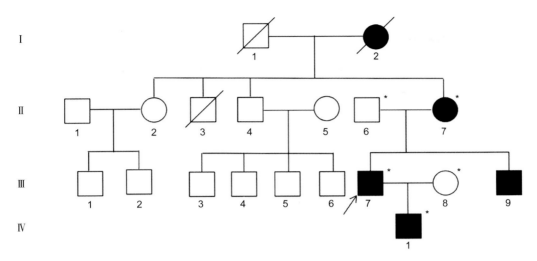

图33-1　患者家系图

箭头所指为患者,黑色代表患病个体,*代表进行基因鉴定的个体

【入院查体】

T 36.5℃,P 68次/分,R 20次/分,BP 125/80 mmHg。

神清,一般情况可,步行入诊室。身高176.4 cm,体重67.0 kg。患者双手2～5指近端指间关节处皮肤皱褶消失(图33-2),第4、5指指关节僵硬。

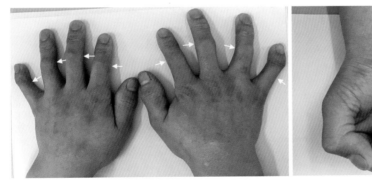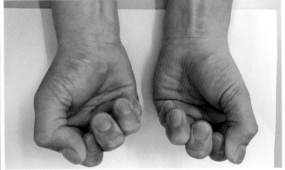

图33-2　患者手部外观

双手指皮肤皱褶消失(箭头示),手指关节僵硬,无法握成拳

【辅助检查】

1. 实验室检查

(1) 2016年7月7日　血常规、尿常规及肝肾功能正常。

(2) 血生化:血清RF 26.80 U/mL,CRP 1.36 mg/L,β-CTX 755.30 ng/L,OC 26.01 ng/mL,PTH 43.50 pg/mL,25OHD 28.15 ng/mL,Ca 2.53 mmol/L,P 1.20 mmol/L,ALP 92 U/L。

2. DXA骨密度检查

L1～L4 Z值为0.3,股骨颈 Z值为-0.4,全髋部 Z值为-0.6。

3. 影像学检查

影像学改变见图33-3和图33-4。

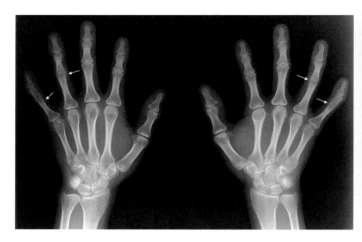 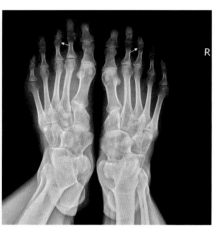

图33-3　双手正位X线摄片

局部指间关节间隙狭窄，双侧第4、5近节指间关节融合

图33-4　双足正位X线摄片

双足第3趾近趾间关节融合

4. 基因检测

2016年7月28日　　患者NOG基因在1号外显子发生杂合错义突变c.667C>T，导致p.Pro223Ser。家系成员验证：先证者父亲（Ⅱ6）和妻子（Ⅲ8）均无突变，但其母亲（Ⅱ7）和儿子（Ⅳ1）存在相同突变（图33-5）。

【初步诊断】

近端指/趾骨间关节粘连（SYM1）。

【治疗及转归】

明确诊断后，以手术治疗和对症治疗为主。目的是恢复近端指间关节正常活动度。给予患者骨化三醇 0.25 μg（每日1次）和碳酸钙 600 mg（每日1次）口服。

【讨论与分析】

SYM1是由NOG基因突变所引起的常染色体显性遗传病。1916年 Harvey Cushing 首次描述了该病并将其命名为"symphalangism"，即"指/趾骨间关节粘连"。1999年，Gong 等学者[1]首次发现NOG基因突变是SYM1致病原因。

NOG基因位于染色体17q22，全长1 892 bp，只有1个外显子。人类NOG基因编码的蛋白质noggin是一个含232个氨基酸残基的多肽，分子质量为25 774 Da，C端第155～232位氨基酸含9个保守的半胱氨酸残基，通过二硫键连接形成"半胱氨酸结"同型二聚体结构。该二聚体结构是noggin蛋白行使正常功能的重要保证。Noggin蛋白对脊椎动物的体节形成、神经系统的发育、骨与关节增殖分化均具有重要作用。

BMP是TGF-β超家族亚类，人体内现已发现20多个BMPs家族成员。BMP单体由3个二硫键之间连接形成"半胱氨酸结"，结构类似noggin蛋白，因此，BMPs与noggin蛋白可能是

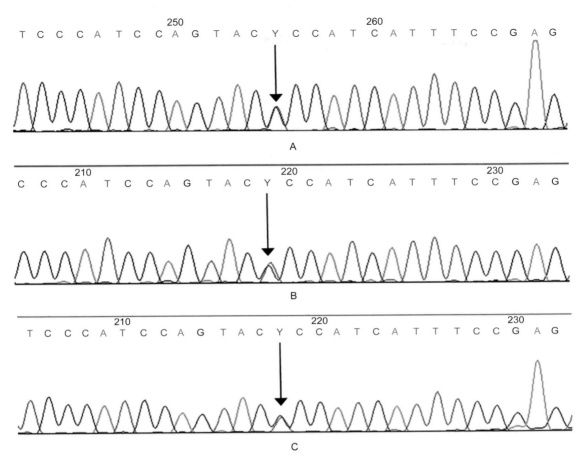

图33-5　先证者及其母亲和儿子*NOG*基因突变检测结果

A～C. 分别为先证者及其母亲和儿子在1号外显子发生突变c.667C>T，导致p.Pro223Ser

由共同祖先基因分化而来。Noggin蛋白通过其"半胱氨酸结"与BMP的"半胱氨酸结"相互结合，掩盖了BMP与细胞膜上BMP Ⅰ型和Ⅱ型受体结合的位点，使得BMP下游的Smad蛋白无法磷酸化，抑制其信号转导过程，从而抑制骨关节增殖过度，维持关节正常功能。本研究中*NOG*基因错义突变引起noggin蛋白第223位脯氨酸的改变，该氨基酸位于二聚体化结构域，因此其突变影响了noggin蛋白二聚体结构的形成。突变的noggin蛋白与BMP结合减弱，暴露了BMP的受体结合位点，使BMP与骨形成蛋白受体BMPR结合增多，从而诱导大量的间充质细胞定向分化为骨细胞并形成骨组织，导致生长板过度生长。Western Blot实验结果表明，在COS-7细胞中，突变的noggin蛋白与非突变的noggin蛋白表达量无差异，但突变的noggin蛋白二聚体/单体比例明显降低，说明突变的*NOG*基因是亚效等位基因（突变基因的功能未完全损害，表现为突变基因的编码产物功能减弱而非丧失）[2,3]。

　　日本学者的一项分子对接模拟实验阐述了*NOG*基因突变引起SYM1的另一种可能机制[4]。野生型noggin蛋白与BMP结合形成noggin-BMP复合体，复合体通过noggin蛋白的肝素结合位点连接于细胞表面的HSPG上。细胞外的硫酸酯酶通过切除noggin-BMP复合体与HSPG的连接，使noggin-BMP复合体从HSPG上解离，一部分游离BMP与细胞膜上BMPR结合，调控骨与关节的形成。突变型noggin蛋白的肝素结构域改变，与HSPG亲和力减弱，促进了硫酸酯酶酯解复合体和HSPG，使得游离BMP增多，细胞内信号转导增强，导致局部骨组织大量形成。

2005年，Seemann等学者在SYM1家系中排除了*NOG*基因突变后，首次鉴定出了位于染色体20q11的*GDF5*基因的杂合错义突变，表明SYM1具有遗传异质性。2006年，Wang等[5]首次鉴定出中国2个5代家系17例SYM1患者存在*GDF5*基因杂合错义突变。*GDF5*基因有2个编码外显子，编码TGF-β亚类——GDF-5。*GDF5*基因突变为功能获得性突变，编码的突变蛋白GDF-5获得BMP-2样的功能，使GDF-5与BMPR1结合的亲和力增强，引起异位骨形成。

SYM1临床表现缺乏特异性。但可通过体格检查发现手指和足趾的近端关节的粘连。常见受累关节依次是：第5指、第4指、第3指，表现为手指和（或）足趾关节屈伸受限、被动活动角度降至10°～20°、拇指和第一足趾宽大、关节融合处皮纹皱褶消失。掌指关节粘连极少见，未见同侧指/趾同时出现近端和远端关节受累的报道。其他少见特征包括远视、面容畸形（前额倾斜，鼻子宽大、扁平）。SYM1可出现镫骨关节粘连，表现为传导性耳聋；病变进一步发展则出现椎体、髋关节等的融合，表现为全身多发性骨性联合综合征（SYNS1）。

SYM1病例X线摄片表现为受累指/趾间关节融合，局部指/趾间关节间隙狭窄[6]。根据患者起病阶段影像学表现可分为纤维性SYM1、软骨性SYM1和骨性SYM1。患病早期，X线摄片无近端关节间隙狭窄表现或仅观察到轻微的关节间隙变窄；随着病情进展，X线摄片仅能观察到细小的关节间隙；晚期阶段，关节完全融合，X线摄片上看不到关节间隙。本病的晚期影像学表现具有特异性，结合临床表现以及基因检测可确诊。

本例患者以双手指关节僵硬起病，其主诉缺乏特异性。需与以下疾病鉴别：① 类风湿关节炎：患者有晨僵表现，腕、掌指、近端指间关节疼痛与肿胀，血清类风湿因子和抗环瓜氨酸肽抗体阳性，X线摄片早期可观察到关节周围软组织肿胀、骨质疏松；进而出现关节间隙狭窄和关节面虫蚀样改变；晚期X线摄片表现为纤维性和骨性关节强直。② 近端指间关节周围胶原沉积症[7]：常见于青少年，主要累及2～5近端指间关节，临床表现为近端指间关节无症状性对称性肿胀，体检关节活动度正常，X线摄片检查仅显示近端指间关节肿胀，无关节间隙狭窄和骨质破坏。③ 手指腱鞘炎：最常见的类型为屈指肌腱腱鞘炎，多见于手工劳作者，主要累及第1、3、4指，临床表现为屈伸手指时疼痛，可出现弹响，体检掌指关节掌侧压痛明显，可触及一豌豆大小结节，随屈伸指动作而滑动。

对于SYM1的治疗，主要以手术治疗为主。目的是恢复近端指间关节正常活动度。纤维性和软骨性SYM1，可行关节囊切开和韧带松解术，术后辅以物理治疗；骨性SYM1和部分软骨性SYM1，可行软骨块/骨块剔除术。对于镫骨关节僵硬导致传导性耳聋的患者可行镫骨足板切除及人工镫骨术[8]。近端指/趾骨间关节粘连预后与疾病严重程度相关。起病早期，尚未达到骨性SYM1，及早手术可获得良好效益。若出现全身多处关节融合，手术远期获益不大，术后可再次出现关节粘连。

【最终诊断】

*NOG*基因突变导致近端指/趾骨间关节粘连。

-------------------------------------- 专家点评 --------------------------------------

　　近端指/趾骨间关节粘连（SYM1），临床表现不特异，可见手指和足趾的近端关节粘连。本例患者以双手指关节僵硬起病，需要与导致关节病变的其他疾病鉴别，如：类风湿关节炎、近端指间关节周围胶原沉积症及手指腱鞘炎等。本病初期影像学检查无典型改变，晚期影像学具有特异性，表现为关节间隙消失，关节融合。但由于该病呈常染色体显性遗传模式，家系内多人患病，因此凡遇到家系内多人出现关节病变，特别是近端指/趾骨间关节病变者，需考虑到该病的可能性，结合*NOG*基因检测可确诊。需要注意的是，疾病早期手术效果较好；若出现全身多处关节融合，手术价值不大。目前尚无有效药物治疗。

整理：林小云
述评：岳　华

参考文献

[1] Gong Y, Krakow D, Marcelino J, et al. Heterozygous mutations in the gene encoding noggin affect human joint morphogenesis[J]. Nat Genet, 1999, 21(3): 302−304.

[2] Ganaha A, Kaname T, Akazawa Y, et al. Identification of two novel mutations in the NOG gene associated with congenital stapes ankylosis and symphalangism[J]. J Hum Genet, 2015, 60(1): 27−34.

[3] Vitt UA, Hsu SY, Hsueh AJ. Evolution and classification of cystine knot −containing hormones and related extracellular signaling molecules[J]. Mol Endocrinol, 2001, 15(5): 681−694.

[4] Masuda S, Namba K, Mutai H, et al. A mutation in the heparin-binding site of noggin as a novel mechanism of proximal symphalangism and conductive hearing loss[J]. Biochem Biophys Res Commun, 2014, 447(3): 496−502.

[5] Wang X, Xiao F, Yang Q, et al. A novel mutation in GDF5 causes autosomal dominant symphalangism in two Chinese families[J]. Am J Med Genet A, 2006, 140(17): 1846−1853.

[6] Baek GH, Lee HJ. Classification and surgical treatment of symphalangism in interphalangeal joints of the hand[J]. Clin Orthop Surg, 2012, 4(1): 58−65.

[7] 叶杨,杨南萍.近端指间关节周围胶原沉积症[J].医学综述,2013,19(5)：810−812.

[8] Usami S, Abe S, Nishio S, et al. Mutations in the NOG gene are commonly found in congenital stapes ankylosis with symphalangism, but not in otosclerosis[J]. Clin Genet, 2012, 82(6): 514−520.

病例34　　***NOTCH2*基因突变致 Hajdu−Cheney 综合征**

　　患者58岁，女性。

【主诉】

腰痛3年伴行走困难2年。

【病史摘要】

(1)现病史：患者12岁始渐出现指、趾末端增粗，无疼痛感，未就诊。3年来常感腰背酸痛，并出现手指末端疼痛，指、趾末端软组织粗厚，2年来行走渐困难。一次下蹲坐地后出现腰椎压缩性骨折，2008年12月因"腰痛3年伴行走困难2年"来我科就诊。

(2)既往史：患者既往无肝肾、心脑血管、代谢性和自身免疫性疾病，无毒物接触史等。

(3)个人及婚育史：13岁月经初潮，周期规律，已婚未育，50岁绝经。

(4)家族史：父母非近亲婚配，父母已去世，父母和4个兄妹均无类似病史。

【入院查体】

T 36.5℃，P 78次/分，R 20次/分，BP 115/70 mmHg，神志清。身高152 cm，体重38 kg。体形消瘦。第二性征正常。毛发粗黑，面容苍老，面部扁平，耳廓大，下颌短小。双耳听力正常。胸廓未见畸形。末节指、趾短，指、趾端软组织粗厚(图34-1)。驼背，心、肺、腹检查未见异常。

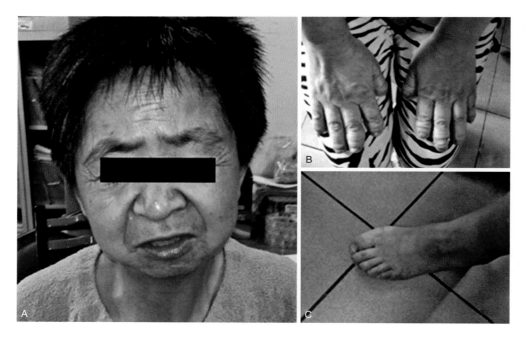

图34-1　患者体貌特征

A.头发粗糙，鼻子宽大，眉毛浓密，面部平坦，耳廓大，下颚小。B、C.手指和脚趾粗钝，末节短缩

【辅助检查】

1.实验室检查

肝肾功能、血脂、血糖、电解质均正常。Ca 2.31 mmol/L，P 0.91 mmol/L，β-CTX 506 ng/L。

2.骨密度检查

双能X线吸收仪(Lunar Prodigy)检测腰椎L2～L4前后位和左股骨近端包括全髋部和股骨颈部位骨密度。2008年12月L2～L4 0.337 g/cm²，T值和Z值分别为−6.5和−4.6；全髋部0.442 g/cm²，T值和Z值分别为-4.1和-2.7，股骨颈0.513 g/cm²，T值和Z值分别为-3.2和-1.4。

3. 影像学检查

（1）X线摄片：显示双手骨质疏松，双手足末节指、趾骨均见骨质溶解吸收，肢端软组织肿胀。头颅诸骨未见明显骨质病变，各颅缝未见明显增宽，蝶鞍未见明显扩大，下颌短小。胸椎、腰椎序列正常，生理曲度存在，椎体骨质疏松，T4、T5、T7、T11和L1椎体呈压缩性骨折，程度为中、重度，椎间隙未见明显狭窄（图34-2）。

（2）B超检查：心、肝、胆、胰、脾、肾均未见异常。

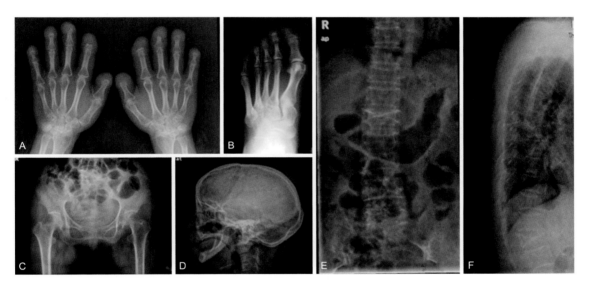

图34-2　患者骨骼X线摄片

A，B. 双手、左足正位X线摄片显示双手骨质疏松，双手末节指骨、足末节趾骨均见骨溶解吸收，肢端软组织肿胀。C. 骨盆X线摄片显示骨盆骨质疏松。D. 头颅侧位X线摄片显示头颅骨质疏松，下颌短小。E，F. 胸腰椎正、侧位X线摄片显示胸腰椎骨质疏松，多发中重度压缩性骨折

4. 基因检测

通过对PCR产物直接测序对该先证者进行 *NOTCH2* 基因突变检查，发现第34外显子中存在无义突变c.6622C>T（p.Gln2208X），为杂合突变（图34-3）。其他家系成员均未见突变。

【初步诊断】

Hajdu-Cheney 综合征。

【治疗及转归】

明确诊断后，给予阿仑膦酸钠（固邦）10 mg，钙尔奇D₃片治疗，定期复查。

2009年8月复查，患者腰背疼痛症状改善明显，活动能力提高。由于腰椎多发压缩性骨折，故腰椎骨密度的变化不是有意义的观察指标，我们主要观察了髋部骨密度的变化，从2008年12月至2009年8月，全髋部位BMD值由0.442 g/cm²上升至0.448 g/cm²，增加1.4%。复查血肝肾功能、血脂、血糖、电解质，血钙、磷、碱性磷酸酶和骨转换指标均正常。

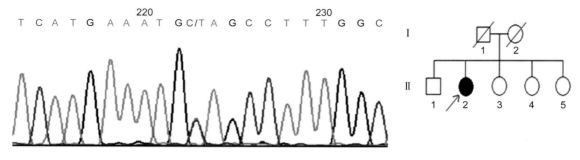

图34-3　患者*NOTCH2*基因突变Sanger测序

发现第34外显子中存在无义突变c.6622C>T（p.Gln2208X）

【讨论与分析】

Hajdu-Cheney综合征（HCS）也称为遗传性骨发育不良并肢端溶骨症，最早是放射科医生Hajdu和Kauntze（1948年）及Cheney（1965年）进行了个例报道。至今，全世界只有数十例报道，国内最早由项坤三和孙素钊于1984年报道1例[1]，随后韦道明、翁瑛霞和朱惠娟等专家各报道1例[2,3]。Hajdu-Cheney综合征多呈家族性常染色体显性遗传，也有呈散发性发病。该病患者出生时即表现为特殊面容，但并不易被诊断。随着年龄的增长，其特征渐显现，大多数患者可在青少年期被确诊。男女发病率相近。该病决定性的诊断主要是两个放射学特征：一是不同程度的指、趾末端肢端溶骨，另一个是增宽的颅缝，尤其是拥有多块缝间骨的人字缝。Hajdu-Cheney综合征的骨丢失表现为局部的（肢端溶解）和弥漫性的（骨质疏松）。肢端溶解在出生后几年开始发生，在成人期进行性发展。据报道，使用DXA检测腰椎骨密度的值多在-5.0～-4.0，而股骨近端和桡骨远端的骨矿化受影响较轻[4-6]。

Brennam等创建了一种临床工具，以促进该综合征的诊断[7]。该工具包括一系列生理参数和遗传作为Hajdu-Cheney综合征的纳入标准。其中包括肢端骨溶解、牙齿过早脱落、身材矮小和发育不良。本病例呈现了上述大部分特征，因此符合纳入标准，并对该病因的诊断具有积极的指导意义。

Hajdu-Cheney综合征是一种罕见的常染色体显性遗传病，也存在散发病例。该病与*NOTCH2*基因34号外显子区突变有关，该突变导致产生具有增强NOTCH2信号活性的截短且稳定的NOTCH2蛋白，无论是无义突变或缺失导致开放阅读框的移位，还是在*NOTCH2*基因34号外显子产生终止密码子，均会发病。已报告了85种突变，其中55种为错义突变。在对报告的HCS病例的文献回顾中[8,9]，所有*NOTCH2*突变都分散在外显子34中，最常见的突变p.Q2208X仅在36个家族中的4个家族中发现，我们患者就携带了这个最常见的突变。NOTCH受体是决定细胞命运的单通道跨膜蛋白，在骨骼发育和内环境稳定中起着重要作用。

患者使用阿仑膦酸钠治疗，改善腰背痛，提高了骨密度，但对肢端溶解无明显抑制作用[10]。

【最终诊断】

*NOTCH2*基因突变导致Hajdu-Cheney综合征。

专家点评

　　Hajdu-Cheney综合征（HCS）的临床表现包括一般特征和特殊面容。这些特点具有特征性但并不能作为其诊断依据。一般特征包括身材矮小、假性杵状指、关节松弛、驼背；传导性耳聋和语言障碍；特殊面容包括前额凸出、鼻翼增宽、鼻孔外翻、下颌小；浓眉、头发粗硬、耳廓大且位置低；齿槽萎缩变浅和恒牙早脱等。本例患者也是腰椎受影响较重，显示多发压缩性骨折。另外还有部分HCS患者合并有心脏结构异常（包括持续动脉导管未闭和室间隔缺损）和多囊肾。本例患者身材矮小、驼背、前额稍凸、毛发粗黑、耳廓大、下颌短小，这些都是HCS的特有表现。末节指、趾肢端溶解符合HCS的放射学诊断要求，且双耳听力正常，无心脏结构异常等表现。结合遗传学分析，该患者携带HCS常见的*NOTCH2*基因34号外显子存在突变，进一步确诊该病。早期明确诊断HCS并非易事，主要是由于该疾病的大量临床表现、病例之间的表型差异以及随着时间的推移表现的演变。该病的严重程度取决于受影响的器官、临床并发症和每位患者的退化演变。全身性骨质疏松症和肢端骨溶解症的发展将导致骨折、行走困难和对日常生活活动的依赖。如果出现并发症，如颅底内陷，导致神经系统改变，或导致通气受限的胸部畸形，预后会恶化。双膦酸盐和地舒单抗可以增加HCS患者的骨密度，预防骨折，但肢端骨溶解持续存在。目前尚未有缓解肢端骨溶解的治疗方法，期待后续研究的进展。本病例为特殊类型骨质疏松症，临床要予以高度重视。

整理：顾洁梅

述评：章振林

参考文献

[1]　顾洁梅,章振林.Hajdu-Cheney综合征一例并文献复习[J].中华内科杂志,2010,49（12）:1055-1057.

[2]　Jie-mei Gu, Yun-qiu Hu, Hao Zhang, et al. A mutation in NOTCH2 gene in a Chinese patient with Hajdu-Cheney syndrome[J]. Joint Bone Spine, 2013, 80(5): 548-549.

[3]　朱惠娟,彭劲民,吴庆军,等.第100例先天骨发育不良-肢端溶骨-多关节炎[J].中华医学杂志.2006,（26）.1865-1867.

[4]　韦道明,翁瑛霞.Hadju-Cheney综合征一例[J].中华内分泌代谢杂志.2000,（6）.381.

[5]　项坤三.Hadju-Cheney综合征一例报告[J].中华医学杂志.1984,（9）.589.

[6]　Fukushima A, Tanikawa T, Kawahara C, et al. Adult-onset idiopathic progressive acro-osteolysis with proximal symphalangism[J]. J Bone Miner Res .2004, 19(1): 165-167.

[7]　Drake WM, Kendler DL, Hiorns MP. Hadju-Cheney syndrome: response to therapy with bisphosphonates in two patients[J]. J Bone Miner Res.2003, 18(1).

[8]　AM Brennan, RM Pauli. Hajdu-Cheney syndrome: evolution of phenotype and clinical problems[J]. Am J Med Genet. 2001, 100(4).292-310.

[9]　Cortés-Martín J, Díaz-Rodríguez L, Piqueras-Sola B, et al. Hajdu-Cheney syndrome: a systematic review of the literature[J]. Int J Environ Res Public Health. 2020, 17(17): 6174.

[10]　Chunhua Zeng, Yunting Lin, Zhikun Lu, et al. Distinct severity of phenotype in Hajdu-Cheney syndrome: a case report and literature review[J]. BMC Musculoskelet Disord. 2020, 21(1): 154.

病例35　　*RET*基因突变致多发性内分泌腺瘤病2A型

患者33岁,女性。

【主诉】

骨痛1年余,加重1周。

【病史摘要】

（1）现病史:因"骨痛1年余,加重1周"于2018年6月4日就诊我科。患者父母非近亲婚配,其为第3胎第3产,足月顺产,出生时身长、体质量与同龄儿相当。自述1年前出现双膝疼痛,未予重视,未治疗。1周前出现双髋疼痛,疼痛持续,不能自行缓解,下蹲、起立困难。无口渴,多饮,夜尿7～8次/天。否认血尿及肾结石史。

（2）既往史:否认高血压、糖尿病、心脏病等疾病史。否认肝炎结核等传染病病史;否认手术外伤史,否认相关食物过敏史;否认药物过敏史。

（3）个人史:出生并久居于福建。否认疫水疫区接触史。否认放射性物质、粉尘、毒物接触史。否认烟、酒等不良嗜好史。

（4）月经史:14岁初潮。经期规律,经量中等,无痛经。

（5）婚育史:已婚,配偶健康状况良好。育有1儿子,健康。

（6）家族史:患者母亲（Ⅰ2）与妹妹（Ⅱ5）在外院被诊断为甲状腺髓样癌（MTC）,分别于55岁和26岁去世,先证者的2个姐姐（Ⅱ1和Ⅱ2）均健康,无类似病史。家系图见图35-1。

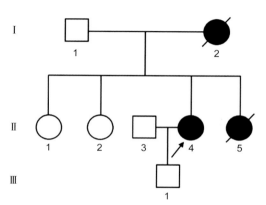

图35-1　患者家系图
箭头所指为先证者,黑色表示发病者

【入院查体】

T 36.6℃,P 78次/分,R 20次/分,BP 140/80 mmHg。

神清,一般情况可,步行入诊室。身高157.2 cm,体重38.0 kg。四肢关节无畸形,无肿大,脊柱压痛及叩击痛（-）。双侧甲状腺不大。

【辅助检查】

1. 实验室检查

（1）血常规、肝肾功能及免疫固定电泳:2018年6月5日　指标均正常。

（2）血生化:β-CTX 1976.00 ng/L,OC 210.90 ng/mL,PTH 1 252.00 pg/mL,25OHD 7.80 ng/mL,Ca 3.25 mmol/L,P 0.59 mmol/L,ALP 401 U/L,PCT 37.24 ng/L,CEA 4.23 ng/mL。

2. DXA骨密度检查

2018年6月4日　L1～L4 Z值为-5.4;股骨颈Z值为-5.1;全髋部Z值为-5.3。

3. 影像学检查

（1）B超检查:2018年6月11日　甲状腺及甲状旁腺B超显示,左侧甲状腺下极背侧见实性低回声肿块，大小 22 mm × 12 mm × 14 mm，呈分叶状，形态不规则，内见丰富血流信号，甲状旁腺肿瘤可能，肿块与左叶甲状腺下极包膜及甲状腺实质分界不清。双侧甲状腺多发结节；双侧颈部血管旁可见数个淋巴结（图 35-2）。

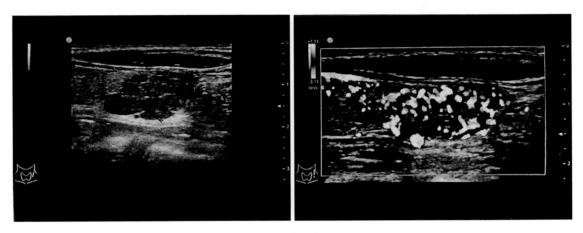

图 35-2　左侧甲状腺下极背侧见实性低回声肿块

（2）核素显像：2018 年 6 月 11 日　全身核素骨显像显示，全身多发骨代谢异常，颅骨弥漫性放射性摄取增高，呈"帽征"，两侧多发肋骨、双侧骶髂关节和双侧股骨对称性放射性摄取增高，考虑为甲旁亢骨病。

【初步诊断】
（1）原发性甲状旁腺功能亢进症（多发性内分泌腺瘤病？）。
（2）维生素 D 缺乏。

【治疗及转归】
明确诊断后，患者以"原发性甲旁亢"收入外科病房，并于 2018 年 6 月 19 日全麻下行"左侧甲状旁腺肿瘤切除术、左侧甲状腺全部切除术、左侧中央区颈淋巴结清扫术"，术后病理显示：左侧 MTC，直径 0.6 cm。左侧颈部中央区 1 枚淋巴结见癌转移；左侧甲状旁腺肿瘤呈多结节性生长，肿瘤有宽带样纤维分隔，局部有包膜浸润，考虑为左侧非典型甲状旁腺腺瘤。免疫组化结果示：肿瘤细胞内 CEA、Calcitonin、Syn、CD56 和 PTH 均为阳性，CgA 为部分阳性，TG、CK19 和 Galectin-3 均为阴性，肿瘤细胞增殖指数约为 2%。术后监测血降钙素、PTH、钙等（表 35-1）。住院期间行肾上腺 B 超显示：腺瘤，遂行肾上腺增强 CT 检查示：左侧肾上腺肿块，考虑为腺瘤；两侧肾囊肿，左肾小结石。术后常规予碳酸钙 D_3 片 600 mg 1 次/日、骨化三醇 0.25 μg 1 次/日治疗。术后 4 周先证者双髋疼痛较前稍缓解，活动功能改善。4 周后患者出现头颅两侧对称性剧烈疼痛，1 周发作 5 次，伴呕吐，发作时随机血糖 6.0 mmol/L，血压 110/65 mmHg，心率 80 次/分，行垂体增强 MRI 显示垂体饱满伴裂隙样低信号灶，予以静滴氢化可的松琥珀酸钠 150 mg 2 次/日、吡拉西坦氯化钠注射液 20 g 1 次/日和口服尼莫地平 30 mg 2 次/日，治疗后患者头痛症状缓解。

表35-1　患者术前术后检查结果

血生化项目	术　前	术后1天	术后2天	术后25天	术后28天
ALP（U/L）	401	401	—	385	299
β-CTX（ng/L）	1 976.00	—	—	88.05	—
OC（ng/mL）	210.90	—	—	128.80	—
25OHD（ng/mL）	7.80	5.81	—	13.67	11.55
PTH（pg/mL）	1 252.00	2.32	—	2.11	61.79
Ca（mmol/L）	3.25	2.59	—	3.03	1.91
P（mmol/L）	0.59	—	—	0.47	0.66
PCT（ng/L）	37.24	19.83	6.86	—	2.40
CEA（ng/mL）	4.23	—	—	—	2.45

【讨论与分析】

患者术后病理显示为甲状腺髓样癌（MTC），同时，肾上腺发现疑似腺瘤，考虑多发性内分泌腺瘤病2A可能性大。因此，对患者（Ⅱ 4）及其二姐（Ⅱ 2）外周血基因组DNA行 *RET* 基因检测。结果显示：患者 *RET* 基因 11号外显子发生杂合错义突变c.1901G>A，导致p.Cys634Tyr（图35-3）。患者二姐未检测出上述基因突变位点。

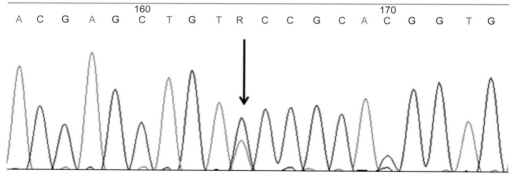

图35-3　患者 *RET* 原癌基因突变检测结果
患者在11号外显子发生杂合错义突变c.1901G>A，导致p.Cys634Tyr

1. 先证者与家系成员的诊断过程

本研究报道的MEN2A家系先证者以骨痛为首发症状，实验室检查显示血钙、PTH及降钙素水平升高，B超检查发现单侧肾结石，最终经手术病理证实存在单侧甲状旁腺腺瘤和MTC，结合 *RET* 基因突变检测结果，最终明确诊断为MEN2A。因先证者母亲及妹妹先后在外院被诊断为MTC，由此推断其母亲及妹妹发病的分子遗传学机制也可能为 *RET* 基因突变，故该家系为 *RET* 基因突变导致的MEN2A家系。

2. MEN2A患者的临床表现及诊断

MEN2A是多发性内分泌腺瘤病的一种亚型，临床表现主要包括MTC、PCC（肾上腺嗜铬细胞瘤)和PHPT(甲状旁腺瘤)。PHPT相关的综合征及其致病基因见表35-2。

表35-2 PHPT相关综合征及其致病基因

综合征(OMIM)	致病基因	编码蛋白	突变类型
MEN-1(131100)	*MEN1*	Menin	失活
MEN-2A(171400)	*RET*	RET	激活
MEN-4(610755)	*CDKN1B*	p27^{Kip1}	失活
FHH1/NSHPT/NHPT (145980/239200)	*CaSR*	CaSR	失活
ADMH(601199)	*CaSR*	CaSR	不典型失活
FHH2(#145981)	*GNA11*	Gα11	失活
FHH3(#600740)	*AP2S1*	AP2σ2	失活
HPT-JT(145001)	*HRPT2*	Parafibromin	失活
FIHPT(145000)	*CaSR, HRPT2, MEN1*	—	失活

　　MEN2A是常染色体显性遗传性疾病。在MEN2A中,MTC的发生率>90%,早期患者常无特殊症状,往往是经触诊和(或)甲状腺影像学检查意外发现,检测血清降钙素水平以及甲状腺超声和甲状腺结节细针穿刺细胞学检查可确诊。PCC的发生率占MEN2A的40%～50%,常为双侧、多发,患者临床表现为阵发性高血压、头痛、心悸以及多汗等,可通过测量血或24 h尿甲氧基肾上腺素及甲氧基去甲肾上腺素浓度进行定性诊断;CT或MRI检查对PCC也有较好的诊断灵敏度,可用于定位诊断;功能影像学定位则首选123碘-间碘苄胍核素显像,其诊断PCC的灵敏度为85%～88%。若未发现肿瘤但定性诊断高度怀疑为PCC,则可进一步行18氟-二羟基苯丙氨酸正电子发射断层扫描,其检出PCC的灵敏度可达81%～100%。在MEN2A中,PHPT的发生率为10%～20%,起病隐匿,早期患者可出现口干、乏力、夜尿增多等症状,患者多因骨痛和(或)泌尿系结石症状而首诊,测定血清游离钙、PTH水平,并行甲状旁腺B超或99锝-甲氧基异丁基异腈单光子发射计算机断层扫描以及全身核素骨显像等辅助检查,同时排除继发性和三发性甲状旁腺功能亢进后,方可诊断该病[1-3]。

　　3. 致病基因及发病机制

　　1993年,Donis-Keller等学者[4]首次报道了MEN2A是由*RET*原癌基因突变所致。*RET*原癌基因位于染色体10q11.2上,其编码的酪氨酸激酶受体包含3个功能结构域——胞外配体结合域、疏水跨膜结构域和细胞质结构域。其中胞外配体结合域包含一个富含半胱氨酸区域,高度保守的半胱氨酸结构域对于二硫键的形成至关重要。而细胞质结构域含10个磷酸化位点,可与共受体GFRα1到GFRα4结合,促使胞内酪氨酸残基磷酸化,通过下游的信号转导,调控细胞的增殖和分化。*RET*突变体通过半胱氨酸间的二聚体化或者基因的剂量效应(突变型的扩增或野生型的缺失)增强了RET酪氨酸激酶信号传导的功能,激发细胞内酪氨酸激酶自动磷酸化,导致细胞过度增殖以及肿瘤生长。迄今报道的导致MEN2A的基因均为*RET*原癌基因突变[4,5],且其中85%的突变位于第11外显子634位点,与本研究一致。另有报道显示，少数突变位于第10外显子的611、618、620位点和第11外显子的631位点。*RET*基因突变位点与MEN2A表型之间有着密切的联系，美国甲状腺学会（ATA）根据*RET*不同的突变位点将MTC风险分为中、高、极高3个等级。等级越高，意味着肿瘤侵袭能力越强，甲状腺手术需要切除的范围越大及预防性切除甲状腺的年龄越小。位于第11外显子的634密码子p.Cys634位点突变（p.Cys634Arg或p.Cys634Gly或p.Cys634Phe或p.Cys634Ser或p.Cys634Trp或p.Cys634Tyr）属于高风险，与其他突变位点的患者相比，该位点突变的患者除了发生MTC之外，同时伴有PCC、PHPT的可能性也最大。在MEN2A患者中，MTC表现出与年龄相关的外显率，据报道最小的患者只有5岁。因此，ATA建议上述突变位点携带者尽可能在5岁之前进行预防性全甲状腺切除术（包括或不包括中央淋巴结切除术），并尽快开始PCC和PHPT的筛查。国内最常见的*RET*基因突变位点也是第11外显子的634、611、620、768位点。根据ATA风险分级，611、620、768位点突变提示MTC侵袭力为中度风险，同时在MTC的基础上发生PCC和PHPT的可能性较小，尤其是768位点突变。本研究报道的该家系先证者为高风险（p.Cys634Tyr），就诊时甲状腺及甲状旁腺已经累及，术后病理证实MTC已发生局部淋巴结转移。因先证者基因诊断在甲状腺手术之后，因此对于其残存的右侧甲状腺进行了密切随访，包括血清降钙素、癌胚抗原（CEA）水平检测以及颈部B超检查等。尽管先证者术后短期随访显示上述指标在正常范围之内，但结合其基因诊断，仍建议其进行预防性右侧甲状腺切除及右侧中央区颈淋巴结清扫手术，先证者表示愿配合密切随访，但暂时拒绝再次手术。

4. 随访及预后

MEN2A患者的预后主要由其MTC病情程度决定，较之PCC及PHPT，MTC具有进展快、易侵袭、术后易复发的特点[6,7]。研究表明，MEN2A患者中，MTC伴有淋巴结转移者的术后复发率高达50%，并且复发风险可持续至术后20年左右。因此ATA指南推荐，MEN2A患者行MTC切除术后应进行长期随访，需每6个月监测血CEA和降钙素的水平，若颈部体检发现肿块且血降钙素水平升高的患者，需行颈部CT检查以了解MTC复发情况。MEN2A患者中，相较MTC而言，PHPT恶性度低，手术可治愈PHPT，而且术后复发率较低，约为4%左右，患者的预后良好。但同时，MEN2A患者可能存在2个或2个以上的甲状旁腺腺体的增生，因此PHPT术后也应重视监测血钙和PTH以及早发现新发甲状旁腺腺瘤或增生。MEN2A患者预后的关键是干预术后复发的侵袭性MTC，这也是该病近年来国际上的研究热点。Elisei等学者[8]开展的一项前瞻性、随机、安慰剂对照Ⅲ期临床试验表明，RET受体酪氨酸激酶抑制剂（卡博替尼）较安慰剂能够显著延长侵袭性MTC成年患者的无进展生存期（11.2月 VS 4.0月）。Chuk等学者[9]开展的一项Ⅰ期临床试验表明，卡博替尼能显著降低侵袭性MTC儿童及青少年患者的降钙素水平至基线的24%～87%。同时，对于携带*RET*基因突变且有生育要求的MEN2A患者，ATA指南建议进行体外受精，将排除*RET*基因突变的受精卵移植宫内，通过遗传干预，切实阻断突变的*RET*基因在下一代传递。国内黄荷凤院士研究团队对携带*RET*基因突变的亲代体外受精的受精卵进行*RET*基因单倍型筛选，对MEN2A患者的子代成功进行遗传干预[10]。

【最终诊断】

（1）*RET*基因突变导致多发性内分泌腺瘤病2A。

（2）维生素D缺乏。

专家点评

MEN2A是多发性内分泌腺瘤病的一种亚型，包括甲状腺髓样癌（MTC）、肾上腺嗜铬细胞瘤（PCC）和甲状旁腺瘤（PHPT）。其中MTC、PCC和PHPT的发生率分别为90%、40%～50%和10%～20%。本例报道的MEN2A家系先证者以骨痛为首发症状，因诊断甲旁亢行手术治疗，经手术病理证实存在PHPT和MTC。进一步经基因检测，明确疾病由*RET*基因突变导致MEN2A。由于MTC起病隐匿，早期PCC症状并不典型，因此在临床工作中易发生疏漏，若遇到PHPT患者还望谨慎对待，避免误诊和漏诊。需要注意的是，*RET*基因突变位点与MTC的侵袭性密切相关，而MTC的病程直接关系到患者的预后。国内最常见的*RET*基因突变位点是位于第11外显子的634、611、620和768位点，其中634位点为高风险位点，意味着MTC侵袭性越强，因此对携带此突变位点的患者，手术切除的范围更大，并且在术后应进行长期的随访。同时建议，该突变位点的携带者尽可能在5岁之前进行预防性全甲状腺切除术，并重视PCC和PHPT的筛查。由于MEN2A呈常染色体显性遗传模式，因此对于携带*RET*基因突变且有生育要求的MEN2A患者，建议通过遗传干预，切实阻断突变的*RET*基因遗传链。

整理：林小云

述评：岳　华

参考文献

[1] Raue F, Frank-Raue K. Update multiple endocrine neoplasia type 2[J]. Fam Cancer, 2010, 9(3): 449-457.

[2] Raue F, Frank-Raue K. Genotype-phenotype correlation in multiple endocrine neoplasia type 2[J]. Clinics, 2012, 67(S1): 69-75.

[3] Wells SA, Jr., Asa SL, Dralle H, et al. Revised American Thyroid Association guidelines for the management of medullary thyroid carcinoma[J]. Thyroid, 2015, 25(6): 567-610.

[4] Donis-Keller H, Dou S, Chi D, et al. Mutations in the RET proto-oncogene are associated with MEN 2A and FMTC[J]. Hum Mol Genet, 1993, 2(7): 851-856.

[5] Febrero B, Rodriguez JM, Rios A, et al. Prophylactic thyroidectomy in multiple endocrine neoplasia 2 (MEN2) patients with the C634Y mutation: A long-term follow-up in a large single-center cohort[J]. Eur J Surg Oncol, 2019, 45(4): 625-630.

[6] O'Riordain DS, O'Brien T, Weaver AL, et al. Medullary thyroid carcinoma in multiple endocrine neoplasia types 2A and 2B[J]. Surgery, 1994, 116(6): 1017-1023.

[7] Redaelli S, Plaza-Menacho I, Mologni L. Novel targeted therapeutics for MEN2[J]. Endocr Relat Cancer, 2018, 25(2): T53-T68.

[8] Elisei R, Schlumberger MJ, Müller SP, et al. Cabozantinib in progressive medullary thyroid cancer[J]. Journal of Clinical Oncology, 2013, 31(29): 3639-3646.

[9] Chuk MK, Widemann BC, Minard CG, et al. A phase 1 study of cabozantinib in children and adolescents with recurrent or refractory solid tumors, including CNS tumors: Trial ADVL1211, a report from the Children's Oncology Group[J]. Pediatr Blood Cancer, 2018, 65(8): e27077.

[10] Chen S, Li S, Zhang J, et al. Preimplantation genetic diagnosis of multiple endocrine neoplasia type 2A using informative markers identified by targeted sequencing[J]. Thyroid, 2018, 28(3): 281-287.

病例36　　*SBDS* 基因突变致 Shwachman-Diamond 综合征

患者10岁,男孩。

【主诉】

左下肢内翻畸形4年余。

【病史摘要】

(1)现病史:患儿母亲4年多前发现其左下肢内翻畸形,平地走路摇摆,长时间行走后易出现头晕、无力及双下肢隐痛,休息后可缓解,不能独立上下楼梯,无胸闷气短,无四肢、嘴角抽搐,无视物模糊,无听力下降,无鼻衄、咯血。曾在当地医院就诊,考虑"佝偻病"予补充维生素D和钙剂治疗(具体不详),上述症状无明显好转。现为求进一步诊治,来我院就诊。

患者自发病以来,食欲欠佳,每天大便2～3次,不成形,无黏液、脓血,偶有腹胀,无腹痛,无恶心呕吐,无发热,小便正常,体重变化不详。

(2)既往史:出生后2个月发现贫血,未接受规范诊治。1岁时因腭裂曾行手术治疗,术后恢复可。否认外伤史,否认输血史,否认肝炎、结核等传染病病史。否认药物及食物过敏史。预防接种随当地进行。

(3)个人史:第2胎第2产,足月顺产,出生时身长与体重无异常(具体数值不详),母乳喂养。12月龄乳牙萌出,13月龄能独立行走。

(4)家族史:父母非近亲结婚,否认家族成员有类似疾病表现。

【入院查体】

身高 121.0 cm(-3SD),体重 23.2 kg(-2SD),上部量 65.0 cm,下部量 56.0 cm,上部量/下部量=1.16,臂展 128.0 cm。头发稀疏,全身浅表淋巴结未触及肿大,皮肤黏膜无黄染,无皮下出血,无皮疹。无头颅畸形,结膜苍白,外鼻与上嘴唇间有一条长约1 cm瘢痕,牙列不齐,有3处龋齿,无缺牙,粗测听力及视力正常。无胸廓畸形,腹部平软,未触及肝脾。无脊柱后凸/侧弯畸形,左下肢内翻畸形,缩短约2 cm,无明显肿胀及压痛,无双手指间关节膨大,无指/趾短。余系统查体均未见异常。

【辅助检查】

1. 实验室检查

(1)血常规: WBC 2.5×10^9/L, RBC 3.04×10^9/L, PLT 55×10^9/L, Hb 102 g/L,淋巴细胞绝对值(%)2.1×10^9(84.3%),中性粒细胞绝对值(%)0.2×10^9(8.2%),余指标均在正常参考范围内。

(2)尿常规:比重 1.031,葡萄糖+/-。

(3)血生化: ALP 133 U/L, Ca 2.27 mmol/L, P 0.92 mmol/L, Mg 0.63 mmol/L, K 3.2 mmol/L,

Cl 108 mmol/L，Cr 34 μmol/L，TP、ALB、ALT、AST、Urea、UA、Glu均在正常参考范围内。

（4）骨代谢：PTH 42.16 pg/mL，25OHD 10.3 ng/mL。

（5）血清铁、叶酸、维生素B$_{12}$水平、凝血功能、CRP、ESR：均在正常参考范围内。

2. 影像学检查

X线摄片示部分椎体形态不规整，左下肢内翻缩短畸形，双下肢干骺端发育异常（图36-1）。

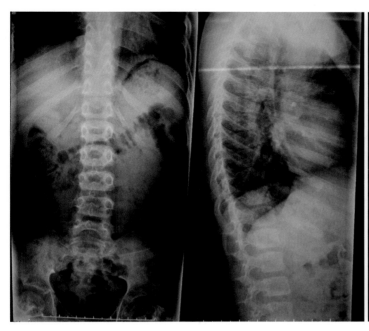
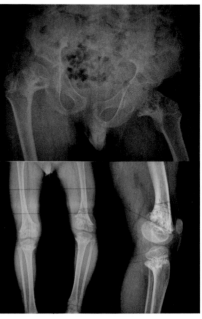

图36-1　先证者影像学检查

3. 基因检测

检测到患者存在SBDS基因（NM_016038.2）复合杂合突变，其中外显子2发生杂合无义突变，c.184A>T（p.Lys62X）；内含子2发生杂合剪切突变，c.258+2T>C（p.Cys84fsX）（图36-2）。其母亲携带一杂合突变位点，为c.258+2T>C。父亲无突变。

【初步诊断】

（1）脊柱干骺端发育不良。

（2）全血三系减少。

（3）低磷血症。

（4）低钾血症。

（5）低镁血症。

（6）维生素D缺乏。

【治疗及转归】

对症支持治疗，血液科、消化内科、骨科等多学科会诊共同拟定治疗方案，我科密切随访。

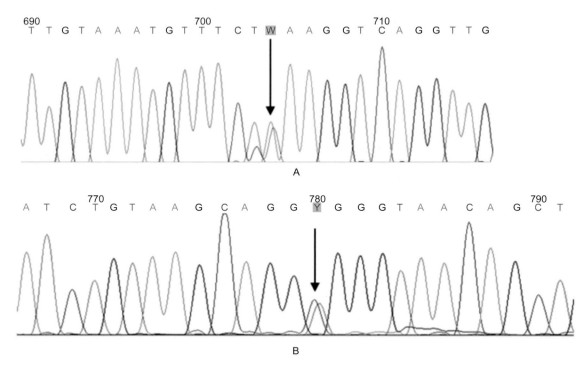

图 36-2   先证者 *SBDS* 基因突变测序图

【讨论与分析】

Shwachman-Diamond 综合征（SDS）是一种累及全身多系统的罕见遗传性疾病,常染色体隐性遗传,多于 1 岁前发病。主要临床特征包括干骺端软骨发育不全,下肢重于上肢,表现为身材矮小,骨骼畸形;胰腺外分泌功能不全,临床可表现为吸收障碍,营养不良,生长迟缓;骨髓功能障碍,可为单系或多系血细胞减少,常并发感染,易患骨髓增生异常综合征和白血病;其他可有肝脏肿大,认知或行为障碍,口腔疾病,内分泌、免疫功能障碍等。在多数受累患儿当中,持续性或间歇性粒细胞减少可为首发表现。典型临床表现为干骺端软骨发育不全、胰腺外分泌功能不全、粒细胞缺乏"三联征"。但 SDS 临床表型谱广,近半数患者无典型临床表现,故易漏诊[1,2]。本文病例患儿身材矮小、三系减少,同时体重低下、腹泻及多种电解质代谢紊乱提示存在胰腺外分泌功能不全可能,并有头发稀疏、牙齿发育不良等相关表现,需高度怀疑 SDS。根据患者临床表现,需要进行鉴别的疾病主要为软骨毛发发育不良综合征（cartilage-hair hypoplasia, CHH）。二者均有血液系统异常、身材矮小和骨骼干骺端改变,且均有因肠道吸收障碍而出现营养不良和腹泻。但 CHH 患者身材矮小几乎均为短肢型身材矮小,且大部分有毛发稀疏、色浅,SDS 无该特征性表型;CHH 最主要骨骼改变为膝关节干骺端形态宽大和不规整,股骨近端和其他长骨亦可受累,但程度较 SDS 轻,生长板未受累;CHH 患者腹泻主要由于胃肠道感染,而 SDS 由于胰腺功能障碍。血液系统异常在 CHH 患者中主要表现为淋巴细胞减少、贫血,及 T 淋巴细胞介导免疫缺陷,与 SDS 不同[3,4]。

超过 90% 的 SDS 患儿致病基因为 *SBDS* 基因,该基因位于 7q11,包含 5 个外显子,编码

SBDS蛋白。SBDS蛋白在不同物种中高度保守，在心脏、脂肪、骨髓、肝脏、肾脏、胰腺等组织器官中均有表达，参与包括核糖体成熟、RNA代谢、中性粒细胞趋化等在内的多种重要生理过程[5,6]。*SBDS*基因存在热点突变位点，即c.258+2T>C与c.183−184TA>CT，在氨基酸水平改变分别为Cys84fsX3与Lys62X。本病例患者*SBDS*基因突变位点即为c.258+2T>C与复合杂合突变，均为已知突变位点，c.184A>T位点突变考虑为新生（denovo）突变。SDS其他致病基因尚有*DNAJC21*、*EFL1*和*SRP54*，均有相关病例报道[7]。

关于SDS干预与随访，包括对于婴幼儿期患者，轻度骨骼发育异常尤其伴有粒细胞减少者，需进行定期随访；对于有胰腺外分泌功能不全表现患者，建议每6个月评估营养状态，适当胰酶与脂溶性维生素补充；对于有骨髓功能障碍患者，建议每3～6个月复查一次血常规，其中单系或多系血细胞减少者应输全血/血小板，严重的反复感染并中性粒细胞缺乏者可应用粒细胞集落刺激因子，严重的全血细胞减少/MDS/AML可以实施造血干细胞移植；对于骨骼发育异常患者，外科矫形后，注意在快速生长阶段监测膝、髋关节X线摄片变化[7-9]。同时关注患者相关并发症，提供遗传咨询与产前诊断。

【最终诊断】

（1）Shwachman-Diamond综合征（*SBDS*基因复合杂合突变）。

（2）维生素D缺乏。

专家点评

Shwachman-Diamond综合征（SDS）是一种常染色体隐性遗传病，以血液学异常、胰腺外分泌功能障碍和骨骼异常为主要特征。身材矮小与反复感染是患者常见的临床表现。但是SDS临床表型个体间差异较大，临床上部分患者并不具备这些典型的表现组合，需要警惕漏误诊。另外，根据国内的一项研究，血液细胞减少的发病年龄从0～12岁不等，故对于就诊时尚无血液系统异常相关临床表现的患者，应进行长期监测与随访，以便早期干预，改善预后。

整理：李珊珊

述评：章振林

参考文献

[1] Myers KC, Bolyard AA, Otto B, et al. Variable clinical presentation of Shwachman-Diamond syndrome: update from the North American Shwachman-Diamond Syndrome Registry[J]. J Pediatr. 2014, 164: 866−870.

[2] Myers KC, Furutani E, Weller E, et al. Clinical features and outcomes of patients with Shwachman-Diamond syndrome and myelodysplastic syndrome or acute myeloid leukaemia: a multicentre, retrospective, cohort study[J]. Lancet Haematol. 2020, 7(3): e238−e246.

[3] Kwan A, Manning MA, Zollars LK, et al. Marked variability in the radiographic features of cartilage-hair hypoplasia: case report and review of the literature[J]. Am J Med Genet A. 2012, 158A(11): 2911−2916.

[4] Mäkitie O, Ellis L, Durie PR, et al. Skeletal phenotype in patients with Shwachman-Diamond syndrome and mutations in SBDS[J]. Clin Genet. 2004, 65(2): 101−112.

[5] Boocock GR, Morrison JA, Popovic M, et al. Mutations in SBDS are associated with Shwachman-Diamond syndrome[J]. Nat Genet. 2003, 33: 97−101.

[6] Warren AJ. Molecular basis of the human ribosomopathy Shwachman-Diamond syndrome[J]. Adv Biol Regul. 2018, 67: 109−127.

[7] Nelson AS, Myers KC. Diagnosis, treatment, and molecular pathology of Shwachman-Diamond syndrome[J]. Hematol Oncol Clin North Am. 2018, 32: 687−700.

[8] Rosenberg PS, Alter BP, Bolyard AA, et al. The incidence of leukemia and mortality from sepsis in patients with severe congenital neutropenia receiving long-term G-CSF therapy[J]. Blood. 2006, 107: 4628−4635.

[9] Lindsley RC, Saber W, Mar BG, et al. Prognostic mutations in myelodysplastic syndrome after stem-cell transplantation[J]. N Engl J Med. 2017, 376: 536−547.

病例37　*SLCO2A1*基因突变致原发性肥大性骨关节病

患者30岁，男性。

【主诉】

双膝双踝关节肿大、活动受限，伴双手与双足末端膨大10余年。

【病史摘要】

（1）现病史：患者18岁时无明显诱因出现双踝及双膝关节肿胀、活动受限，伴双膝关节疼痛，左膝尤甚，上下楼梯时疼痛加重，头面部皮肤进行性增厚，额纹加深，溢脂，无痤疮，双手和双足末端膨大。患者曾因全身乏力于外院就诊，诊断为"重度贫血"，使用速力菲后恢复正常。患者于2017年9月在当地医院就诊，CT检查示：双髂骨骨质密度弥漫增高，血常规检查示：WBC 3.39×10^9/L，RBC 2.55×10^{12}/L，Hb 64 g/L。此后贫血加重，服速力菲后无明显好转。患者曾于外院行胃肠镜检查，无异常，在2017年9月和2018年3月分别注射唑来膦酸各1次，关节症状无明显改善，于2018年5月来我院就诊。患者自发病以来，食欲可，大小便正常，体重无明显变化。

（2）既往史：患者曾于19岁时因胃穿孔行胃修补术。否认高血压、糖尿病等慢性病史，否认肝炎、结核等传染病史，否认外伤史，否认药物及食物过敏史。

（3）个人史：患者父母非近亲婚配，体健，患者为第1胎第1产，出生及发育情况正常。

（4）家族史：家族内其他成员无类似表现。

【入院查体】

身高175 cm，体重71 kg，T 36.7℃，P 63次/分，R 14次/分，BP 135/86 mmHg，神志清，贫血貌，睑结膜、口唇苍白，额面部皮肤增厚褶皱，双手及双足杵状指/趾，双膝及双踝关节肿胀、活动受限（图37-1），双膝关节压痛。其余各器官系统未见明显异常。

【辅助检查】

1. 实验室检查

（1）血常规：WBC 3.1×10^9/L，RBC 2.46×10^{12}/L，Hb 62 g/L。

（2）血生化：β-CTX 232.4 ng/L，OC 34.89 ng/mL，PTH 57.21 pg/mL，25OHD 10.60 ng/mL，Ca 2.07 mmol/L，P 0.95 mmol/L，ALP 54 U/L，Cr 61 μmol/L，雌二醇 122.25 pmol/L，睾酮 16.17 nmol/L，性激素结合球蛋白44.30 nmol/L。

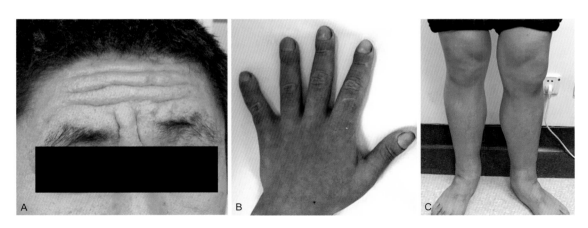

图 37-1　患者脸面、手及下肢照片

A.脸面皮肤增厚、皱纹多。B.杵状指。C.膝关节肿大

2. 骨密度检查

双能 X 线吸收仪（DXA）骨密度检查：L1～L4 1.394 g/cm²，Z 值为 2.5；股骨颈 1.315 g/cm²，Z 值为 2.5；全髋部 1.540 g/cm²，Z 值为 4.2。

3. 影像学检查

X 线摄片示双手及胫腓骨骨皮质明显增厚、模糊，关节在位，关节面光滑，关节间隙无明显狭窄（图 37-2）。

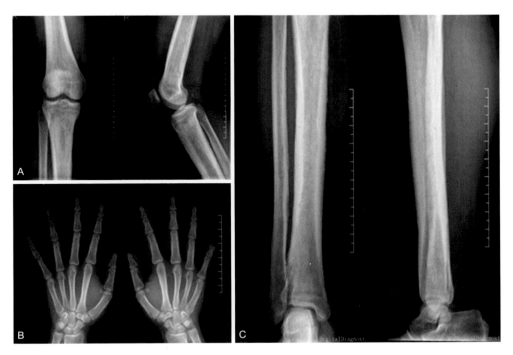

图 37-2　患者右膝关节、右胫腓骨及双手 X 线摄片

A.右膝关节间隙无明显狭窄，骨皮质增厚。B.双手诸骨皮质稍增厚。C.右胫腓骨皮质明显增厚、模糊

4. 基因检测

SLCO2A1 基因突变检测，Sanger测序结果显示患者 *SLCO2A1* 基因exon12发生错义（杂合）突变，导致p.Gly554Arg；exon13发生错义（杂合）突变，导致p.Ser585Leu（图37-3）。其父母分别携带一个杂合突变位点。

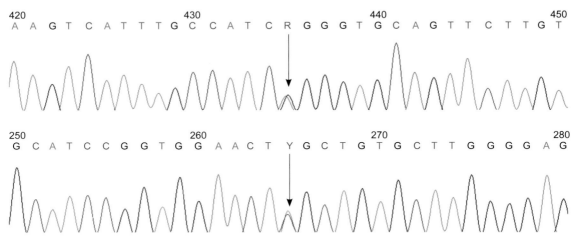

图37-3　患者 *SLCO2A1* 基因突变测序结果

【初步诊断】

（1）原发性肥大性骨关节病。

（2）中度贫血。

【治疗及转归】

明确诊断后，给予依托考昔60 mg（口服，1次/日），随访，定期复查。

2018年11月复查：患者自诉关节疼痛有所缓解，疲劳感减轻。查体：杵状指、头面部皮肤增厚褶皱情况有所改善，双踝关节肿大缩小，双膝关节活动度增大。实验室检查：WBC 5.1×10^9/L，RBC 4.23×10^{12}/L，Hb 97 g/L，β-CTX 318.80 ng/L，OC 19.84 ng/mL，PTH 45.22 pg/mL，25OHD 16.98 ng/mL，Ca 2.05 mmol/L，P 0.88 mmol/L，ALP 36 U/L。2019年10月实验室检查：WBC 5.0×10^9/L，RBC 5.07×10^{12}/L，Hb 137 g/L，β-CTX 666.30 ng/L，OC 22.91 ng/mL，PTH 45.14 pg/mL，25OHD 16.43 ng/mL，Ca 2.06 mmol/L，P 1.04 mmol/L，ALP 38 U/L。2020年7月实验室检查：WBC 4.2×10^9/L，RBC 4.53×10^{12}/L，Hb 119 g/L，β-CTX 405 ng/L，OC 15.96 ng/mL，PTH 47.27 pg/mL，25OHD 9.89 ng/mL，Ca 1.88 mmol/L，P 1.30 mmol/L，ALP 41 U/L。

【讨论与分析】

原发性肥大性骨关节病（primary hypertrophic osteoarthropathy，PHO）又称厚皮骨膜增生症（pachydermoperiostosis，PDP），是一种罕见的遗传性疾病，其遗传方式通常为常染色体隐性遗传，也可为外显不全的常染色体显性遗传[1]。杵状指/趾、皮肤增厚和骨膜增生是其特征性的临床表现。杵状指/趾为本病最常见的体征，皮肤表现主要为面部皮肤进行性增厚、粗糙，出现褶皱，头部皮肤增厚，可有"回状头皮"的表现，患者皮脂腺和汗腺增生肥大，导致溢脂、痤疮、多汗。骨骼病变主要表现为四肢长骨骨膜增生，部分患者X线摄片可见指/趾末端骨溶解。除此之外，患者还可以有关节肿胀和疼痛，伴或不伴关节积液，主要累及膝、踝和腕关节。部分患者出现胃肠道症状，其中以腹泻最为常见。其他罕见表现有动脉导管未闭、贫血、骨髓纤维化等。本病多数进展缓慢，预后良好。

本病的临床分型如下：① 完全型：表现为典型的杵状指、进行性皮肤增厚和骨膜增生；② 不完全型：表现为骨膜增生明显，但皮肤表现不明显；③ 非典型：表现为皮肤增厚，但骨膜增生不明显[2]。致病基因的发现为本病提供了新的分子诊断学分类方式，目前可分为常染色体隐性1型（primary hypertrophic osteoarthropathy autosomal recessive type 1，PHOAR1）和常染色体隐性2型（primary hypertrophic osteoarthropathy autosomal recessive type 2，PHOAR2）两种亚型，分别由编码15-羟基前列腺素脱氢酶（15-hydroxyprostaglandin dehydrogenase，15-PGDH）的 HPGD 基因和编码前列腺素转运蛋白（prostaglandin transporter，PGT）的 SLCO2A1 基因突变所致[3,4]。15-PGDH和PGT在前列腺素代谢通路，尤其是前列腺素E2（prostaglandin E2，PGE2）的摄取和降解中起关键作用。本病患者由于上述基因功能丧失导致PGE2降解障碍，造成局部微环境中PGE2水平增高，从而导致PHO的发生。PGE2具有促进骨形成和骨吸收的双重作用，与本病的特征性表现骨膜增生有关，皮肤表现则与PGE2促进角质细胞增殖有关。

PHO的两种亚型在临床表现、生化特征等方面表现出差异。首先，两者发病年龄不同。PHOAR1患者通常在出生后发病，PHOAR2患者则多在青春期发病。其次，两种亚型患者的性别比存在差异：PHOAR1患者男女比例基本相等，而PHOAR2患者几乎都是男性，极少数女性患者会在绝经后出现PHO相关临床表现，且症状通常较男性患者轻。此外，PHOAR2患者面部皮肤表现通常较PHOAR1患者重。检测患者尿PGE2和前列腺素E代谢产物（PGE-M）水平发现，PHOAR1患者尿PGE2水平增高，PGE-M水平降低，而PHOAR2患者尿PGE2和PGE-M水平均增高[5]。在未明确基因诊断前，可根据患者的临床表现、生化特征以及骨骼X线摄片影像特征等初步判断疾病亚型。在本例病例中，患者表现出典型的三联征，即杵状指、头面部皮肤增厚、骨膜增生，根据临床分型标准可诊断为完全型PHO。此外，患者有贫血表现，PHO合并贫血可由多种原因所致，包括胃肠道出血、骨髓纤维化等，必要时可行骨髓穿刺检查。本例患者临床特征符合PHOAR2，随后基因检测发现 SLCO2A1 基因存在复合杂合突变，最终明确诊断为原发性肥大性骨关节病（常染色体隐性2型，完全型）。

原发性肥大性骨关节病需要与常见的引起手指粗大、皮肤增厚或关节肿胀的疾病如肢端肥大症、类风湿关节炎等进行鉴别。临床医生如若缺乏诊断此病的经验，容易将其误诊。由于本病十分罕见，在临床上遇到此类患者时，应首先考虑更为常见的继发性肥大性骨关节病，通常由心肺疾病如先天性心脏病、慢性阻塞性肺疾病等引起。在排除继发性原因后，考虑由基因突变引起的原发性肥大性骨关节病，并进行 SLCO2A1 或 HPGD 基因检测以明确诊断。

在明确PHO诊断后，可以应用选择性环氧化酶2（cyclooxygenase 2，COX2）抑制剂如依托考昔对患者进行治疗，通过抑制PGE2合成降低局部PGE2水平，从而减轻患者的临床症状[5]。临床研究表明，应用依托考昔治疗PHO可有效改善患者的关节肿痛、杵状指及皮肤症状，并显著降低了尿液中PGE2水平。在临床应用中，部分患者由于上腹不适、疼痛等胃肠道反应而依从性不佳，临床医生应权衡利弊给出最佳治疗方案，并密切随访。此外，由于本病是由基因突变引起的罕见遗传性疾病，在临床上遇到此类患者时需要仔细询问家族史，必要时可以对患者及其亲属开展遗传咨询。

【最终诊断】

（1）*SLCO2A1*基因复合杂合突变导致原发性肥大性骨关节病（常染色体隐性2型，完全型）。

（2）中度贫血。

专家点评

本病例特点：① 男性，30岁，父母亲非近亲结婚，家族中无类似病史；② 18岁左右起病，以杵状指、脸面皮肤变皱、双膝关节肿大等为特征；③ X线摄片提示双胫腓骨、双手指骨膜显著增厚。根据以上病史和临床特点，诊断肥大性骨关节病可以成立，但要鉴别是继发性还是原发性。一般导致继发性肥大性骨关节病的原发疾病主要是严重心、肺病等，但是本病例无心、肺等疾病，应该考虑原发性，即遗传性，要鉴别是否隐性1型或是2型。根据我们以往大量病例的研究，发现1型多在5岁左右发病，2型多在青春期发病，一般在15岁左右，尽管都可以出现杵状指、脸面皮肤变皱和关节肿大、疼痛等表现，但是2型患者症状更明显，且常伴有胃肠道症状，如腹痛、腹泻等，以及贫血、低蛋白血症等，此外胫腓骨、尺桡骨、手指或足趾等摄片显示骨膜显著增厚或粗糙、关节间隙显著狭窄等。本病确诊依赖于基因诊断，本例通过对*SLCO2A1*基因突变检查，发现存在复合杂合突变，为此可以确诊为隐性2型。*SLCO2A1*基因编码前列腺素转运蛋白，负责细胞内外PGE2的转运，一旦突变，导致循环中PGE2水平显著增高。正是由于循环中高PGE2水平，出现皮肤、骨与关节等明显症状。对于治疗可以使用COX-2抑制剂如依托考昔等，一般为60 mg，一天一次口服，能显著抑制PGE2合成、降低血PGE2水平，对脸面皮肤、杵状指、膝关节肿痛等具有显著疗效，一般要长期治疗，但是对于减少骨膜增厚几乎无效，而且部分患者不能耐受，口服后出现胃肠道症状，对于此类患者治疗很困难。如果想要进一步了解本病，请阅读我们最近发表的综述[6]。

整理：卢　琪
述评：章振林

参考文献

[1] Zhang Z, Zhang C, Zhang Z. Primary hypertrophic osteoarthropathy: an update[J]. Front Med, 2013, 7(1): 60-64.

[2] 张增，章振林. 原发性肥大性骨关节病临床与基础研究进展[J]. 中华骨质疏松和骨矿盐疾病杂志，2014，7（04）：293-297.

[3] Zhang Z, Xia W, He J, et al. Exome sequencing identifies SLCO2A1 mutations as a cause of primary hypertrophic osteoarthropathy[J]. Am J Hum Genet, 2012, 90(1): 125-132.

［4］ Uppal S, Diggle CP, Carr IM, et al. Mutations in 15-hydroxyprostaglandin dehydrogenase cause primary hypertrophic osteoarthropathy[J]. Nat Genet, 2008, 40(6): 789−793.

［5］ Li SS, He JW, Fu WZ, et al. Clinical, biochemical, and genetic features of 41 Han Chinese families with primary hypertrophic Osteoarthropathy, and their therapeutic response to etoricoxib: results from a six-month prospective clinical intervention[J]. J Bone Miner Res, 2017, 32(8): 1659−1666.

［6］ Lu Q, Xu Y, Zhang Z, et al. Primary hypertrophic osteoarthropathy: genetics, clinical features and management[J]. Front Endocrinol (Lausanne), 2023, 14: 1235040.

病例38　*WRN*基因突变致Werner综合征

患者41岁,男性。

【主诉】

身材矮小28年,双下肢关节疼痛伴行走困难2年。

【病史摘要】

（1）现病史:患者上初中后身高明显低于同龄人,一直坐在教室前排,当时未予重视,未就诊。患者17岁时常感腹胀、恶心,经外院检查疑为"脂肪肝"。20岁余患者头发开始发白并脱落,且逐渐出现视物模糊,于当地医院住院检查,诊断"男性性腺发育不全症,白内障,2型糖尿病,脂肪肝伴肝损害"。近10余年来,患者不规则服用降糖药物(具体不详),未监测血糖,偶尔见尿中泡沫增多。6年前,患者因有生育要求,在当地医生指导下,曾口服甲睾酮片2～3年(5～10 mg/d),生殖器能勃起,后因经济原因自行停药。近2年,患者劳累后出现双下肢关节疼痛,伴全身乏力,双膝关节正侧位X线摄片提示双膝关节退行性改变,骨质疏松,予骨化三醇胶丸、碳酸钙片治疗,骨痛无缓解,遂来我院就诊。

患者自发病以来,食欲可,大小便正常,体重无明显变化。

（2）既往史:5年前,因车祸致左腕部骨折,未手术,愈合可;3年前,行"双侧隐睾切除术",术后恢复可。否认高血压、糖尿病等慢性病史,否认肝炎、结核等传染病史,否认药物及食物过敏史。

（3）个人史:无异地及疫区久居史、毒物接触史,否认吸烟、嗜酒史。

（4）婚育史:未婚未育。

（5）家族史:父母为旁系3代近亲婚配,有1个姐姐1个弟弟,父母及弟弟体健,姐姐有类似疾病表现:姐姐49岁,身高150.0 cm,体质量约40.0 kg,30岁因"双眼白内障"行晶体置换术,35岁怀孕,孕24周分娩,目前有1子,体健(图38−1)。

【入院查体】

身高150.0 cm,体重42.0 kg,臂

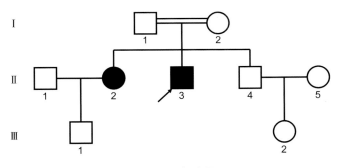

图38−1　家系图

先证者(箭头)父母为近亲婚配,Ⅱ2和Ⅱ3为患者,余家族成员无类似疾病表现

展160.0 cm，神志清，言语流利，反应欠灵敏，自主体位；四肢皮肤粗糙，皮下脂肪减少，弹性减退，头发稀疏，发根发白，无腋毛；双眼视力0.4，双侧眼球突出，粗测听力、嗅觉正常，牙列整齐，胡须稀疏，发音嘶哑；喉结不明显，双侧甲状腺未及肿大；胸廓及脊柱未见畸形，腹部膨隆，肝脾肋下未及；阴茎及阴囊未发育，阴茎长度和周径分别为2.1 cm和3.0 cm，双侧睾丸未触及，无阴毛；四肢骨骼无畸形，双膝关节屈曲受限，四肢肌力5级（图38-2）。

【辅助检查】

1. 实验室检查

（1）血常规：WBC 8.6×10⁹/L，中性粒细胞比值58.0%，RBC 4.48×10¹²/L，Hb 145 g/L，PLT 292×10⁹/L。

（2）尿常规：尿葡萄糖（+++），尿蛋白（−）。

（3）血生化：ALT 95 U/L，AST 63 U/L，TC 6.31 mmol/L，ALB、Cr、Urea均在正常参考范围内。

（4）甲功三项：血游离T3为5.64 pmol/L，游离T4为10.04 pmol/L，TSH 4.96 mU/L。

（5）血糖代谢相关指标：FBG 6.73 mmol/L，HbA1c 6.70%，葡萄糖耐量试验（外院）结果为血糖0 h为5.9 mmol/L，0.5 h为6.99 mmol/L，2 h为11.86 mmol/L，胰岛素释放试验（外院）结果为胰岛素0 h为25.22 μU/mL，0.5 h为48.74 μU/mL，1 h为124.01 μU/mL，2 h>300 μU/mL，3 h

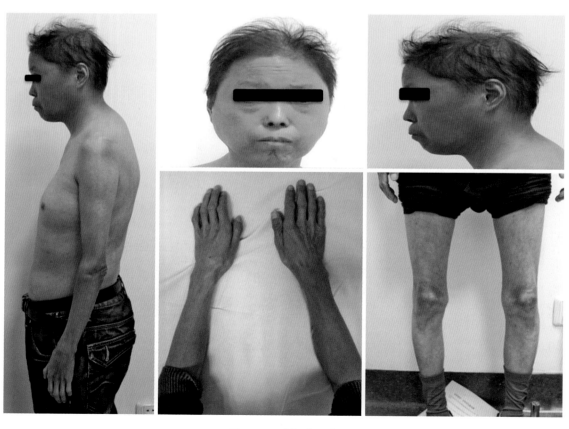

图38-2　先证者照片

为244.65 μU/mL。

（6）性腺激素：血总睾酮为1.91 nmol/L，游离睾酮指数为7.83%，孕酮为0.54 nmol/L，卵泡刺激素为32.13 U/L，黄体生成素为16.6 U/L，雌二醇、催乳素均在正常参考范围内。

（7）骨代谢：25OHD 19.53 ng/mL，PTH 67.7 pg/mL，β-CTX、OC、ALP、Ca和P均在正常参考范围内。

（8）凝血功能指标、CEA、CA125、CA199水平，以及C反应蛋白、血沉水平，均在正常参考范围内。

2. 骨密度检查

DXA骨密度检查：L1～L4 0.845 g/cm²，Z值为−1.5；股骨颈0.550 g/cm²，Z值为−2.2；全髋部0.603 g/cm²，Z值为−1.8。

3. 影像学检查

（1）X线摄片

胸部X线正位摄片：两肺野内未见明确实质性病灶（图38-3）。

胸腰椎、骨盆和双手X线摄片：髋部、胸腰椎和双手退行性改变，骨质疏松（图38-3）。

（2）B超检查

心脏B超：外院，静息状态下，左室舒张功能减退。

腹部B超：外院，肝不均性脂肪浸润考虑，胆囊附壁胆固醇结晶，脾脏多发钙化灶，前列腺增生伴结石。

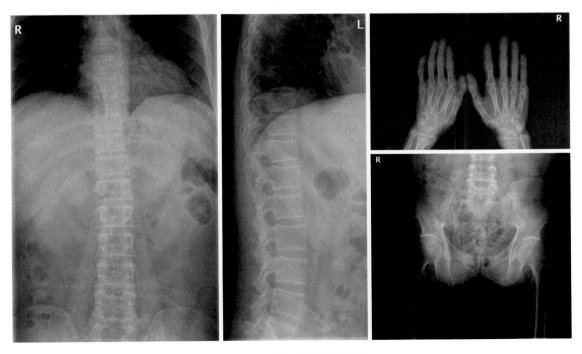

图38-3　先证者影像学检查

4. 基因检测

患者检测到 *WRN* 基因（NM_000553.4）外显子 19 发生杂合纯合缺失突变，c.2229_2230delAG（p.Gly744GlufsX20）。经验证，父母双方各自均携带有一个突变位点，为杂合缺失突变（图38-4）。

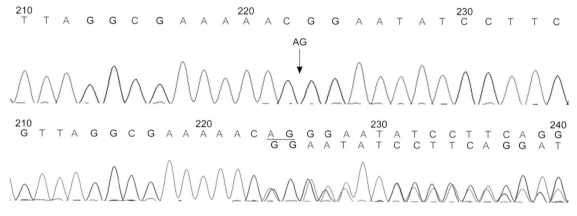

图38-4   先证者 *WRN* 基因突变测序图

【初步诊断】

（1）Werner综合征。

（2）维生素D缺乏。

【治疗及转归】

普通维生素D制剂改善维生素D缺乏状态，内分泌代谢科、消化内科、骨科等多学科会诊共同拟定治疗方案，我科密切随访。

【讨论与分析】

本病例临床特点：患者为中年男性，父母为旁系3代近亲婚配，家族史（+）；青春期起病，首发症状为身高明显矮于同龄人，17岁发现"脂肪肝"，20余岁出现头发发白伴脱落，双眼白内障，2型糖尿病；既往有双侧隐睾切除史；查体发现身材矮小，反应欠灵敏，四肢皮肤粗糙，皮下脂肪减少，头发稀疏发白，双眼视力下降，眼球突出，发音嘶哑，第二性征发育不全，双膝关节屈曲受限；辅助检查提示高脂血症伴肝功能损害，甲状腺功能减退，2型糖尿病，性腺功能减退和低于正常同龄人骨密度范围等。该病例较为复杂，患者虽以身材矮小和双下肢关节疼痛就诊，但经我科常规检查后提示疾病尚累及结缔组织（白内障、头发发白、稀疏）与内分泌和代谢系统（高脂血症，甲状腺和性腺功能异常，糖尿病）。另外患者姐姐主要表现为身材矮小，双眼白内障和妊娠中早期早产史，且通过复习文献提示后者可为女性性腺功能低下的表现[1]。由于患者父母系近亲婚配，姐姐有类似疾病表现，考虑该病例为一种常染色体隐性遗传的临床综合征可能性大，且以双眼白内障和性腺功能减退为主要特征。根据在线人类孟德尔遗传数据库（http://www.ncbi.nlm.nih.gov/omim/），共检索到30个遗传综合征同时有上述主要表现，随后我们对各个综合征的遗传模式、起病时间、临床表型等进行文献复习。其中，Hypogonadism-Cataract综合征（OMIM 240950）为常染色体隐性遗传，该综合征迄今仅有 1 个家系病例报道,病例中父母为旁系 2 代近亲结婚,3 个兄弟发病,均表现为青少年白内障和不育,实验室检查提示睾丸功能衰竭[2]。该综合征的临床诊断标准仅包括白内障和不育两个表型,排除诊断标准为合并有其他临床表型,因此我们病例显然不符合。Rothmund-Thomson 综合征(OMIM 268400)为一种婴幼儿期(6 个月~3 岁)起病的临床综合征,常隐遗传,以典型的皮肤色素沉着性皮疹为主要临床特点,可同时有身材矮小、青少年白内障、毛发稀疏、过早老化、性腺功能减退、隐睾和先天性骨骼畸形等表现[3]。由于本例患者系青春期起病,且无皮肤色素沉着性皮疹的临床表现,因此 Rothmund-Thomson 综合征暂不考虑。Werner 综合征(OMIM 277700)又称“成人早老症”,临床上以过早出现的衰老特性和肿瘤易感性增加为特点[4]。该综合征一般 10 岁后发病,首发症状为青春期缺乏加速生长;早期症状在 20 岁左右出现,主要表现为头发发白脱落、声音嘶哑和硬皮病样皮肤改变;30 岁之后患者可出现双眼白内障、2 型糖尿病、性腺功能减退、皮肤溃疡、动脉粥样硬化、骨质疏松和恶性肿瘤等。Werner 综合征国际注册网站提供的诊断标准(http://www.pathology.washington.edu/research/werner/registry/gene.html)如下:① 主要症状和体征:双眼白内障、特征性皮肤病理改变、身材矮小、父母旁系 3 代内近亲或有同胞受累、头发过早发白或稀疏和 24 h 尿玻璃酸试验阳性;② 次要症状和体征:糖尿病、性腺功能低下、骨质疏松、四肢远端骨质硬化、软组织钙化、过早的动脉粥样硬化、肿瘤、声音改变(高音调、嘶哑)和平足。确诊:符合所有主征 +2 个次征。拟诊:前 3 个主征 +2 个次征。疑诊:白内障或特征性皮肤病理改变 +4 个次征。排除诊断:青春期前发病(除身材矮小外)。根据上述诊断标准,本病例仅为疑诊。Takemoto 等[5]于 2013 年通过汇总 396 例日本 Werner 综合征患者临床资料对上述诊断标准进行了修订,主要症状包括:头发稀疏发白、双眼白内障、皮肤难治性溃疡、软组织钙化、声音改变(高音、嘶哑)和鸟嘴征。确诊需符合所有 6 项主要症状或 3 项以上主要症状 + 基因诊断。根据此诊断标准,结合基因水平证据,该病例可确诊为 Werner 综合征。

Werner 综合征首例报道在 1904 年,为一个德国近亲家系,受累者为 2 个兄弟和 2 个姐妹,均表现为身材矮小、面容早衰、白内障和皮肤硬化等[6]。迄今,全世界已有 1 300 余例,各人群均有报道,其中日本有 1 000 余例,占 75% 以上,男女比例约为 1∶1。该综合征患病率 1/1 000 万到 1/100 万,特别是在日本较高,约为 1/10 万[7, 8]。我国首例报道在 1983 年[9],通过万方数据知识服务平台检索至 2015 年 11 月共有期刊文献报道 13 例,其中临床诊断 11 例,分子诊断 2 例。Werner 综合征的致病基因 WRN 首先在 1992 年由 Goto 等[6]定位于 8p12,并在 1996 年成功完成定位克隆和测序[10]。WRN 基因编码的 WRN 蛋白属于人类 RecQ 解旋酶家族,同时具有 DNA 解螺旋活性和核酸外切酶活性[11, 12]。然而 WRN 基因突变导致 Werner 综合征临床表型的具体机制尚不完全清楚[4, 13]。目前认为大部分 WRN 基因突变通过降低 WRN 蛋白活性引起基因组不稳定和端粒功能障碍,引起疾病的发生[13, 14]。该综合征具有遗传异质性,一部分非典型 Werner 综合征患者可检测到 LMNA 基因突变,然而仍有近 20% 临床诊断的 Werner 综合征患者未检测到 WRN 或 LMNA 基因的突变[15]。

该综合征在临床诊断时主要与肢端老化症、Hutchinson-Gilford 早衰综合征和 Mandibulo-acral dysplasia(MAD)进行鉴别。肢端老化症患者多为女性,出生即有临床表型,这类患者小颌畸形，眼球突出，皮肤异色改变，肢体明显萎缩，但不合并有内分泌代谢系统疾病，毛发和身材正常[16]；Hutchinson-Gilford 早衰综合征有类似的皮肤萎缩和硬皮病样改变，毛发稀疏，心血管粥样硬化等，但患者一般为侏儒，出生后 1 年内即有明显的生长迟缓，2 岁左右出现脱发等症状，平均寿命更短，仅为 13.5 岁[17]；MAD 亦是一种早老症，类似表现有躯干皮下脂肪堆积而四肢皮下脂肪萎缩，毛发脱落稀疏，早衰面容等，但该类患者出生后即有生长缓慢，身材矮小，存在骨骼畸形[18]。

综上，Werner 综合征为一种罕见的遗传综合征，临床谱广，可累及结缔组织、内分泌和代谢性系统、心血管系统与免疫系统等，而在疾病发生发展的过程中可能就诊不同的科室，认识不足则容易导致误诊，完善相关基因检测有助于补充临床诊断。该综合征由于是一种遗传性疾病，目前尚无特效治疗方法，临床上主要是对症处理，完善相关检查，特别是心血管及恶性肿瘤相关的辅助检查有利于对疾病进行及时和针对性处理，从而延长患者寿命。

【最终诊断】

（1）Werner 综合征（WRN 基因突变）。

（2）维生素 D 缺乏。

专家点评

Werner 综合征的临床谱很广，一般可以将其表型分为两部分，一是加速老化的特征性表现：白内障、糖尿病、骨质疏松、动脉粥样硬化、大脑皮质萎缩等；二是非正常老化的临床症状：性腺功能减退、喉部萎缩、特殊类型恶性肿瘤易感性增加等。故在疾病诊治过程中，需要及时完善相关检查，尤其注意及时完善可能影响患者预期寿命的包括心血管疾病与恶性肿瘤的相关检查，并需要长期跟踪随访，以便在疾病发生早期即进行有效干预。

整理：李珊珊

述评：章振林

参考文献

[1] Dufour P, Berard J, Vinatier D, et al. Myotonic dystrophy and pregnancy. A report of two cases and a review of the literature[J]. Eur J Obstet Gynecol Reprod Biol, 1997, 72(2): 159–164.

[2] Lubinsky MS. Cataracts and testicular failure in three brothers[J]. Am J Med Genet, 1983, 16(2): 149–152.

[3] Larizza L, Roversi G, Volpi L. Rothmund-Thomson syndrome[J]. Orphanet J Rare Dis, 2010, 5: 2–17.

[4] Muftuoglu M, Oshima J, von Kobbe C, et al. The clinical characteristics of Werner syndrome: molecular and biochemical diagnosis[J]. Hum Genet, 2008, 124(4): 369–377.

[5] Takemoto M, Mori S, Kuzuya M, et al. Diagnostic criteria for Werner syndrome based on Japanese nationwide epidemiological survey[J]. Geriatr Gerontol Int, 2013, 13(2): 475–481.

[6] Goto M, Rubenstein M, Weker J, et al. Genetic linkage of Werner's syndrome to five markers on chromosome 8[J]. Nature, 1992, 355(6362): 735–738.

[7] Goto M, Ishikawa Y, Sugimoto M, et al. Werner syndrome: a changing pattern of clinical manifestations in

Japan (1917—2008)[J]. Biosci Trends, 2013, 7(1): 13—22.

[8] Massla MV, Scapaticci S, Olivieri C, et al. Epidemiology and clinical aspects of Werner's syndrome in Noah Sardinia: description of cluster[J]. Eur J Dermatol, 2007, 17(3): 213—216.

[9] 梁敦,庄恩信.Werner综合征一例报告 [J].眼科新进展,1983,3：278—280.

[10] Yu CE, Oshima J, Fu YH, et al. Positional cloning of the Werner's syndrome gene[J]. Science, 1996, 272(5259): 258—262.

[11] Gray MD, Shen JC, Kamath-Loeb AS, et al. The Werner syndrome protein is a DNA helicase[J]. Nat Genet, 1997, 17(1): 100—103.

[12] Ahn B, Harrigan JA, Indig FE, et al. Regulation of WRN helicase activity in human base excision repair[J]. J Biol Chem, 2004, 279(51): 53465—53474.

[13] Martin GM, Oshima J. Lessons from human progeroid syndromes[J]. Nature, 2000, 408(6809): 263—266.

[14] Chang S, Multani AS, Cabrera NG, et al. Essential role of limiting telomeres in the pathogenesis of Werner syndrome[J]. Nat Genet, 2004, 36(8): 877—882.

[15] Oshima J, Hisama FM. Search and insights into novel genetic alterations leading to classical and atypical Werner syndrome[J]. Gerontology, 2014, 60(3): 239—246.

[16] Hadj-Rabia S, Mashiah J, Roll P, et al. A new lamin a mutation associated with acrogeria syndrome[J]. J Invest Dermatol, 2014, 134(8): 2274—2277.

[17] Sinha JK, Ghosh S, Raghunath M. Progeria: a rare genetic premature ageing disorder[J]. Indian J Med Res, 2014, 139(5): 667—674.

[18] Tanyeri H, Kurklu E, Ak G, et al. Maxillofacial and dental manifestations in a patient with mandibulo-acral dysplasia[J]. Cranio, 2005, 23(1): 74—78.